全人的がん医療【新装版】

The Japanese Journal of Clinical Research on Death and Dying

日本死の臨床研究会●編

死の臨床 1

人間と歴史社

日本死の臨床研究会25年の足跡

日本死の臨床研究会世話人代表　柏木哲夫

第二十六回日本死の臨床研究会が、二〇〇二年十一月二十三、二十四の両日、群馬県高崎市で開催された。

一九七七年に大阪大学医学部の臨床講堂で第一回の研究会を開いてから四半世紀以上が経過したことになる。ほとんど人が集まらないのではないかと心配したが、会場の大阪大学医学部の臨床講堂がいっぱいの参加者で埋め尽くされたことを懐かしく思い出す。

一九七七年という年は日本の死の臨床研究、ターミナルケア、ホスピス運動などにとって重要な年である。この年に、この分野で重要なことが三つ起こっている。

第一は、「死の臨床研究会」が発足したことである。これまでタブー視されてきた死を臨床的に研究しようという訳であるから、勇気ある出発であった。

二番目は、「ホスピス」が初めて一般の人々に紹介されたことである。朝日新聞の夕刊に、セント・クリストファホスピスの働きが紹介された。

三番目は、日本の「病院死」が初めて「在宅死」を上回った。

第一回目から一回も欠席することなく参加してきた私にとって、この研究会が二十五年以上続いていること、さらにまだ少しづつ、会員が増えていることは実に感慨が深い。二〇〇三年三月十三日現在の会員数は、二三五七名である。

二〇〇三年は、研究会にとって大きな節目の年になる。ここ十年と少し、事務局は淀川キリスト教病院内にあったが、二〇〇三年一月より、「エルビーエス」に移った。会が大きくなり、一つの施設で事務局の機能を果たすのが困難になったためである。私はずっと事務局長をしてきたが、今回、世話人代表になった。事務局長とは質の異なった責任を感じている。幸い山崎章郎先生が事務局長を引き受けて下さったので、大船に乗った気持でいる。

二十五年間を振り返ってみるといろんな思い出がよみがえる。大阪のホテルで世話人会を開くことになったが、ホテルの案内板に「死の臨床研究会」とは出せないと言う。かなり粘って交渉したが埒があかず、仕方なく、「淀川キリスト教病院」とした。二十年近く前のことだが、「死」がタブーであった。

上智大学での第十三回大会（一九八九年）には結婚式と研究会が同じキャンパスで行われ、新婦の両親が学長に猛烈な抗議をし、会長のデーケン先生がとても困られたというエピソードもある。

研究会が大きくなり、会員が増えるに従って、学会にしてはどうかとの意見も出るようになった。そこで、数年前に企画委員会が中心になって、会員へのアンケート調査をした。その結果、研究会のままの方がよいとの意見が多かった。

会員の内訳を見ると、医師二四％、ナース五九％、その他一七％となっている。医師、ナース、その他のコメディカルスタッフが協力して、会則の第二条の「死の臨床において患者や家族に対する真の援助の道を全人的立場より研究していく」という研究会の目的を遂行したいと願っている。毎年、少しずつ派手になる研究会の様子を見ながら、地味でいいから、患者や家族に対する真の援助の道を探るという、会本来の目的を今一度しっかりと噛みしめることの必要性を痛感している。

さて、死の臨床研究会では「人間と歴史社」の協力を得て、会誌『死の臨床』を発行しており、それをまとめてシリーズ「死の臨床」として七巻まで出版されてきた。これは長年、日本における唯一の「死の臨床」分野における刊行物であった。最近、ターミナルケアやホスピスに関する書物はかなり多くなってきているが、この分野の歴史を系統的に振り返るには、シリーズ「死の臨床」が唯一の出版物であると思う。

研究会創立二十五周年を機に、さらに三巻を加え、既刊全巻を新装・新訂し、通巻目次目録を別巻補完して、新たに「死の臨床」全十巻として発刊することになった。そして、本シリーズを「日本死の臨床研究会創立二十五周年記念出版」としたいと思う。この出版は日本における死の臨床研究の重要な節目になると思う。

本シリーズが、死の臨床に関っている医師、看護師、ソーシャルワーカー、宗教家、その他のコメディカルのスタッフのみならず、人間の生と死に関心を持っておられる一般の方々にも広く読まれることを望んでいる。

二〇〇三年五月

発刊にあたって

死の臨床研究会世話人代表　岡安大仁

「死の臨床における援助については、最近特にその必要性が求められていますが、その臨床における病者の問題は不明な点が多くあると思われます。死の臨床における本質を明らかにすることによってこそ、患者に対する真の援助の道が明らかになるものと信じています。そこで私達は医学、看護、臨床心理、宗教の立場より、即ち、全人的立場より研究していきたいと思っております」

これは第一回死の臨床研究会の案内文で、研究会はその二カ月後の昭和五十二年（一九七七年）十二月十一日に阪大病院講堂で開催され、その発表討議内容が「死の臨床」第一巻二号として翌年十一月十五日に発刊されました。その後年一回の研究会は関西と東京とを交互にして開催され、従って「死の臨床」誌も巻号を重ね、現在第十三巻、通巻十五号となっております。河野博臣先生が「死の臨床研究会十年の歩み」（第3巻　376頁）に述べておられますように、死の臨床というような、タブーでマイナスの面を思いきってかかげた研究会に医療者やそれ以外の方々が集まるだろうかと、当初は危惧された研究会も、現在は正会員も八〇〇名をこえてしまっています。しかも、本研究会が発足して以来、各方面で末期医療や死への関心が高まり、厚生省の研究班も作られ、さらに昭和六十一年には医師卒後研修要項にも末期医療の能力が加えられ、翌々年には医師国家試験出題基準にも入れられました。このような変化は誠に顕著と言う外ありますまい。

そして事務局には、「死の臨床」誌のバックナンバーを揃えたいとの希望がよせられるような状況です。本研究会がわが国の末期医療あるいはホスピスへの啓蒙的役割を果たしてきたことには異論のないところでありますし、その故にこそ「死の臨床」誌は文献としても、またわが国の医療史においても価値あるものとなったといえましょう。本研究会は当初から特別な専門領域のための会ではなく、ただ死と、臨床を離れないということと、研究的立場を重んずることを柱とした言わば国民運動的な性質をもっていたし、それが年を追うごとにエネルギーを増していったというわけですが、このような性質の研究会や学芸は少なくともわが国ではこれまでにはなかったと思います。

さて、本研究会の意義をグローバルな視野からみておくことも不可欠でしょう。

バイオエシックスの木村利人教授はアメリカの医療界は一九六〇年代を境に大きく変化し、しかもそれは人権運動の流れとしてとらえるべき変化であるといっています。D・H・ノバックらの一九六〇年代と一九七〇年代との癌告知の著しい変化の報告は有名ですが、アメリカのホスピス運動はコネティカット州ニューヘブンのホスピスプログラムが嚆矢であって、一九六三年にロンドンからシシリー・ソーンダーズ博士を招いた講演会から開始されたといいます。しかもソーンダース博士自身がロンドンにセント・クリストファーホスピスを創設したのは一九六七年であります。さらに、あのキューブラー・ロス博士の『死ぬ瞬間——死にゆく人々との対話』の出版は一九六九年（邦訳は一九七一年）で、アメリカではヴェトナム戦争への反感がその頂点にあるときで、政府の人間生命への侮辱や、死そのものへの非人間化に対して市民が立ち上がりつつあった丁度その時であったといいます。

R・フルトン博士がミネソタ大学に死の教育と研究のためのセンターを創設したのも同年であ

ります。これらのアメリカの変化からはわが国の歩みは約十年遅れているといってもよいでしょう。C・クイント著『看護婦と患者の死』が一九六八年に邦訳され、キューブラー・ロスの『死ぬ瞬間』につきましては前述しましたが、一九七二年には看護学雑誌に座談会「死にゆく患者の看護」が掲載されました。

そして翌年からその一人である河野博臣先生の「死と看護」の連載となり、一九七四年に「死の臨床――死にゆく人びとへの援助」に結実しています。

一方、柏木哲夫先生らの淀川キリスト教病院のOCDPは一九七三年に開始され一九七八年に『死にゆくひとびとのケア』として出版されました。同年本研究会が発足しております。いずれにしましても、これらの経過における医学書院の乾成夫氏の蔭の努力と炯眼を看過することはできません。

さて、この度人間と歴史社から、その創立十五周年の記念出版として「死の臨床」誌の第一巻から第十巻までを、順を追って組み直して出版したいとの強い意向が示されました。この変化の激しい十年間のことですので、記述としては古くなったものや、すでに超脱された見解もないわけではないのですが、それらこそまた歴史的には意義を有することともいえましょう。これらをふまえまして世話人会の賛同をえて、ここに「死の臨床」第1、2、3巻の発刊をみることになりました。ご同慶のいたりであり、人間と歴史社の方々に感謝する次第であります。

本書がわが国の末期医療の向上のため活用されることを願うばかりでなく、広く社会、教育、宗教その他各方面で読まれることを切望するものであります。

一九九〇年八月二十二日

死の臨床 *1*

全人的がん医療

◆目次

一般演題

特別講演

シンポジウム　死の臨床の基礎と実際

一般演題

特別講演

シンポジウム　死にゆく患者と家族のケア

講演

一般演題

シンポジウム　痛みのコントロール

一般演題

特別講演

シンポジウム　末期患者ケアの現場における諸問題

全人的がん医療

「死の臨床研究会」の発足に当って

金子仁郎　大阪大学名誉教授・関西労災病院長

近代医学は生命の可能な限りの延長をめざして、最新の技術、薬物、装置を開発した。

しかしながら生命は有限であり、人間はいつかは死ななければならない。われわれ医師や看護婦は、これらの死にゆく人々をみとるのであるが、肉体的生命を助けるのに懸命になり、死にゆく人の心や家族の心を忘れがちである。

死にゆく人にとっては、死することは単に肉体的な苦痛や不自由であるだけでなく、心理的には恐怖にみち、不安であり、孤独であり、愛する人々との耐えがたい別離に悩むものである。

このような死にゆく人に対して、どのような援助あるいは看護をすればよいかということは、死の臨床にとって極めて重要なことであり、平和に安らかに死なせるような方法をさらに研究すべきである。

このような死の臨床の重要性は、わが国だけでなく、各国においても認識されだし、ここ数年来それに関する著書や論文が出現しだしている。

そのために、昨年の十二月に阪大病院の講堂で第一回の死の臨床研究会を開催したところ、立錐の余地もないほどの多数の参加者があり、この問題が多くの人々の関心のまとであることがわかった。

したがって、この研究会での発表討議の内容を刊行し、さらに多数の人々にも知ってもらうことは極めて有意義なことであり、これを契機として、さらに死の臨床について研究され、多くの死にゆく人々の十分な援助がなされることを祈るものである。

（一九七八年四月十二日）

一般演題

司会　河野博臣

1　植物状態と脳死の問題点

京都第一赤十字病院脳神経外科　福間誠之

世間では植物状態と脳死を混同して議論されていることが多いので、両者の区別を述べ、さらにこれらのかかえている問題点を分析して死の臨床を考えるための参考になればと考えて、これを取り上げてみた。

まず**植物状態**というのは、重症の脳損傷を受けた患者が昏睡になった場合に、数日から長くても三週間ぐらいたって自然にあるいは刺激により目を開けるようになった状態で、このときあくびをしたり、まばたきがみられ、口の中に入れた食物を飲み込み、動く物体を目で追うこともあるが大小便は失禁状態で、自己の意思表示が全くできない。このような状態が三か月以上続いたものが持続性植物状態である。

一方、**脳死**はどのような刺激に対しても反応を示さない深昏睡で、両側瞳孔は散大し、対光反射、角膜反射は消失し、自発呼吸は停止しているため人工呼吸器（レスピレイター）をつけていて、血圧は下降し、脳波は平坦である。このような状態が六時間以上続けば脳死と判定するというのが日本脳波学会の「脳波と脳死に関する委員会」の案である。

植物状態と脳死は次のような関係にある。

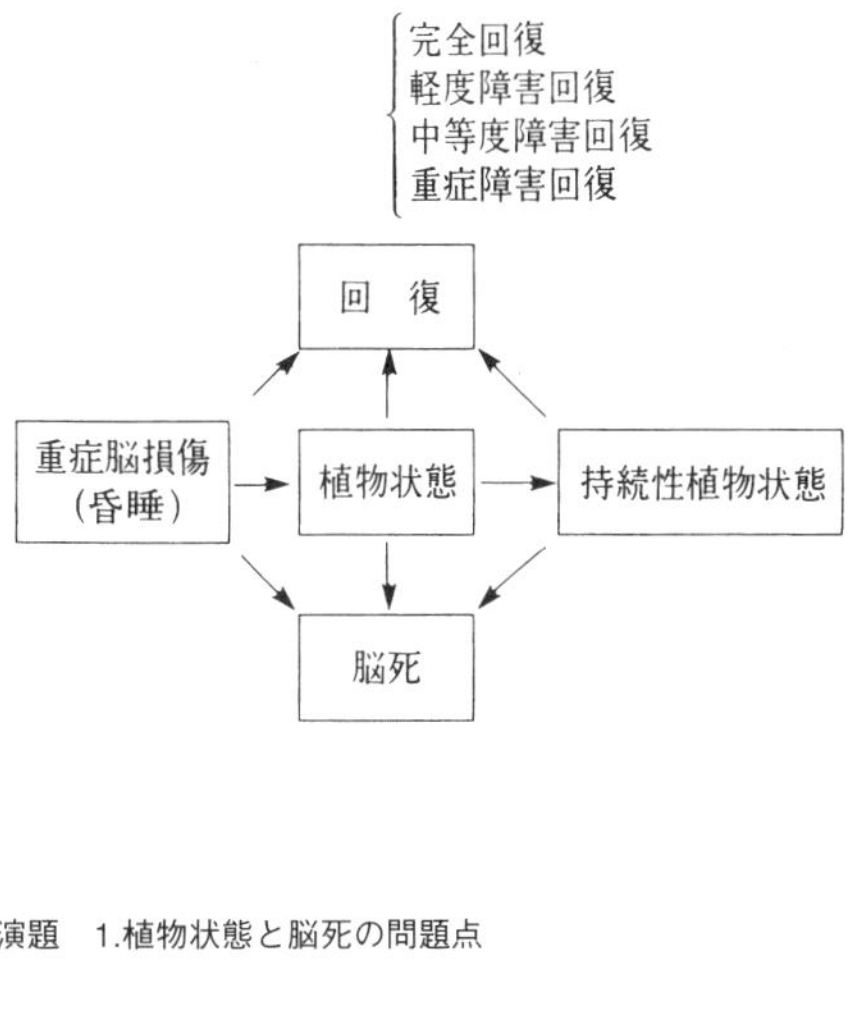

植物状態患者と脳死のかかえる問題点について分析してみると、まず植物状態患者では、

（一）特に持続性植物状態になった場合、この状態がいつまで続くかわからない。癌などのような悪性疾患でないため疾患そのもののために死亡することはなく、また回復の見込みもきわめて少ない。

（二）植物状態に対して特別な治療法がない。バイタルサインも安定していて、ただ栄養を鼻孔から入れたチューブにより流し込み、褥瘡予防のための体位変換、関節の拘縮を防ぐためにリハビリテーションを行うぐらいで、時に新聞に報道された有効な治療法を試みるが、いずれも有効ではない。

（三）急性期の患者を多くあつかう外科病棟にこのような患者が長期間入院していると、医療者側の態度も惰性となってくる。

（四）またこのような患者が多人数の部屋に入ると、同室の患者に与える心理的な影響も見逃がせない。

（五）最初は家族のものが患者に付き添っているが、長期間になってくるとそれもできなくなり、付添婦をやとうこともできず、ナースの負担が多くなることもある。なかには三年以上も母親が独り息子の患者についているケースもある。

（六）このような長期間入院している患者をかかえた家族家庭は崩壊を来たす。いつ回復するともわからず、死に至る病でもないため、いつまでも病人から解放されないことになる。しかし、中にはこのような植物状態の患者でも、いつかは回復することを信じ、ちょっとした症状の変化にも喜んだり悲しんだりして、患者の存在が家族の心のささえとなっているように思われる場合もある。

（七）長期間の入院のため経済的負担も大きくなり重大な問題である。

（八）外科病棟でこのような患者がベッドをしめていると、手術をしなければならない患者が入れなくなるということも起こり得る。

（九）本人は意識がないので苦痛を感じていないかも知れないが、家族にとって回復の見込もなく、死が目前にせまっているわけでもないため複雑な気持ちになる。

（十）ときにどうなってもかまわないから、もう一度頭を開いて脳の手術をして欲しいといわれることがあるが、特別な治療法もない本症に対するいらだちとも受け止められる。

次に脳死の場合であるが、

（一）脳死になって人工呼吸器をつけているのは症状の急激な悪化のため呼吸停止をきたした場合が多い。

（二）そのために家族のうけるショックが大きく、ただちに死を受け入れることが出来ない。

（三）人工呼吸器につないであると全く元気なときと同じような外見で、顔色もよく脈拍もしっかりしていて、一般の人には死とは異なった状態という印象を与える。

（四）そのため奇跡の起こることを頼りに、いつまでも人工呼吸器につないでもらいたいといわれることもあるが、これもせいぜい七日から十日ぐらいで次第に

心臓の機能が低下してくる。

（五）一方、医療者側にとって脳死の場合ほぼ百パーセント回復の見込がないので人工呼吸器のとりはずしも考えるが独断では出来ない。

（六）家族に説明したとしても、十分な医学的知識を与えることもできずに、家族の判断をもとめることになると医療行為中断を決定した自責の念を残すことになる。

（七）結局は医療者の判断によらざるを得ないが、現在のようにチームによる医療がなされている場合、治療方針の一八〇度転換にはかなりの討論が必要であり、これが十分なされなければならない。

（八）しかし人工呼吸器につながれた脳死の患者の心停止を待つというのも何ともたえられない気持ちで、家族も同様である。

2 ある内科医の反省
——死亡六三症例の検討

東大医科研内科 谷 荘吉

「良好なケアによれば、死は苦しまずに迎えることができる。身体のどの部分にある疼痛も、また一般に末期になるとあらわれてくるその他各種の症状も緩和することが技術的には可能である。例えば、悪心や呼吸困難などは、それらの症状を患者があまり意識しなくなる状態にまで軽減することができる。もし末期になって身体的苦痛が存在するなら、それは最近開発された苦痛軽減の技術が使われていないからではなかろうかと思う」（季羽倭文子氏訳）と、英国聖ヨセフ・ホスピスのラマートン博士は述べている。また、医療従事者が日常的に遭遇する患者の「死」について、もっとまともに正面から対処すべきであるという斬新的な見解は、すでにハーマン・ファイフェルをはじめ、シシリー・ソンダース、エリザベス・キューブラー・ロス、ロナルド・レブンなどの優れた多数の論文や啓蒙書によって、実に明確に主張され、そうした思想は実際の臨床場面に応用され実践に移されているのである。

こうした欧米の、特に英国の「死をみとる医療とその看護」のすばらしさは、羨望に値するものである。

そうした状況に対して、私自身の場合はどうであったであろうか。私は内科医として、今までそうした死の臨床に目を向けることがほとんどなかったことを深く反省する次第である。不治の末期疾患による臨死患者が死を受容して、「平和と威厳」のうちに、おだやかな死を迎えることができるというのは望むべくもなかったのである。

この機会に、私が主治医をして、不幸にも死の転帰をとった六三名の症例について、病歴を検討し、反省すべき問題点を整理してみた。

死亡症例の疾患別頻度は、尿毒症二二例、悪性腫瘍二一例、急性疾患一四例、肺結

核三例、その他三例の総計六三症例である。

これらの症例の年齢分布は、尿毒症患者は他疾患に比べて死亡年齢が若く、その死亡前の臨床症状も極めて多彩で、それだけに悲惨な死を迎えることが多いといえる。最近では透析療法の発達と腎移植の成功によって、尿毒症が直接死因となる症例は激減している。

死亡前期にはあらゆる臨床症状が発現する。頻度の多い主要症状は、呼吸困難、全身倦怠感、あらゆる疼痛、苦悶感、失禁、悪心、嘔吐、動悸、しゃっくり、四肢冷感などである。ソンダース博士はこうした症状に対する対症療法を開発し、末期癌患者の苦痛をみごとに克服しているのである。

死の受容が、平和で威厳のうちに死を迎える前提になるとすれば、それは患者の意識状態と密接な関係をもっている。悪性腫瘍の場合は一般的に尿毒症に比べて、死の直前まで意識が比較的明瞭であるのがひとつの特徴であろう。それだけに、悪性腫瘍患者では心身医療の重要性が強調されることにもなるだろう。

死亡時期の推定は非常に困難である。しかしその予測をたてることは、治療計画の樹立と、患者や家族の死への受容準備のためには重要な要因であろう。その推定は、尿毒症23％、悪性腫瘍38％、急性疾患14％、その他17％と、非常に低率であった。down hill courseをとる患者のほうが予測し易い傾向が認められた。

死が近づいたとき、痰がからんで急変したり、いわゆるbolus asphyxiaによる急死などの急変死と、特別の誘因がなくdown hill courseをたどる衰弱死との比率をみると、尿毒症、急性疾患では急変死が多く、悪性腫瘍では衰弱死が多いのが特徴である。

精神的にとり乱した患者の頻度は、尿毒症27％、悪性腫瘍24％、急性疾患で14％に認められている。これはロス博士の死にゆく心理過程のチャートに照してみると、第一段階否認、第二段階の怒りに相当すると思われる。

死の自己受容の状態を認めた患者は、尿毒症14％、悪性腫瘍33％、急性疾患7％であった。

また、医療関係者に辞世の言葉を述べた患者が若干存在した。

患者遺族の感情問題に関連して剖検の承諾についてみると、六三例中四六例（73パーセント）に承諾をうることができた。急性疾患では高率で、尿毒症では低率であった。私はこの四六例の剖検例から多くのことを学んだのである。

以上、少数例ながら、私の死の臨床経験を自己反省してみると、

一　身体的苦痛に対する対症療法をもっときめ細かく配慮すること

二　死亡前期の心身医療が重要であること

三　患者と家族が死を受容し、患者が平和と威厳のうちに死を迎えることができるようにチームアプローチを考えること

の三点に要約することができよう。臨死患者の福利のために「死の臨床研究会」が発展することを望みたい。

3 死の受容と家族の問題

河野胃腸科外科医院 河野博臣

死にゆく患者が最も信頼し、感情転移をおこしやすいのは患者家族である。特に日本においては、死に至る病が患者に告げられない場合が多く、家族に告げられる場合が多い。家族の心身の重荷は大変なものである。家族の心理的な変化によって、患者の死の受容が左右されるものである。病名を告げるかどうかについては、欧米では告げられる場合が多く、日本では告げられない。この差については、今夏の京都における国際心身医学会で議論されたことであるが、日本と欧米人の精神構造の差のように思えるが、本日はこれについては述べない。

患者心理の経過と、患者家族の心理についての問題点についてみると、始めに病名を告げられるのは家族であり、それによって、家族はショックを受ける。それと共に「うちの人にとって、こんな死ぬような病気になるはずがない」という否認の心理が動く。患者の心身の状態がまだ良好なうちは、患者および家族の希望は大きく、また奇蹟への期待も大きい。この時期には、家族の心理の動きによって、患者の心は揺れ動く場合が多い。この場合、医師看護婦の家族に対しての十分な配慮と予後についての説明と支持は、その後の患者の経過に深い影響を与えるものである。

次に起こる患者の体の衰弱や、自分では動けなくなったり症状が悪化していく時期には、患者は怒りを家族に向ける場合が多い。特徴的なことは、患者は無理でも自力あるいは家族に介助されながら用便をしようとする。そして、思うようにならない時に怒りを家族に向けることになる。それは非論理的なことで、怒りそのものである。その怒りの感情を家族が無条件で受容することは最も大切なことであり、また最も大変苦しいことでもある。家族が患者の側に最も長い時間いるものであり、最後まで支えるのが家族であれば、この感情転移に家族が耐えることは患者の死の受容を左右するものとなるのである。怒りを家族が受容することによって患者は死の受容へと動くのである。うまくいけば患者の今までの人生について話し合えるし、身辺整理の手伝いができる。例えば55歳の胃癌再発の男の患者は、始め体がまだよい間は奥さんに感謝したが、病態が悪くなり、体が思うようにならない時に、怒りをぶちまけていったが、それを奥さんが耐えて受容することによって、患者は良好な死の受容をした。

問題は次のような場合で、家族が患者の病状を受容できないで、主治医の治療を拒否したり、宗教や民間療法などに次から次に動いて、不安定で揺れると、患者は不安が強まり悲惨な結果をまねくことが多い。このようなケースは、子供の死、不慮の死の場合に起こりやすい。このような病気になったのは、患者に対しての配慮の不足などの罪の意識の補償として起こる場合が多い。30歳の大腸癌の女の患者は、不安が特に強く、同時に夫の病気を否認し、正常と思える治療を受けることができなくて、いろいろの民間療法に依存し、結果として非常に苦しんで死亡した。死後一人残された子供はショックで神経症となったが、医師やカウンセラーの援助でどうにか家庭の崩壊からまぬがれたのである。次いで起こる家族の心理は、患者のうつ状態に耐えていくことである。患者はどうにもならないとわかったときうつで黙りこむ。その時期、家族は患者の症状によって一喜一憂するものである。この間、患者・家族の密なる交流が続くことによって、家族は「出来るかぎりのことはした」という充実感と共に、静かなあきらめと死の受容がある。しかし、実際には家族は最後まで希望は捨てないものである。またこの家族の祈りと希望は患者の最大の癒しになるのである。このような死のプロセスをとることによって患者は静かな死を迎え、仲なおり現象や、手鏡現象といわれる静かな死をみるのである。家族は患者の死後、葬儀や一周忌などの儀式に参加しながら、実際の患者の死を受容するのである。

このような経過から家族に対する配慮は治療者の最も大切なことであり、家族を含めたチームアプローチをすることが大切である。このことによって患者および家族の care が行われるのである。患者の死は、生前の家族関係の良否に左右されるものであるが、それでも、家族に対する援助は、患者の死の受容には大きな力となるのである。

4　乳幼児重症水頭症の問題点

京都第一赤十字病院小児病棟　河内恵美子

はじめに

医学の発達に伴い、今まで助からなかった子供も助かるようになり、そのため吸啜運動やまばたきのような原始的な反応さえない、将来の見通しを考えることが出来ない重症水頭症の子供が、常に数人入院している。

このような子供を持った家族にとって、将来の不安や苦痛には表現つくしがたいものがある。当病院の有志で、このような問題に取り組む会で検討した重症水頭症の症例を通して、延命処置をとればとるほどどのような問題が生じてくるかを、患者自身・家族・医療従事者の三つの立場から、分析し問題を呈示する。

症例

K君は、生後三日目で髄膜炎後の水頭症になり、脳室腹腔吻合術を受け、生後十一か月の時退院す。自宅療養するも、頭囲増大のため首は座らず、寝返り不可、嘔吐頻回にて全身状態悪化のため再入院す。その時、父・祖母が、今後状態が改善されても、精神的・肉体的発達の望みが薄いので、そのまま家で死なせるよう、児の入院に反対するも母親は強引に病院につれてくる。約二か月間手術のくり返しの日々が続き、腹膜炎を合併し重篤になるが、二週間後危機を脱し状態が安定した時、母親が看護婦に「なんとかしてほしい」と訴えた。

それまでの過程を尋ねると、田舎に住む父や祖母は、治っても家に連れて帰るな。子供の生命がある限り、どんな施設に居ても困る。現在行っている治療の中止を、医者に母親の口から言わせるように、入院時より再三電話があったが、主治医の治療態度が熱心なため、今まで口に出せなかったこと。母親としても将来に対しての不安がある。一方、患児の重篤時、母親は治療拒否の意志表示をそれとなく看護婦に示していたが、看護婦は母親の子供に対する責任と生命の尊重の意義を繰り返すばかりであった、という事である。その時の母親の葛藤の深さを痛感し、主治医と面談を繰り返し、医療者側の方針をうち立てた。

① 病院の社会的役割、生命の尊重から、K君の症状を安定させ、退院の方向に持って行く。

② 退院することになれば、母親は残された家族との板ばさみになり患児と心中する危険性があるので、家族が負担ならば施設にあずけられるようとりはからう。

以上の点で説得するも、なお父親は子供の死を希望する。その後二か月、呼吸停止あり、レスピレーター使用後十六時間で効なく死亡。

問題点

（一）患者自身にとって

① 意識はないが、本人の外見的様子から死を見守る人々に苦痛を感じさせる。

② 乳幼児の人権の問題

人間として生きる権利を誰が守って行くのか。親の権限でどうこう出来る問題ではない。

③ レスピレーター装着後、完全に植物化した時に生じる問題。

④ 経過良く退院しても家族の負担になり本人の存在場所がない。このような重症障害児の収容施設の問題。

（二）家族にとっては

① 長期入院のために生じる問題

a、累積する経済的負担

b、付き添いの労力上の負担

② 母親が付き添うために生じる問題

a、家族の崩壊

b、残された子供の養育の問題

c、母親役を肩代わりしている人の負担

③ 病気の無理解のため、世間ていや近親者の縁談に関係する。

（三）医療者側にとっては

① 医学的に治る見込みのないため、呼吸停止時レスピレーター装着の是非。

② 長期療養のため、急性期患者へのベッドが減少し、病院の機能に疑問が生じる。

③ 家族が望みを失った時、安楽死を訴える。

まとめ

このような状況におかれる機会が増加する現実を考えると、看護婦としての役割を考えねばならない。子供の将来の見通しに関係なく、生命への尊重を基礎に基本的ニードを満たすこと、人間として生きる権利を損わないための働きに努力する必要がある。また患者家族と接触の多い看護婦の責任として母親の状況を理解し共感し得る感受性が必要であり、相談を持ちかけられたら即座に私見をのべずに寛容に受けとり、医療チーム、家族と共に一つの方法論をあみ出していかねばならない。

今後の姿勢として、このような子供たちを社会で育てていく可能性があれば、母親および家族の認識が変わるのではないでしょうか。そのためにも、社会に働きかける役割がある。そして益々複雑になっていく病院でのケースワーカーの役割の必要性を痛感する。

御指導いただいた福間先生に感謝します。

5　死に脅える患者の看護

——死を否定しながらの数か月

兵庫医科大学病院　高木計美

私は看護婦になって二十数年、死の臨床に多くの出会いをもっております。その中で本当に心からその対象にとってよい看護を提供できたと満足した事例は何例あったことでしょう。

死に直面して、あの時のあの言葉、そしてその行為が非常にその人にやすらぎをもたらしたと思ったことでも、人によってはそれは逆の場合が往々にしてあるものであります。いつもああもすればよかった、こうもすべきだったと、心苦しく思うことばかりで死の臨床における援助の難しさを痛感致しております。経験がそのまま体験として生かされるという生やさしいものでは決して通用しないものであります。対象は千差万別、その人の生きざまにより個々のニードが異なるもので、その人々の背景を十分把握した上で、またその時の精神状態の動きを洞察した上で看護判断をしなければならないと思います。

看護は私にとって生きがいであります。私の看護像は、その人にとって心のやすらぎの糧となるような存在でありたいと願っております。人間は生を受けて一度は死に直面するものでありますが、死について語り合うことが出来るのはお互いが健康な時であり、一方が健康を害した時点から死という言葉すら不吉なものとされ、話し合うことは罪を犯すようなものと考えられるのが現代の世の中のように思われます。

もし死について患者と語り合うことが出来るなら、死の臨床看護におけるケア技術が患者に受けとめられ生きたものとなるのではないでしょうか。このようなことを申しますのは、私も一度死に直面した体験をもっているからであります。死の宣告を受けて死に脅えない人は恐らくいないでしょう。すさまじい死の恐怖に苦しみながら、そこから自分なりに生きがいを見い出す人もいれば、見いだきないままに死に直面する人もいるでしょう。

そこで死を否定しながら数か月病気と闘った患者の看護について私の体験を述べてみたいと思います。

症例　50歳男性　会社役員

家族構成　妻43歳　長女大学三年二女高校二年の四人家族で中流家庭

病名　肺癌

期間　発病から六か月入院し退院後二〇日間で再入院、そして再入院後二か月で死亡までの約九か月

この症例を通して患者の心理状態が入院から死に至るまで三段階に変化する過程をとらえました。

一段階　入院から確定診断までの時期

二段階　治療開始から徐々に症状が出現するまでの時期

三段階　衰弱がひどく離床不可能になり死に至るまでの時期

第一段階である入院から確定診断までの時期には検査についての不安とその結果についての不安で、この時期には患者は自分の疾病について早く知り、その治療方法があるのかどうかの見通しを知り、不安からのがれたい心理状態ではないでしょうか。次々に病状についての質問をし社会復帰の見通しを立てようとしています。

この患者には肺真菌症と知らされており、私たちは患者に対して検査およびその結果について肺真菌症であるように検査の必要性、検査方法などについて説明し、結果については主治医とのくい違いのないよう十分意思の統一をした上で疾病についてのごく専門的なことでの情報交換をし、患者の説明に対しては信頼性を高めるよう努力しました。

この時期から家族の導入を開始し家族にとって患者の存在価値を認識させ闘病への意欲をもたせるように働きかけました。この時にいちばん必要なことは、家族を含めて看護者すべてのチームワークと、信頼関係を結んでおくことだと思います。

この信頼関係がなければ患者はあらゆる不信感をもち闘病への意欲を失ってしまうことになり、看護に大きな影響を及ぼすことになります。やすらぎのもてる看護を提供するには、まず看護者の看護理念と到達目標をはっきり定め、それに向かって達成しようとする態度を毅然ととるべきだと思います。

家族の患者に対する援助について、私はこう考えております。重症になって急に面会を多くすると患者は自分は悪いのではないかと精神的負担をかける結果になるのではないか、毎日短時間の面会でも患者は家族と話すことによって、なんらかの形で不安を少しでも軽減することが出来るのではないか、また家族にとって患者は自分の必要性を感じ、生きなくてはという意欲を持ち続けることが出来るのではないかと思います。看護者も面会にくる家族と毎日情報交換をし、患者にとって今何が必要であるかを話し合い、家族の不安を少しでも軽くすると同時に、患者に心の安らぎを与えるようなアプロ

ーチをもつようサポートすることが大切ではないかと思います。

次に第二段階の治療が開始されてからの時期。この時期は患者にとって何事も半信半疑であり、苦痛であった胸痛や頸部リンパ腺の腫脹については治療により症状が軽減されてきたため安心感も見られるが、Co^{60}照射および抗癌剤投与による食欲不振、嗄声等副作用の出現により不安と不満が目立って現われ、この時期には治療の効果についての質問が多くなってきました。そのつど説明してきましたが、治療がくり返されるにしたがって、疾病については回復してきていると説明を受けながらも、だんだんと衰えていく体力に患者は不安とあせりを感じ、精神的にも非常に不安定となり、同室の患者とのコミュニケーションもスムーズにいかなくなり、家族をどなりちらすようになってきました。

例えば同室の患者が部屋の窓を開けるので、自分は風邪をひいてしまった、こんな状態では体力がますます弱って治療が続けられなくなる、窓は開放しないよう病院側は規則をつくるべきだなど、自分中心になってきたように思われます。会社の上司や娘さんの面会に対しては髭を剃ったり整髪したりして自分の衰えを見せまいとして笑顔で応対し、一方妻には理由もなくどなりちらすことが多く、妻は患者の我儘を受容できなくて、自分にはどなりちらすことばっかりだと不満を看護者に訴えますので、患者の心理状態について話し合い、患者の甘えを受容することが今患者にとって重要なことであることを理解させ協力を得るようにしました。

この時期は家族にとっても疲れとあせりが現われてくる時期で、回復への見込のない患者をかかえた家族の指導には看護者は特にエネルギーが必要になります。入院から六か月後自覚症状が少し軽減されたので退院に踏み切りましたが、二〇日後に肺炎を併発し重篤な状態で再入院となり、離床不可能な状態になりました。患者のやすらぎのためにいちばん仲のよかった弟さんに面会に来てもらうようにお願いし、患者の不安を除くようつとめました。

次いで第三段階の死の直前には疾病についても症状についてもあまり訴えず、ただ食事のこと、睡眠のことについてのみ静かに語るようになりましたが、全身の倦怠感は強いらしく、その体動から察せられ看護者は安楽な体位の工夫をしたり、口あたりのよい食事の工夫等を家族に協力を求めたりし、ひと時でもやすらぎの時間がもてるよう、スポーツマンだった患者に野球のことやゴルフについて疲労しない程度に話かけてみました。その時には非常にうれしそうな表情を示したりしましたが、快方に向かわないことへの不安をもちつづけ、また看護者は家族を主役にして精一杯の誠意と愛情をもって援助につとめたが、再入院後二か月で医師・看護者・家族に闘病へのはげましと愛情に見守られながら静かな臨終を迎えられました。

この症例を通して学び得たものは、死の臨床における何にもまして必要なニードは家族の愛情であることを再認識させられました。看護者によって直接援助出来ることは、患者の苦痛を緩和し、入院生活が安全に安楽に過ごせるよう援助することで、死に直面した患者の看護に特に必要な精神的援助は、家族の協力なしには出来ないものと信じております。

私たち看護婦はどの時期にどんな方法で家族の協力を得、どの時期から家族を身近に付き添わせるか、まただれがいちばん患者の心のやすらぎとなり得るかを判断して、患者の精神面への働きかけに家族の力を最大限に活用し、側面から援助していく手段をもつことが死に脅える患者の看護になるのではないかと痛感し、今回の発表を契機に臨床の場において死に直面する患者にやすらぎを与え、大往生出来るような援助技術を研鑽することを努力目標にして発表を終わります。

6　患者と家族の死の受容の差

淀川キリスト教病院　橋本秀子・柏木哲夫

死への看護の専門家であるアメリカのキュブラー・ロス博士は、沢山の死に瀕する人々と対話した結果、患者は五つの段階、すなわち「否認」「怒り」「取り引き」「ゆううつ」「受容」を経て亡くなると言っています。最後の「受容」とは静かに近づく自分の死を見つめ、もうだめなんだということを受けいれる感じであります。この時期では患者の精神状態は非常に穏やかなのであります。私が今から紹介する患者はこの受容の段階に達しており、しかもクリスチャンであって、信仰をもって死を迎えようとしていましたが、主人は信仰はなく、患者はよくなるものと信じていました。このような患者と主人との病気の受容の違いのある一例についてお話をしたいと思います。

患者の紹介

氏名　＊鳥ミサ、大正五年十一月七日生、60歳、昭和五十一年十一月九日、子宮頸癌の診断名で当院に入院し、五十二年十月九日、十一か月入院の末、他界しました。患者は入院前は大分県立病院で約三か月入院してラジウム治療を受けていましたが、長男が大阪にいるので夫と共に上阪、丸山ワクチンの注射をする目的で入院したのでした。自分が癌であることは自覚しており、入院三週間前に自宅で自殺をはかり未遂でした。患者の母親も子宮癌で死亡しているので気にしていました。大阪で長男夫婦と同居していましたが、嫁とはうまくいかなかったようでした。

患者の性格は几帳面で気が強く、人とはうちとけにくく、人に甘えるのがいやでした。またクリスチャンなので、しっかりしなければという構えがあり、これがかなり本人を苦しめていたようです。入院中は病院の牧師や精神科医、ソーシャルワーカーと面談し、よく信仰の話をしていました。五十一年の十二月三十日から五日間の外泊を許可されたのですが、帰宅して三日目に救急車で病院に帰り、肺炎と診断されました。また腎盂腎炎で治療したこともありました。下腹部の強い痛みのため、たびたび注射を要求しましたが、夫がペンタジンの中毒を恐れてすすめませんでした。患者は相当努力して痛みに耐えていましたが、「安楽死させてほしい。しかし死の準備ができていないので死ぬ自信がない」と言っていましたが、半年目ごろから精神的に落ち着いてきて表情もおだやかになってきました。

主人は患者のデータを細かく記録して、納得のいくまできく人でした。自分の記録と患者の容態からだんだんよくなってきていると思っているようでした。

主治医や精神科医から患者の予後が悪いことはきかされていたのですが、肉親としてはなおると思いたかったのでしょう。この病気の受け入れに対する差が、患者にはよけいに負担になっていたようでした。患者が発病のころ、主人が早く受診をすすめていたらこんなに病気で苦しませなくてもよかったのにという、後悔と自責の念で、必ず治ると思うことによって、自分自身を慰めていたようでした。

またこの夫婦は二人で安定していたのが、妻を失うことにより行先は定まらず、だれかに世話にならなければならないだけに妻をよりどころにしていたのでした。こういう立場の主人を看護側も理解し、受け入れてあげていたら、患者との病気に対する受容の違いのギャップをうめることができたのではないかと思います。

患者が構えをすて、不安な気持ちをぶちまけてくれるよう、何でも言って下さいという態度で接するようにしましたが、この人は甘えられない人だと知って、構えさせてあげるようにしました。

看護婦はできる限り患者の傍にいて話をきいてあげ、精神科医、伝道部、医療社会事業部の方々とチームになって、この患者にどう対応するか、主人へどう伝えるかなど度々集まって話し合いました。

医師は客観的に患者の状態を見て、看護側のアプローチの仕方を示す。それを看護婦は実行し、看護側から見た患者のことについて主人に伝える、その役目が看護婦であります。この主人は一つ一つ納得ゆくまできいて、わずらわしくさえ思ったほどでしたが、主人の立場を理解してあげていなかったのでした。妻の死を受けとめる気持ちになるまでには時間がかかるでしょう。こちらがじっくりと取り組んでその時期を待つことが必要だったと思います。

患者は自分の病気を知っており、くるべき死を受け入れていましたが、耐えがたい痛みには、注射によって緩和することを望んでいたのですが、私たちは主人の求めに応じて注射を制限したのを今思えば、鎮痛剤によって患者の苦痛をもっと少なくしてあげればよかったと思います。

7　肉親の死を体験して
——ターミナル・ケアに期待すること

医療ジャーナリスト　乾　成夫

「父の死」とわたしたち家族の考え行った事

去る一九七七（昭五十三）年十月二十五日、父を亡くしました。満68歳でした。二年前に手術した直腸ガンの転移した肺ガンで、末期ガンの苦しみを苦しむだけ苦しんで逝きました。

今回の父の入院は「死ぬための入院」でした。九月三日に入院し、十月二十五日に死亡しました。五十三日の入院生活でした。

今回の入院が絶望的だということは、わたしばかりではなく母にも他のきょうだいにも「公然の秘密」でした。父自身もその事実はうすうす感じとっていたらしく、なんとなく悟りすましたところがありました。

父は幾度か手術を体験しておりますが、ここ数年も、一九七二（昭四十七）年四月に胆石の手術、一九七五（昭五十）年に直腸ガンの手術で人工肛門を造設しました。この手術後、「あと二年の寿命」と、主治医から家族に知らされていたのです。直腸ガンの手術後、父はめきめきと回復し、半年後には別人のように元気になり、旅行したり、仕事で動き回ったり、とうてい「死を宣告された老人」とは思えないほどでした。その活動はまさに「生き急ぐ」というようなあわただしさでした。残された持ち時間で人生の決算をつけようという本能につき動かされているようでした。

しかし、それも長くは続きませんでした。五月ごろから元気がなくなり、夏ごろからものを言わなくなり、食欲もほとんどなく、ふさぎ込んでいる日が多くなりました。だんだんやせてきて、普段はいたわりを示していた母に理由もなく怒りをぶつけることが多くなりました。

父は、田舎で母と二人で暮らしていましたので、入院してからは、母は父のベッドの下に布団を敷いて泊り込みました。その母を助けるため東京に住んでいる三人のきょうだい（もう一人の長女は京都に住んでいますが、幼い子がいるので泊り込みチームには参加しませんでした）と親戚の人々が協力して、毎晩だれかが泊り込むことにしました。

「今晩が山です」と主治医に告げられた夕方は、きょうだい三人は母と共にベッドサイドにつめていました。そして妻と三人の子供と義弟のMさんの見守る中を、父は末期の苦しみから解放され、静かに、眠るように息を引き取りました。それは一九七七（昭五十二）年十月二十五日午後九時十五分のことでした。

医療に期待すること

父の五十三日の入院生活を通し、わたしたち家族は肉親の絆をしみじみと確認することができました。そして、末期ガンの苦痛にさいなまれる父の背中や足を一晩中さすりながら、またオムツを取り替えたり、うがいをさせたりといった身の回りの世話をしながら、末期患者のケアについていろいろと考えさせられました。それらについて、家族の立場から二、三お話をさせて頂きます。

（一）痛みのマネージメント

末期ガンの苦痛はなんとか除去できないものでしょうか。これはぜひとも医療者側で対策を考えてほしいことの一つです。

（二）患者のそばに居るということ

末期患者のケアの前提条件は「患者のそばに居る」ということだと思います。そばに居る人はだれがいちばん適当かということは、ケースバイケースでしょうが、コミュニケーションのとれる人が必ずそばにいるということが考えられなければならないでしょう。

（三）チームワークの必要性

末期患者へのケアは、二十四時間を通じて継続して一貫していなければならないと思います。そのためには医師と看護婦と家族を中心に緊密なチームワークを組む必要があります。このチームが末期患者の死へのプロセスを支えるプログラムに参加し、全員がゴールに向かって協力する以外に方法がないように思います。場合によると、宗教家やケースワーカーの協力が必要になるかもしれません。

（四）家族のケア

末期患者のケアには、家族の参加が絶対に必要です。どんなに完全なマネージが行われても、肉親や家族から隔離された医療は非人間的です。医療は、人生の別離に当って患者とその愛する人々が十分に悲しめるように、「人間の死」という不条理と妥協すべきです。

（五）患者の死後の家族へのサービス

患者が死亡した後も、一定期間は患者の家族とコミュニケーションを保つことが必要です。患者の死によって、医療と看護にピリオドが打たれるということは、合理的であっても非人間的すぎます。例えば通夜や葬儀・告別式に医療チームのだれかが参加し、共に故人をしのぶことが医療の最後の仕事として必要だと思います。弔電一本でも、その影響は決して小さくないと思います。極端にいえば、病院には「死後のケアを担当する部門」を新設してもよいのではないでしょうか。あるいは実験的に行われている訪問看護部門がそれを受け持つことも可能ではないでしょうか。

8　秘密の解消と死の受容

九州大学医学部心療内科　松原秀樹

症例は高血圧症、狭心症、脳軟化症、慢性リウマチ、慢性胃腸炎と診断されている72歳になる男性K氏である。K氏は上記診断により、何回か入退院をくり返していた。昭和四十八年五月の中旬、K氏が当時親しくしていた同室の患者と、いつものように朝の検温、血圧測定をうけながら世間話をしていたところ、突然、話している最中その患者が苦しみだし、心筋梗塞で急死した。親しくしていた、K氏よりも若い同室患者の死を目の当りにした彼は、非常に驚愕し胸が高鳴り動悸を感じた。以来、彼は死に対する不安と恐怖を訴えるようになり、心気的傾向を強めていった。

筆者がK氏の入院している病院に週一回勤務しており、外来を担当して心身症患者の心理療法を担当していたこともあり、主治医は筆者にK氏の心理的ケアを求め、五月二十五日より治療的アプローチを開始した。主治医より上記経過の説明と、合併症が起こると生命が危険なこと、大体六か月ぐらいの寿命であろうと予測されていること、またワッセルマン反応が(十)であるこを知らされた筆者は、不安反応に対して抗拮することとその創案者J. H. Schultz が提案している涅槃療法的な意味あいを含めて自律訓練法の適用を考えながら初回面接をおこなった。

K氏はベッドに深く身を沈めるように、目深く布団をかけて寝ていた。筆者はK氏の片脇に腰を下ろし、「心配で、心配でしょうがないんですね。私はKさんに援助して下さいと主治医の先生に頼まれて来たところです。今はどんなですか」と声をかけた。K氏は不安な面持で、動悸がする、体がふらつき力が入らないことを述べ、「自分は死なないでしょうね」と念を押すように筆者に訴え、そのわずかな表情の変化でも見逃さないといった調子で見詰めていた。

自律訓練法を提案し説明すると、彼は良くなるため、死なないためならば何でもしますといった様子で練習を行うことに同意した。先述したように、患者が老齢であることと涅槃療法的な意味あいから、数分かけて自律訓練を行うことにした。心安まる情景は海岸であるということから、自律訓練公式の中にそのイメージを取り入れ、以下のような公式で練習を開始した。「気持がおちついている……気持がおちついて両腕両足の筋肉の力がぬけてだらんとしている……両腕両足の筋肉の力がぬけてだらんとしている……気持がおちついている……遠くの方から波がザーッ、ザザーッと寄せてはかえしている音がきこえている……気持ちがおちついている……ザーッ、ザザーッときこえている……気持がおちついて両腕両足の力がぬけてだらんとしている……とてもゆったりとしたよい気分だ……」

K氏は、素直に練習をうけ安らいだ気分を味わい、以後、日に自律訓練を三回ずつ行っている。もちろん当初から一人ではできないので週一回筆者が復唱して練習を行っていき、正しい練習を次第に一人で行なえるようにしていった。こうして自律訓練の指導をして、そのあとで患者の話をきくという面接がつづけられた。症状に対する囚《とらわ》れや死の不安および拒否が強く、面接中症状のことばかりK氏は訴えていたが、家族が見舞にきたり、嫁が下着や寝巻の交換にきた日のあとに、動悸、めまいなどが強まっていることが次第に明らかになってきた。そして症状も、それは非常にわずかずつではあったが、軽快していった七月中旬に、日常も少しリラックスできるようになり、不安はあるものの子供っぽい自信を示したりするようになり、「お盆にはビールの一杯も飲めるようにひとつお願いします」と語っている。

このように面接は患者をただ受容するという形で始められた。九月二日に息子から「ここ（病院）を出る時はカンオケに入ってる」と言われたK氏のショックは大きく、めまい症状が強まり、脳軟化と診断された時のような症状だと不安を強めている。そして、この頃から、K氏は若い頃よく遊び、「二、三億は使ったでしょうな」と話すようになっている。

そして、次第に家族について、ポツリ、ポツリと話すようになってきた。即ちK氏には一男一女があり、息子が自分を嫌っているのは嫁のせいだと言い、妻には自分があまりにも遊びすぎたため見捨てられている、そしていちばん可愛いい娘は遠方に嫁に行き、会いたくても会えないと述べるようになった。症状は動悸、鉄カブトをかぶったような頭重感、めまいとそれらによる歩行困難が続いており、しばしば「先生、自分が歩くところを見て研究して下さい（治して下さい）」と訴え、歩行してみせるようになった。筆者はそれを「ウン、ウン」とうなずいて「ゆっくり動くといいようですね」などと述べるようにしていた。また、このころ死者が出てくる夢が多く、K氏は死が近いと恐れていたが、何らかのイニシエーションがはじまっていることが感じられた。

昭和四十九年一月になると「自分が気が小さいのも悪いんでしょうね」、「散歩（院内の廊下を往復することをK氏はこう述べていた）をするとよく眠れるようになりました。少し動けるといいんですが」と述べるようになってきた。酒好きのK氏であったが、常に二、三か月先の「春先」、「初夏」、「お盆」、「秋口」、「クリスマス」、「お正月」には「ビールの一杯も飲めるように研究して下さい」と述べ、その時期が近づくと、どうしても飲みたいとは訴えず、次の時期のころまでには「何とかひとつビールの一杯も」と述べていた。

三月下旬より、症状の不安だけでなく、イライラするようになってきているが、自律訓練中には、しばしの安らぎを感じるとして、日に何度か練習している。五月には歩行困難を強く訴えるようになり、「頭に鉄カブトをかぶったようでめまいがする」と訴えるようになり、それまで話すようになっていた自分の家族との葛藤、嫁への不満を述べなくなった。

七月末には「寝たきり老人になってしまう」と不安を述べ、看護婦に対するヒネクレた態度が強くなっている。こうした態度がつづいていたが、筆者にはK氏が何かを感じ、考え込んでいるように見うけられたが、それを特に話題にするように強いないようにしていた。

九月中旬になって、不安が生起しやすい理髪を受け入れて坊主頭にしたK氏は、筆者に「先生、お話をきいてもらいたいことがあるんです」と述べ、これまで全く語られなかった彼の秘密が知られた。それは、彼の長男より二歳上の息子がもう一人いるというものであった。若いころに遊びまわっていて、ある女性に生ませた子供であり、今まで家族のだれ一人知らないというのである。その息子の存在を知らせないで、自分が死んでしまったらどうなるのかという不安を述べたK氏に、筆者はうなずきながら「Kさんの思う通り、勇気をもって今までできなかったことが苦しかったんですね」と述べた。筆者の言葉をK氏は目を輝かせてきき、「会わせます。早いうちに」と生々とした張りのある声で述べ、急に、ニコニコとしたのが印象的であった。

九月下旬に長男を呼んだK氏は事の真相を話し、十月初旬の日曜日に息子たちを自分の病室で対面させた。この日の様子は筆者は立会っていないので詳しいことはわからないが、看護婦の報告によると、それはおごそかなかつ暖かいものであり、あれほど手をわずらわせたK氏が立派に見え、涙をさそわれたという。事実、K氏は筆者に嬉しそうにその時の模様を語っている。

この日を境にK氏はみるみる元気になっていき、頭重、めまい、歩行障害も訴えなくなり、あの死を予感させた動悸もほとんど訴えなくなった。また、その態度は物腰やわらかく、同室患者に対して親切の限りを尽くし、「仏様のようになった」と看護婦がその変身ぶりに驚いている。

久し振りに病院のまわりを散歩したいとK氏は積極的になっていたが、十月十五日にベッドの上に立ってズボンをはこうとして床に転倒したK氏は、頸椎骨折をきたした。突然の事故で、その翌日面接しにいった筆者に「大丈夫でしょうかね、このままいきますかね」と述べているK氏は、ごく自然なやわらかい表情で、その雰囲気には、かつてのK氏の不安、恐れ、心配は見い出すことができなかった。筆者はこれまで彼に対していたように必死に心掛けて、「今までのようにちゃんと養生してくれていたらね」と述べたが、お互い死が近いことが十分わかっていた。「ありがとうございます。先生もよろしく研究して下さい」と述べたK氏の表情は看護婦の言う通り「仏様」のそれであった。

この翌日K氏は頸椎骨折による脊椎損傷に肺炎を併発して昭和四十九年十月十八日に死亡した。家族は「このような気持ちで父をみとることができて、有難うございました」と看護婦に感謝し、彼に対して拒否的であったことが考えられないような態度でK氏の遺体を抱きかかえるように引き取っていったとのことである。

同室患者の死を目の当りにしたK氏は意識生活の終息、つまり現実的責任がはたせないという死を無意識に意味体験し、長い苦悩の末それを受容し、自己の責任をはたし、安らぎの中で家族に手をとられながら死亡した。

この症例が一年五か月間筆者に与えた影響は大きく、死を受容することとその体験は、本人および家族にとっても重要な意味が常にあることが知られたのであった。

宗教的観点からみた死の臨床

樋口和彦　同志社大学神学部教授

人間の臨終に立ち会う職業の人に、医師ともう一人宗教家がおります。現在では、僧侶や牧師のような人が実際の死の臨床に立ち会うことはなくなり、場違いのように考えられていますが、近代以前の社会では普通に行われていたのです。現在では普通は立ち会いませんし、大抵は病室ではむしろ面会謝絶で入れてもらえません。それにはそれなりの理由があって、宗教家のほうもまた今死んでいく患者さんと天国論争をしかけて、かえって病気を悪化させたり、また患者さんのほうも下手に僧侶の方が入室したりすると、「いや、まだ貴方の番ではありません」などと言われて追い帰されたりします。何故、そのように死の儀式の執行者にはなりうるが、どの人間にとってももっとも宗教的な時間であるといわれる臨終の場面という大切な時に立ち会い、宗教家本来の機能を果すことができないのでしょうか。そのような反省から、私の研究やそれにともなう牧師のための臨床訓練がはじまったのです。臨床的な死の研究を考えることによって、どのように孤独の淵に放置されて、死を迎える人間のニードに仕えるか宗教家の任務を明らかにしようとしたのです。

この観点から、若干の側面に光をあて、申し上げてみたいのです。あるいは医師や看護に当る人々にも何か御参考になる点があるかも知れません。では、最初に三つの領域で現在我々が問題として感じている点から述べてみましょう。

その第一は、キリスト教の用語で恐縮ですが「牧会」という観点からです。この「牧会」というのはキリスト教で Ministry、すなわち牧者が羊に配慮し、それを養うように人々の必要性に仕えて、人間を「牧する」ことということを意味する言葉です。カトリック教会は「司牧」という用語を使いますし、臨終牧会の場面では、カトリック教会は現在でも、終油という秘跡をもっていて、臨終の患者の体に油を塗る儀式を守っていて、これのある限り、臨終には牧師が立ち会うようにできています。私の属しますプロテスタント教会はこのような秘跡こそありませんが、しかし人間が最も孤独に放置される瞬間も、このように神の恩寵が聖職者の具体的な行為によって伝達され、孤独ではなく、交りを保証しようとする重要性には変わりはないのです。しかしながら、現実はそう簡単なものではなくて、牧師という生身の体でどのような確実な神の慰めや赦免が実際に伝達できるかということを考えると、我々自身色々な問題を感じ、それに対しての自己訓練を課さねばならないでしょう。それはどういうことかというと、死の問題を取り扱う時に感ずるいちばん困難なことは、死は看取る者も看取られるものも一様に問題で、両方共にいずれ死にゆく存在であるという点です。牧師だけ死を免ぜられていると看取ることは容易なのですが、全く同様にやはり一様に死ぬ存在です。その人間がどのように、その体で神の恩寵を伝達し、慰めを与えうるかというのは難しい問題です。しかし、そこにはやはり宗教家としての機能があり、それによって、医学的にも望ましい、死への準備をなさせうるものなのです。これは神を信じていようといまいとにかかわりなく、一様に人間の必要性に応える宗教家の務めと思います。医師と協力しつつ、どのように特定の宗教の宣伝から離れて、宗教的行為そのものである臨終の人間に仕えることができるかを尋ねようとする観点なのです。アメリカにおいても一九三〇年代からこのような病気におけるチャプレイン（病院付牧師）の機能を考える運動が起こってきた訳です。

第二の観点は「死の教育」（Death education）という教育の立場からの研究です。現代人は死に対しては全く無防備な人間で、大部分の人々は死に対しては何の準備もなしておりません。現代文化は死を否定した文化で、実力をもった死については一部の人々を除いて、だれも充分に考えたことはありません。現代人にとって、死とは生の延長線上のある一点で、それは生が終わったとき始まる何か、です。したがって、死とは現代人が決して経験しない何かであるし、それを味わった時はすでに死んでいるので、考えまい、考えないでいるということになるのです。ところが現代社会では、交通事故のように突然に人間を襲うものもあり、子供もまた両親のそのような突然死を経験することがあるのです。また、癌などの病気のように、何の準備もない普通の人々に死の準備の必要性を問いかける場合が多いのです。そこで、3歳は3歳なりに、高齢者は高齢者なりにそれぞれその発達段階に応じた、性教育にましても重要性は劣らない死の教育というのが必要になってくるのです。最近の医療機械や薬物の発達によって、死と生との中間過程にある様々な問題もまた新しく提出されています。そこで、では死とは何かという根本的な問いが普通の人々にも発せられねばならなくなったといえましょう。医学もただ生の意味を問うことなく、生の延長だけを考える時代はすぎて、死を生きる人間の存在意味を考える時にきつつあると考えています。

次の観点は、死をイニシエーションとしてみる立場です。イニシエーションというのは人間が一つの心理的宇宙空間から、もう一つの心理空間へと移行していくことをいいます。誕生が、あの生からこの生への移行を意味するなら、死はこの人生から、あの人生への移行を意味します。死はただ敗北という否定的な意味があるばかりではなく、イニシエーションとしてみるならば積極的な意味を考えねばなりません。

もし、死をただ医学の敗北とのみとらえる立場に立つならば、死の臨床から積極的意味をくみ取れません。人間が死ぬのは医師が殺すのではなくて、すなわち医師や看護婦の失敗ではなくて、神の支配の事実なのです。ただ、それに、よりよく共働するかどうかという点だけが問題であるべきだと思います。神の究極的な意志に干渉できることでなく、よりよく奉仕することこそ考えられるべきことです。また、その時イニシエートされていく人間の優れた能力をその過程の中に見いだすことができるでしょう。

このようにイニシエーションとして死の過程を考えると、キューブラ・ロス博士は五つの段階をその著『死ぬ瞬間』で考えられましたが、筆者は三つの段階に分けて考えます。ここでは詳述できませんが、ちょっと述べるとすると、第一は「分離」の過程で、その時患者の死に対する怒り、否定的反応、超越的態度などが現れます。そして、それらによって、交りの「切断」が特徴的に出てきます。家族・友人・医師との今まで存在していた自然のコミュニケーションという移行が開始されるのです。分離のないところにイニシエーションはないのですから、どのように異様にみえようとこれらは極く普通の現象といえるでしょう。

第二に「通過」の過程があります。この過程はしばしば抑うつや取引の現象がみられます。この通過がはじまると医学的行為はあたかも取引のように活発で、患者はかなり多忙です。外的な患者の活動は停止され、ただ死を待つほかないようにみえます。人間は部分化し、最も受動的にされる段階です。しかしながら、精神的な内的活動はそれに反して活発である場合が多く、患者からの象徴的な言語によるコミュニケーションをいかに効果的に受け、それに対して交りをもって反応するかが課題になるでしょう。

第三はいよいよイニシエーションの終結の部分で「統合」の過程といってもよいでしょう。新しい意味の発見や新しい関係に入っていくことを意味します。すでに、肉体的な生命のあるうちにこの過程を終えている人間もおりますし、反対に、生の彼方に持ち込んでいく人間もいます。

例えば、死の臨床で患者さんが自分の残る時間の新しい意味を発見して、今までにはみられなかった人格の再統合をなし得る人々もいます。筆者の知る人の中にも、病床から他の病人のために祈り、その平癒を願うために、ひたすらそれのみを求めて、自分の死を問題にしない人や癌を宣告された人が死後、葬儀の席では実は三日前に親戚の娘の見合いを病床からアレンジしていた事実が分かり、人々が驚くというのを経験したことがあります。

これらは、死はそれぞれの人々にとって究極の価値ではなくて、これを超えたところに人格を再統合して、その新しい価値基準にしたがって、生きていても、死んでも、なさねばならぬことはなす、また、したいことはするという高次の人生に生きておられたといってよいので、このような人格の成熟性への変化が実に多く死の臨床の中で経験されることが多いことを知っています。それらはどのようにそれぞれのケースの中で人格的成長が急速になされたか、もっと個々に研究されねばならないでしょう。

第四の観点は、グリーフ・ワーク（Grief Work）という領域です。このグリーフ・ワークというのは適当な訳語がないので、そのまま使用しますが、要するに、特に遺族などの愛する者を失った嘆きの感情をどのように処置するかという領域であります。葬儀などの儀礼も広い意味のグリーフ・ワークの重要な要素であるが、更に現代人にとってはそのような万人に通用する集合的な儀式が次第になくなってきたので、個々の人間の具体的事例の中でどのようにカウンセリングするか、そして、その宗教的ニードにどのようにして応えていくかは重要な課題になるでしょう。

以上、既に紙数の制限をこえてしまったので、ここで筆を止めるが、結果的に言うならば、死はただ敗北であるという観点ではなくて、どのように死の固有の価値を我々が承認していくか、これからの課題であるでしょう。

考えてみると、人生に誕生という入口があれば、必ず死という出口があるのは事明のことで、なにもそう興奮することではなく、自然のことで、人間は生まれたように死ぬのであります。しかも、その人が生きてきたように、また死ぬので、特別な死に方は本当はありません。だから、むしろ死を生きるのが問題だといってもよいでしょう。

次に、やはり交りのある死を考えます。死の嫌なところは孤独にさせられるということで、医師や看護婦や牧師など看取る者たちがどのようにこの過程の中での交りを保証するかが問題でしょう。

それは、自分の死を問題にする自己訓練なしには課せないであろうし、看取る者自身の人生観全体が死を取り扱うとき常に問題にされることだと考えています。

以上、短時間では十分に意をつくせないことが多いのですが、どのように人間らしい状態で、尊厳性をもつ死が保証されるかを医学と協力して考えねばならないと思っております。そして、そのためにもっと宗教家として自己訓練の必要性を感じている現今であるといえるでしょう。これで一応責任を果させていただきます。

死の臨床の基礎と実際

司会　金子仁郎

国立療養所鈴鹿病院長　深津　要

1　臨床医の立場より

臨床経験からすると、受持患者の死はまったく個別性がつよい、ということをしみじみと感じる。したがって、実際場面における臨床医の末期患者に対するパターンは固定的ではまずい。いいかえれば、一定の考え方にもとづく色々な変法があるわけである。

そこで、ここでは、その一定の考え方というものを述べ、ケースバイケースという考え方にはふれないでいきたい。

死の近接した病人に対する基本的な概念

ともすれば生物学的な立場のみから眺めて終末に近いと断定し、受持患者が自分の死を受けいれて安らかな死を迎えるにはどうすればよいか、と臨床医は考えがちである。

しかし、そのような時の治療の目標の設定には、自らの死をどう考えるかということは病人自身が自己決定すべきであるという第一の立場をとるべきであろう。身体的な疼痛とか呼吸困難とか代謝機能の極度の低下のために、自己決定が障害されている身体的な環境条件を少しでもよくすることがわれわれの設定すべき目標であろう。これがぼけて、人間の死とはとか、病人が哀れだとかいう主体性のない主治医自身が心理的な混乱をきたさないことが大切であろう。

こうした病人を眺める立場の順序について

たしかに受持患者の死は、自らの臨床医としての存在否定につながるので、ともすれば病人の一面のみをみて医師としての役割を守るための理由づけをしていることがあるが、やはり、こうした病人を眺めていく立場を次の順序をとりたい。

（一）身体的症状の変容とか悪化などに伴う心理的な乱れをまず考えてみる。例えば、訴えの多い場合に、あるいは癌が他へ転移したのではなかろうかというように、いわば生体のバランスの新しいくずれは、と考えを巡らしていくこと。

（二）心身相関の立場から。例えば気力といわれるものが受持ケースではどのような姿をとっているのかと考えていくこと。

（三）精神医学的な立場から。なかんずく、症候性精神障害と抑うつ反応についての知識をもってケースを眺めることは重要である。

（四）家族と病人との関係から。例えば家族の支持が得られないためにわれわれに対して攻撃性を示しているようなことはないか。一般的には、死の近づいている病人が本当の心理的な安定をもつのは、家族の中に自分の存在価値をみつけた時が多いようである。

（五）心理学的な立場から。例えば病前性格やケースヒストリーなどを考えたり、あるいは分析的な立場や構造論的な立場などから考えてみるようにするのもよい。

（六）実存分析の立場から。臨床医は治療法として薬剤その他の物理化学的な方法をもちろんとるが、臨床の実際では、主治医としての働きかけはそれらのみではない、ということを病人から教えられるのが、この実存分析的な立場である。これは、もともと死は割り切れないものであるという概念と、心理分析により死を割り切ろうという理論的な概念が実際面でかみあわないところからくるのかもしれないとも思われる。

これらの病人への療法的な接近のポイント

精神療法的な接近技法としては、こうした病人の場合も言語的なものと非言語的なものとあるわけだが、われわれの共同研究班でとなえるところの、いわゆる頻回接触法がポイントとなるようである。そうしてそれは非言語的な技法の意味あいがつよいものである。

臨床医みずからの問題

これについては、いわゆる臨床医としての倫理学的あるいは医学概論的な問題がまずあるが、それをさておいても重要なのは、主治医の死生観がつよい影響を実際面ではもっているといえる。

さらには、自分が臨床医としてどうあるべきかということが、きわめて大きな限界状況の一つであるということに気づくことも必要である。

もっと重要な終極的なことは、こうした死にいく病人は、主治医という人間を信ずることによりはじめて自らの死を受容するようになるものであり、主治医も病人という人間を信ずることにより自らが救われるということを十分に理解することであろう。

2　看護婦の立場より

日大板橋病院訪問看護室長　季羽倭文子

死の看護の体験者である多くの方たちを前にして、特に語るべきものを持ち合せていない私が今日ここに立つことになったのは、ロンドンにある St. Joseph's Hospice の Dr. Lamerton が書かれた本、『Care of the dying』（死の看護、メヂカルフレンド社）を訳したことによると思われる。しかし Hospice についてのべるより、日常おこなっている訪問看護体験の中から感じていることを率直にお知らせし、今後みなさまとともに考えていく材料を提供することにしたい。

看護の定義にみる末期患者看護の意義

数多くある看護の定義の中でも国際的に広くみとめられているもののひとつに、ヴァージニア・ヘンダーソンによる『看護の基本となるもの』がある。この中に、回復不能な状態の患者には、「平和な死への援助」が看護婦の大事な役割であると明確にのべられている。看護教育の中でもこのような考え方をもとにその具体的ケアの方法について学生に教えている。しかしあらためてそのとり上げ方をふりかえってみると、「死後の処置」とか「頻死の看護」という教科書の表題にみられるように、死が訪れるある短い瞬間にしぼったごく具体的な身体的ケアが焦点化され、死にいたるプロセスでの苦しみを支えることについて、また「死」そのものを自分自身にも訪れるものとして深くほり下げて見つめたうえで、専門職としての立場で死をうけとめようとしている看護の対象者をどうサポートするかを考えさせることにもう少し努力すべきではないかと、かつて看護教育の場にあった私自身の反省をも含めて感じている。

訪問看護において出会った死を通して学んだ看護のポイント

病院の中に訪問看護室が設置され、日大病院から退院した患者をその自宅に訪問してケアを提供する、またはケアをしている家族を援助するという仕事をしている中で、今までに何人かの死をみとってきた。看護の対象は、老人を専門に訪問看護をおこなっているところに比較し、大学病院であることから、やはり癌の再発や慢性疾患で経過が思わしくない方など、重症者が多いように感じられる。病状がある種の安定状態に到達した場合、しばらく自宅で療養生活を送りたいということになった場合、訪問看護をうけることにより退院が可能になることが少なくないが、そのようにしてうけとめた患者の中の約三分の一がすでに亡くなっている。亡くなる時の状況は、再入院後とか家庭で家族に囲まれてなど、いろいろな形をとっている。そのような体験の中で、病院の中からは見えにくいような問題にぶつかることもあったので、それらを紹介しながら末期におけるケアのあり方についてのべたいと思う。

（一）死にいたるプロセスにおいて、日常生活の充実を目ざした働きかけ

約一年間の在宅療養生活ののちに再入院し、病院で死をむかえた乳癌で36歳、家庭の主婦で二児の母であった患者の看護は、すでに全身に骨転移がすすんでいたため、コルセットを着用して生活しなければならない状態における退院にともなって開始された。退院後数日目に発熱し、副腎を摘出しているためクリーゼにおちいるのではないかと心配される時期もあったが、やがて落ち着き、ふとんをはなれる時間を少しずつ延長することができるようになった。隣家の主婦とお茶をのんで雑談したり、小学校五年生の長女におかずの買物を指示したり、かんたんな調理を教えたり、時には椅子に腰かけて自分で煮物をするなど、生活の幅も広がっていった。やがて長男の卒園式や入学式にもほんのわずかの時間だけ顔を出すことも、隣家の主婦の運転する車にのって買物に行ったり、町内会の子ども会のプールでの水泳会を見に行くことなどもできた。

しかし約一年後に病状の進行がみられ、えん下時の疼痛、顔面麻痺、目をつぶっても頭痛を感じ、眼瞼も腫脹するなどの症状とともに全身の疼痛も増強し、内服薬や坐薬では痛みのコントロールがつきにくくなったため、再入院をしなければならなくなった。入院直前には田舎から上京してきた母親にも会い、また神戸在住の姉の依頼をうけてたずねて来た牧師とも話し、今度入院したら再び家に帰れないかもしれないと自覚しつつ病院に向かった。

約一か月の入院生活ののち他界されたが、入院と同時に歩行禁止、面会時間による家族とのまじわりの制限、抗癌剤使用による副作用などの影響で精神的にうつ状態がつよくなったのを見たとき、疼痛のコントロールさえつけばより長く自宅におき、より充実した生活をすごせたものをと残念に思われた症例であった。

（二）最後の瞬間に家族をサポートする必要性

次に25歳の進行性筋ジストロフィー（デシャンヌ型）の男性患者の看護の体験であるが、救急外来で気管切開をおこない、かろうじて生命をとりとめたのち、六か月間の入院生活を送り、小康状態を得たので家庭療養にうつることになったとき、訪問看護を開始した。病気の性質上、本人も家族も予後についての認識はあり、食物をえん下することはできても、手指を動かすことさえできなくなっており、挿入されている気管カニューレを自分で押えて話すこともできないという病状が何を意味するかわかっていた。したがって再び病状が悪化した場合どう対処するか、入院によって治療をおこなうかどうかなど、割合率直に話し合うことができた。

好きな音楽を、部屋に設備したステレオのスピーカーから聞いていたのしみ、時には同じような病気をもつ友人が不自由なからだでたずねてきたりするという生活の中で、最後の時もそう遠くないと思われる状態にやがてなってきた。もう入院

は絶対にしたくないという本人の強い意志は、意識がうすれかける中でも表現され、本人のもっとも身近かな存在であった母親もそれをうけ入れて最後は家でみとろうと決心していた。しかし父親はできるだけの医療をほどこしたほうがいいのではないかという気持をすてきれなかったため、夜半近く、いよいよ状態が悪化した時、ちょうど当直で病院にいあわせた主治医に電話したところ、自宅にいては何の処置もこれ以上できないから病院につれてくるようにとすすめられ、わずか車で五分ほどの道のりの病院へ父の運転で向かう車の中で、母の腕に抱かれたまま息をひきとった。

予後不良であることが明白な病気をもっている患者の場合に、死をむかえる場所について十分話し合い、本人の気持を尊重して了解がついていても、それをみとる家族の中に、現実にその時が訪れた時動揺が生じることを、そしてその時に長くかかわってきた看護者が最後の瞬間にも家族をサポートする必要があることを痛感させられた。

（三）死別した家族をサポートする必要性――悔いの受容――

「母さん、ぼく今日死ぬね」とにっこりほほえみかけつつ、強く手をにぎりしめ、その五分後に意識を失い、安らかに死をむかえたという理想的ともいえるような最後のむかえ方にもかかわらず、自宅で75歳の夫をみとった妻は、死別後に訪問した訪問看護婦に心残りのことを話した。あまりにも安らかな、また予想外に早く訪れた死に、ホーム・ドクターの往診が間に合わず、救急車到着時すでに死亡していたことから、検死官の訪問を翌日うけなければならなかったこと、また病名が事情によりすでに治癒していた直腸癌とつけられたことなどが心に悔いとなって残ってしまったようである。夫の訪問日であった月曜日になると、毎週妻から訪問看護室に電話がかかり、思い出をあれこれ話すので、しばらくの間は訪問看護を妻のためにつづけ、妻と訪問看護婦が共有している看護体験を通して患者の印象を話し合うことで妻の感情移入をうけ入れ、死別後の悲嘆のプロセスをたどる上に、少しでも援助になるよう今も努力をつづけている症例がある。

おわりに

訪問看護場面における死は、家庭という環境の中でのできごとである関係上、複雑な家族関係や医療施設からはなれていることにより、各種の問題が生じやすいのかもしれない。しかし病院における死にも同じような問題があり、①死にいたるプロセスにおける日常生活充実の必要性、②最後の瞬間における家族のサポート、③死別後の家族への配慮などは、看護の場の相違をこえて共通に必要なことと思われる。

ここで死にのぞみつつある人の看護という困難な役割において、基本的姿勢として持っているとよいと思われる考え方を紹介したい。それはDr. Lamertonが『死の看護』の中でつぎのようにのべているものである。

「ひとりひとり独自の方法で末期をむかえようとしている人を、きわめてたえがたい状況にありながらじっと見つめているということは、ある意味では非常に大きな特権である。それはほかでもないこの時に良い看護婦は貴重な援助を与えられるからである。死の床において、多くの人間は実にすばらしく成長する。ひどくみじめな状態にあっても適切な判断力があり、忍耐や勇気が養なわれ、平静さが保たれ、それも多くの場合、死にのぞみつつある人自身からその雰囲気がかもし出されるのである。末期患者のケアにおいて必要とする仕事の多くは、患者の人間としての成長を妨げそうな何事かを予防することである」

苦しい場面でともに苦しみながら、家族といっしょになって患者をささえていこうとするとき、私たち自身も変わり、また成長していけるであろう。それを目ざしてこれからも一層努力しなければならないと思っている。

3　宗教心理の立場より

同志社大学神学部教授　樋口和彦

嘘いつわりなく、私はもう言うことはありません。ここにいらっしゃる皆様方の方がもっと発言なさることがおありと思います。ただ、ちょっと言わせていただくなら、まずこの宗教という言葉は実はいけない言葉で、なんにも本当の意味を表わしていません。ラテン語で religio というのは「注意深い観察と熟慮」という意味で、本来自分の心の中に働く現象を注意深く観察し、顧慮するぐらいの意味しかなくて、何々宗教というような宗派のことではないのです。だから、宗教的な人というのは何々教を信仰しているという意味ではなくて、そういうこともちろん含まれるのですが、むしろ、自分の心の中に起こってくる自分にわかることもまたわからない現象もすべて注意深く観察する人のことを言います。合理的なことも、また理に合わないことも顧慮するのです。死の臨床を考えるときこの観点は大切になります。これは未だ教科書にないから取り上げないとか、これは合理的でないので取り上げないとかというのではなくて、その人の死に臨んで経験するあらゆることを注意深く取り上げる態度、これが必要であると思うのです。

二番目は死を取り扱うとき治療者自身の問題をどうしても考えねばならないと思います。古代の医療には実はインキュベーションという考え方があるのですが、これに古代医神の本質的な性格が表われているといわれています。すなわち、自らも病む人の傷を負って病む人であるという性格です。自らの傷で他者の傷を癒すというのが古代の医神の性格でした。そして、卵をだくように、いだいて共に病みつつ、癒すというものでした。深津先生は、人間、人間という前にやることをやることが必要だとおっしゃいましたが、むしろ先生は逆説的に死の臨床を看取るもの、人間の問題として考えることの必要性を言われているのだと私は思います。自分の心で他人の心を引き受ける覚悟がなければできないことを言っているのだし、それは容易ではないですよと言っていると思います。そして、また、ですから反対に、絶対に無理をしてはいけないとも思います。恐ろしくなったら、恐ろしいと思えるという心の状態が大切であると思います。

こういう死の臨床の研究が盛んになるのを、ある意味で私は恐れます。なぜかというと、こういう研究が進むと、例えば「死にたくない、死にたくない」と叫んで死ぬことができなくなるでしょう。だが私は、そう叫んで死ぬ人は必ずしも不健康であるとは思いません。そういう死に方もあるし、表現の自由を行使するという健康的なところがあります。そういう自由さはどうしても残しておいてもらいたいと思います。

その上で看取ることの重要性を更に考えてみたいと思います。それは治療者の側の悪の問題です。私はだいたい看取るような仕事にたずさわる人は人間の中でも愛が他の人に比べて多い人ではないかと思います。だから他人への看護などやるのかも知れません。なるほど、そのような人が一生懸命に看護してそのために治癒したりすると、このような人は本当に喜びます。自分が本当につくし、他人のために役に立ったのだと。しかし、死の臨床は特にこの点で問題があるのです。

死で終了すれば、どのような愛の行為も結局は失敗で終わる訳ですから、少なくともそのような人にとっては、残念な結果にいつもなる訳です。そうすると今まで励んだ人ほど、これほど看護したのに通じないといって、その反動による落胆は更に大きくなります。落胆はむしろ良いのですが、それは愛が足りなかったからだと愛の故にもっと狂暴になる場合があります。このような狂暴な愛の強要による行為は一見宗教的にみえて、本当は全く反対なものです。そういうとき、自分の心の中で何が起こっているかを吟味することが本当に宗教的な態度と言えるでしょう。

前にも述べましたように、私たちが死を造ったのではありません。宗教的な表現を使えば神がすべてを支配し、生かすも殺すも、彼の手の中にあると言えましょう。したがって、どんなことが起こっても平静に、なすべきことをなしつづけ、神の御意に仕えて働くという態度こそ宗教的であるということになると私は思っています。どのようなときも他人に心をかけることを中断することなく、心で他人の心を癒やすこと、それが死の臨床の宗教的態度の重要な点であると私は考えています。

4　チームアプローチの立場より

淀川キリスト教病院精神神経科部長　柏木哲夫

はじめに

死にゆく患者に対してチーム的アプローチが必要であることを教えてくれたのは一人の患者であった。この患者は多くの必要を持っていた。末期癌特有の激烈な痛みをなんとかしてほしいという身体的必要、死の不安を語り合いたいという精神的必要、家族の問題に関して相談にのってほしいという社会的必要、死をどのように受けとめていくかを共に考えてくれる人がほしいという宗教的必要……などであった。これほど多くの患者の必要を満たしていくためには、チームを組んで、スタッフが協力していくことが大切だと考えられた。

遺族へのアンケート調査

死にゆく患者やその家族がどのような必要を持っているのかを知るために、患者の死後、遺族にアンケート調査を行った。その結果の要約とスタッフが配慮する必要がある点をまとめると次のようになる。

（一）医師から回復の見込みがないと告げられても、家族は患者が回復するとの希望を持って看護にあたる。スタッフは患者の希望と共に家族の希望をいかにつないでいくかの工夫をしなければならない。それにはまず家族と十分な話し合いの機会を持つことである。

（二）患者はスタッフの想像以上に自分の病気のことについては知っているのだということを認識することが大切である。換言すれば、全く隠しおおせるものではないということである。そうであれば、スタッフは、真実または真実に近いことを患者に知らせ、少なくとも嘘はいわずに、患者と共に死を見つめていくという方向を探る必要があるのではなかろうか。

（三）患者が自分の死について語らないのに三つの理由がある。第一は防衛である。死について語ることが怖いので語らないという場合である。第二は否定である。すなわち自分は死ぬはずはないという気持ちである。第三は周囲に対するいたわりである。これは、患者が自分の死をある程度受容できていて、死のことを話題にすることによって、看護側や家族が困惑しないように、いわば周囲に対するいたわりの気持ちから死について語らないという場合である。

（四）家族は患者に本当のことを告げてはいない。そのために家族と患者の間にはコミュニケーションのギャップが生じ、それが家族の負担になる。「とにかく告げない」という態度をスタッフも家族もあらためて、本当にこの患者にはどう説明するのが最も良いのか、真実を告げて共に考えていく可能性はないのかということを中心に考えることが大切である。

（五）病気、入院という事態は患者と家

族の人間関係を大きく変化させることがある。スタッフは常にこのことに対する洞察力を持っている必要がある。

（六）自分の死について家族に話したい気持ちがあり、家族がそれを受け止めかねている時は、スタッフは家族をサポートしなければならない。

（七）多くの家族は、患者は病気のことを知らないで死んだほうがよかったと答えている。しかし二割近くの家族が「知っていたほうがよかった」と答えているのは注目に値する。ここにも知らせる方向を探ることの大切さが感じられる。

（八）家族の経済状態をスタッフが理解しておくことが大切である。

死にゆく患者の必要

死にゆく患者は多くの必要を持っている。それを四つに分けて考える。

（一）身体的必要（呼吸、食事と栄養、排泄の管理、肺炎、褥瘡の予防の為の体位変換、疼痛の緩和等。これは主に医師と看護婦によってなされる）

（二）精神的必要（死の不安を聞いて理解してくれる人の存在。患者の否認や怒りを受容すること。患者が必要とするコミュニケーションを遮断しないこと。これはチームメンバー全員の仕事。しかし精神科医がその中心になる）

（三）社会的必要（家庭や職場の問題の相談にのること、経済的問題の相談等。主にソーシャルワーカーの役割）

（四）宗教的必要（死そのものや死後のことについて話したいという必要。主に牧師の役割）

死にゆく患者へのチームアプローチ

前述のように死にゆく患者は多くの必要を持っている。その必要を満たすためにはチームアプローチが重要である。以下に我々の病院で行っているチームアプローチを具体的に紹介する。淀川キリスト教病院は一八二床の総合病院である。チームの構成メンバーは、主治医、総婦長、教育婦長、病棟婦長、看護婦、看護助手、ソーシャルワーカー、病院牧師、精神科医で、必要に応じて病棟婦や他のパラメディカルスタッフ、時には家族もチームに加える。毎週一、二名の患者をとりあげて、チームで検討会を開く。検討会ではチームメンバーのそれぞれの専門の立場で、患者と家族に接した結果を持ち寄り、情報を交換し、自由な話し合いが行われ、患者と家族に対するケアの方針が検討される。この検討会のまとめ役と、チーム全体のスーパービジョンを精神科医が担当する。

チームアプローチの具体例

患者は49歳の主婦。卵巣癌の末期にあり、本人は診断名は知らないが、治らない病気であるとの自覚はあった。入院の半年前に夫を交通事故で亡くし、20歳の長男はすでに結婚しており、18歳の長女には婚約者がいる。

（一）主治医の役割　患者の身体的必要を満たすこと。癌性腹膜炎のために、腹水貯留がはやく、一か月に最高八回、五か月間の入院期間に合計二四回の腹水穿刺が行われた。主治医はそれをめんどうがらずに行い、患者に感謝された。輸液や鎮痛剤の投与も勿論主治医の役割りであった。

（二）看護婦の役割　患者の不安を聞くこと。患者が一時期怒りの段階に陥り、看護婦にあたりちらした。チーム検討会では、看護婦が患者の怒りを個人的に受け取らず、またその怒りを無理に沈めることなく、共感的態度をとるよう話し合われた。やがて看護婦は患者がいらついていることに気付き、そのいらつきが婚約中の長女の結婚のことにあることがわかった。患者は長女の結婚をみとどけて死にたいという気持ちを非常に強く持っていたのである。そのことをチーム検討会で話し合った結果、チームの協力で患者の存命中に長女の結婚を実現させてあげることが、患者の真の必要を満たすことだという結論になった。

（三）ソーシャルワーカーの役割　患者の経済的問題の相談を通じて、患者とその家族に良い関係を持っていたソーシャルワーカーが、この患者の必要を満たすために、チームの代表的役割を果たした。長女とその婚約者、また婚約者の両親との数回の面接の結果、六か月さきに予定されていた結婚式を一か月さきにすることができた。主治医は高カロリー輸液にきりかえて患者の体力の回復を助け、患者は親戚の人にだきかかえられるようにしてではあるが、娘の結婚式に出席することができた。それ以後いらつきが全くとれ、二か月後平安に永眠した。

（四）精神科医の役割　この患者の場合における精神科医の役割は、患者が一時期陥ったうつ状態の治療。また患者の精神的必要をさぐり、その必要を直接的に、また他のチームメンバーの助力で満たしていくこと、そしてチームの話し合いのまとめ役とスーパービジョンであった。このようにチームメンバーの協力によって、患者は平安な死を迎えることができた。

チームアプローチの利点

チームアプローチの利点をまとめてみると

（一）患者の心理の総合的判断ができる
（二）家族へのアプローチが可能になる
（三）主治医を助けることができる
（四）看護側の相互扶助が可能になる
（五）一致した看護ができる
（六）それぞれが本来の任務を遂行できる
（七）患者と家族の状態の総合判断ができる

まとめ

以上、遺族へのアンケートと一人の患者の例を中心にして、死にゆく患者の必要とそれを満たすためのチームアプローチとその利点について述べた。死にゆく患者のケアにおいてチームアプローチが唯一無二ではないにしても、とても大切であることだけはたしかである。（紙数の関係でチームの具体的な働きについて十分述べることができなかったが、その詳細については、拙著『死にゆく人々のケア〈末期患者へのチームアプローチ〉』（医学書院）を参照されたい）

「死の臨床」Vol.1 No.1 一九七八・十一

一般演題

座長 柏木哲夫　河野博臣

1 ブロンプトン・ミクスチャーの使用経験から

日大板橋病院第1内科 岡安大仁・藤原義剛・岩渕 定・福田幸子

ブロンプトン・ミクスチャーが末期癌、特に肺癌とその転移による疼痛の軽減に著効があることが報告されている。わが国でも、今年三月および八月の第十八回日本胸部疾患学会総会および第十九回日本肺癌学会総会において、京都桂病院宮本らによって追試され、その有効性と安全性とが報告された。われわれも宮本らの追試に準じて同薬を使用しているので、若干の考察を加えて報告する。

症例は、関連病院での使用例もあるが、今回は当病院の四例についてだけ報告する。

症例I 43歳 男

肺癌および脳・左指骨転移があり、胸痛はないが、左手指第二、三、四の指先に**pain score** 3の激痛があり、ソセゴンその他の鎮痛剤でも無効で、本剤を使用したがほとんど無効であった。

症例II 69歳 男

pancoast 型肺癌で、右下肢にしびれ感を伴う疼痛があり、**pain score** 3であったが、ソセゴン、アタラックスPなどではほとんど効果なく、本剤使用の翌日から疼痛はかなり軽度となった。

症例III 64歳 男

食道癌による転移性肺癌、第十胸椎骨転移。胸痛・腰痛があり、**pain score** 3。かなりの激痛のためソセゴンその他の鎮痛剤、胸椎の硬膜外カテーテルによるキシロカイン注入などを試みたが、漸次無効となり、本剤を使用したところ、睡眠が良効となり、疼痛もほとんど軽快し、著効をみた。しかし、患者は従来から続発性肺気腫があった上に、気管支肺炎の併発もあったので、閉塞性換気障害を強めていたこともあって、肺胞低換気を起こしたが、本剤がある程度の影響を及ぼしたことも否定できない。

症例IV 27歳 男

細網肉腫のため背部・腰部にpain score 3の疼痛があり、疼痛のためほとんど不眠であったが、本剤で軽度ながら改善をみとめた。

以上であるが、われわれの例はすべて癌末期であり、使用期間も一か月以下でほとんど死亡前に用いていた点もあって、本剤の効果は著明ではなかった。副作用としての便秘は明らかでなかったが、一例に肺胞低換気増長の因子が考えられた。これからも、本剤はむしろ麻薬依存性に留意しつつ、かなり早期に使用開始し、癌末期ケアに役立たすべきものといえよう。今後さらに経験を重ね報告する予定である。

最後に、京都桂病院宮本茂充博士のご教示に感謝する。

表1 Brompton Mixture (日大処方)

塩酸モルヒネ	10 mg
塩酸コカイン	3 mg
無水アルコール	0.5 mℓ
赤ワイン	5 mℓ
水を加えて全量	25 mℓとする

以上一回分一日四回内服

表2 Pain score

3:高度	自発的に痛みを訴え、我慢できない
2:中等度	自発的に痛みを訴えるが、我慢できる
1:軽度	自発的に痛みを訴えないが、問えば「いたい」と答える
0:極めて軽度	自発的に痛みを訴えない。問えば「ほとんど痛みがない」と答える。

表3 効果判定基準

著効(++)	投与二日以内に疼痛度が二段階以上低下したもの。または投与二日以内に、極めて軽度まで低下したもの
有効(+)	投与二日以内に疼痛度が一段階低下したもの
無効(−)	投与二日以内に疼痛度の低下がみられなかったもの

表4 Brompton Mixture 与薬時の注意事項

一、ステーションで管理し、一回量を薬杯で渡し、服薬を確認する

二、薬局からは四日分ずつうけてくる

三、冷蔵庫に保存、使用中止時にはすぐ薬局に返品

四、与薬時には医師が患者にどのように話してあるかを十分理解してから患者に接する

五、使用中は痛みの程度、部位とその経過、便秘その他の副作用をこまかく観察記載しておく

2 重症先天性奇型児の治療

京都第一赤十字病院脳神経外科 福間誠之

重症先天性奇型のうちで、脊髄脱に水頭症を合併した低体重児の治療にあたって出くわした問題点を整理して考えてみた。この症例の場合、医学的にも手術適応がない。すなわち手術を行なって救命しても、重度の心身障害児となることから、手術しても意味がないと考える人と、そのようなことは関係はないから早期に手術をした方が良いという人がある。このような子供の治療に次の三つの場合が考えられる。

早期に積極的に手術をする方法

出生後四十八時間以内に手術をした方が神経の機能回復が良いといわれているので、なるべく早く脊髄脱の手術を行ない、さらに水頭症に対しても、脳実質の損傷が進まないうちになるべく早くシャント手術を行なう。しかしこのシャント手術は何回も入れなおしをしなければならないことが多く、さらに大小便失禁に対する外科的あるいは泌尿器科的手術が必要となったり、また下肢の変形に対する整形外科的手術が必要となることもある。しかもかなりの障害が残り、車イスの生活を余儀なくされることも多い。そのためいろいろな面で家族の負担が大きくなる。

手術をしない治療方法

手術適応がないとされる場合、あるいは家族が手術に同意しない場合は手術をせずに治療することになる。脊髄脱に対してはそれが破れないように注意し、水頭症で頭が大きくなると取扱いがむずかしくなる。このような患者も24％は一年以上生存するともいわれているので、必ずしも全例死亡するのではなく、しかも生存した子供の障害は手術をした子供よりもひどくなっている。死亡する場合は、脊髄脱が破れそこから細菌が侵入して髄膜炎を併発してくるためであるが、いつ死亡するかと死ぬのを期待しながら行なう医療は、何ともおかしなものであり、たえず患児の世話をしているナースにとっては、情がうつってかわいそうだということを聞く。頭囲が一〇〇センチにまでなって生きていた子供があったが、このような状態をみると、手術をしないでおくことも問題と思う。

積極的あるいは消極的安楽死の方法

現在では法律的に認められていないので実施はできないが、命を短縮する薬剤を与えるとか、あるいは食べ物を与えないでおくということになるのだが、現在医療を行なっているものが、このようなことができるだろうか。患児を自宅へつれて帰っても家族も命を短縮するようなことはできないのではないだろうか。

次に中枢神経系の奇型を出生前に診断して妊娠を中絶しようとする試みがなされているが、これは胎生十六週から二十週の間に妊娠の血流中のＡＦＰ（α-feto-protein）の量を測定して、それが高値を示すときにはさらに羊水穿刺をして、その中のＡＦＰ濃度を測定する。それも高値を示すときには、中枢神経系の奇型すなわち無脳児や脊髄脱をもっていることが多いので、妊娠を中絶するというのである。この方法にも問題がある。すなわち妊娠中絶そのものを反対する人もあり、羊水穿刺にも問題があり、さらに奇型を持った子供は生きる権利がないのかということも問題になる。

しかし脊髄脱の子供をもった両親からは必ずといってよい程、次の子供はどうかということをたずねられるが、このとき次にも同じような子供が生まれる危険性が5％位あるということであるから、親の気持を考えると、出生前に中枢神経系の奇型を持っているかどうかを知ることも必要であるかもしれない。

まとめ

重症先天性奇型、特に脊髄脱に水頭症を合併した場合、手術をしないでおいても24％が一年以上生存し、しかも頭囲が一〇〇センチにもなるようなことがあることから、やはり現在ではなるべく早期に脊髄脱の手術を行ない、水頭症に対しても、脳実質の損傷が進まないうちにシャント手術を行なって、早くからリバビリテイションを行なうべきであると思う。しかしながら、このような子供はいろいろのハンディキャップを持っているので、それを助けるような方法を考え、社会が自然に障害児を受け入れるようになってほしいと思う。

3　臨死患者の入院期間について

東大医科研内科　谷　荘吉・大谷杉士

癌末期患者の医療について考える場合、入院治療の適応の是非は大きな問題の一つである。今回は、入院期間について検討を加えてみた。その動機は、英国のホスピスを視察してこられた鈴木先生の報告である。英国のホスピスでは、最終の入院期間がたった二週間であるという。その理由は、かなりギリギリの症状が出現するまでは、家庭でのケアが可能だからである。そうした医療組織が発達しているので、ただ漫然と入院治療を継続しなくても、患者は、最後の日常生活をそれなりに過すことができるわけである。現在の我々の医療事情は全くそれとは異なっている。臨死患者を家庭では管理できないのが普通で、どうしても入院治療に頼らなければならず、それだけ最終の入院期間が長期化しているといえよう。

医科研の症例について、死亡時までの最終の入院期間を調べてみた。内科一般病棟での入院症例約八〇〇〇例のうち、死亡例は六五四例（8.2％）である。その中で、悪性腫瘍性疾患による死亡例は三三〇例（4.2％）で、その他の一般疾患による死亡例は三二四例（4.0％）であった。悪性腫瘍の疾患別頻度は、胃癌八四例（25.5％）、肺癌八四例（25.5％）で、両者が全体の約半数を占めている。

各疾患別の入院期間について、平均日数を調べてみると、最長は食道癌の百八日、最短は直腸癌の三十九日となっている。

これを、英国の聖クリストファー・ホスピスの資料と比較してみると、ホスピスでは全体の約70％が二十八日以下の入院日数であるのに対して、医科研症例ではその逆で、約70％の症例が二十九日以上の入院を要している。

入院日数の平均値と中間値を調べると、ホスピスでは約三十日と一五日であるのに対して、医科研では約六十日と四十日とで、約二倍も長期入院になっている。これは、患者が長生きをしたというだけではなく、他の諸要因が関係していることを示唆するものである。

悪性腫瘍と一般疾患との入院期間を比較してみると、一か月以内の死亡例は、悪性腫瘍では約30％であるのに対し、一般疾患では60％以上で、悪性腫瘍のほうが長期入院例が多い。

入院期間を悪性腫瘍の疾患別に比較すると、胃癌、肝癌、転移癌では二か月以上の長期例が多く、直腸癌、膵癌では二か月以内に全例が死亡している。肺癌、白血病、悪性リンパ腫性疾患では、六か月以上の長期入院例が多くみられる。

この長期入院期間に、退院の機会があったと思われる症例がかなり多数存在することは、ホスピスでの医療体制と対比するとき、諸種の問題点を指摘することができる。

ただ漫然と入院が継続されるというのは、医療者側の問題だけでなく、本人の病識（病名告知との関連）、家族の病気に対する理解度、家庭での患者受け入れ体制、病院外での患者援助の医療組織の問題などの諸要因が関係しているのである。

死を回避することができないという診断が決定した後、一時退院が可能であった肺癌の症例を一例呈示した。66歳の洋画家で、退院後自分のアトリエで洋画を描き続けることができた。病名を知らせていなかったが、本人はそれを察知している様子であった。

こうした症例は多数存在すると思われるが、実際には、「癌」という病名の決定により、家族の不安と恐怖のためにむしろそのままずるずると死亡までの入院が続けられることのほうが多い。病室確保の問題もあり、気軽に入退院を繰り返せないという現状が問題である。根治療法の可能性と対症療法の必要性について入院適応を再考する必要があろう。

家庭環境の状態、患者住居地と医療機関との地理的条件、往診などのプライマリーケアを引き受けてもらえる家庭医の協力なども考慮すべきである。

地域住民のニードに従って、その地域社会にみあった末期患者の収容施設ができれば、現在のような長期入院例は減少するであろう。入退院の簡素化、再入院の即時性、患者輸送の完備も必要である。

プライマリーケアをしてもらえる家庭医の協力と訪問看護婦の役割が重要である。こうした条件がそろえば、短期入院、英国式の五日間入院方式の適応が可能であろう。臨死患者について最も大切なのは、その残された日々の生活内容の充実である。そのためには、入院期間をできるだけ短縮すべきである。一方では、病院内の環境と医療の在り方をもっと改善しなければならない。

以上、臨死患者の入院期間について、その関連事項とその問題点を考察した。

4 突然死とその周辺

聖路加国際病院内科 篠田知璋

虚血性心疾患、高血圧性心臓病などの循環器疾患患者を取扱う場合には、その経過中に急死する症例を経験することは少なくない。そこで今回は、演者が取扱っていた四症例、虚血性心疾患三例、高血圧性心臓病一例について述べ、心身医学的考察を加え、検討すべき二、三の問題点をあげてみる。

症例Ⅰ 宗教団体理事、66歳から72歳まで六年間取扱った患者で、最初が胃潰瘍発症後の時で、以来糖尿病と狭心症を発見し、引続き治療を行なっていた。重い心不全状態出現のため、二回C・C・U・入室の入院経験を有し、いずれも危機をのりこえている。患者は、呑気な性格で病識はあまりある方ではなかったが、たいへん同胞や家族から大切にされ、比較的安定した療養生活を送っていた。同胞も妻も演者の患者として管理を受け、演者との信頼関係は良好であった。許される範囲内で十分生活をエンジョイしていたが、急死前六か月ぐらいに軽度の心不全状態を呈したが、利尿剤投与で自宅療養のみで改善し、以後、狭心症発作もなく、糖尿病管理もよく、体調は良好であった。急死は定例の集会で本堂の神殿の前に座ったとたんに起きたが、家人や同胞たちは、患者の死に様は理想的だと感謝するぐらいであった。その後も演者は妻をはじめ同胞たちの健康管理を続けている。

症例Ⅱ 主婦。子供たちは各々家庭をもって別居し、夫と二人暮らしである。57歳から72歳まで十五年間管理した患者である。高血圧の治療が最初の出会いであったが、下町の話好きな明朗なおばさんというタイプであった。病院に定期的に通院するのが楽しみという印象を受けた人でもある。ある時、腰痛を生じたため、整形外科を受診し、鎮痛剤を服用したところ、乏尿・浮腫を起こし、以来、薬物恐怖を生じ、安定剤服用にても動悸を訴えるほどで、絶対必要な降圧剤（長年服用し続けた）さえも服薬不能となった。この点について演者は必死に説得したが納得せず、やむなく減塩などの生活指導を厳しく行ない、ただ定期的に通院し血圧測定と診察をすることのみを約二年続けていたが、心不全状態を起こすに至り、危機をのりこえた後、再び服薬が出来るようになったエピソードがある。その後数年順調であったが、二回目の心不全の入院を経験した頃より、利尿剤服用、生活制限は強められたが、急死する前二か月は、たいへん経過良好で、心不全状態も全くない状態であったが、信心深い人で、毎月二回夫と二人で守護神を参拝する習慣があったが、急死は参拝後近くのスーパーで買物中に起きた。

症例Ⅲ　大学教授、妻は内科・小児科を開業する医師。取扱期間は67歳から73歳の七年間であったが、初診は気管支喘息が主であったが、当時より狭心症もあった。たいへん人格的にもすぐれ、福祉関係の理事も兼ねている。二回の心不全状態の入院経験、過去の梗塞発作の既往から、自己の疾病の重さもよく自覚していた。他界する二年前にも、心不全状態が軽度に存在したが、自宅静養はなかなか守れず、多方面に出来る限り活躍をしており、治療に手間取っていた。その頃、ハワイに旅行したいと申し出、自分は先もないことだから今行かなければチャンスを失なうからと頼まれ、演者も断りきれずに、旅行前の厳重な生活制限と服薬治療で無事旅行をすますことが出来た。以後、心不全状態はたいへん安定し、体調は良好で定期通院していたが、急死は卒業式後の謝恩会会場の玄関で起きた。今までに述べた三症例の急死は、むしろ心不全状態が改善、安定している時期に生じている。

症例Ⅳ　保険代理店主、人情家で町の世話役をして、下町の江戸ッ子気質をもった明るい性格で活動家である。取扱期間は55歳～62歳の七年間である。演者との出会いは、急性心筋梗塞発症後の回復期に不安状態となった時であった。誠実な人で、医師の再発予告もまともに受け止め、指示も完全に近く守ったため、体調回復に従って、一種の拘禁反応様に不安が出現し、妻（実は妾）共々不安状態となり演者の治療を受けるようになった。種々の生活制限をとき、次第にもとの明るさを取り戻し、活躍をはじめ、定期通院のみかかさず、その後の六年間は狭心症発作もなく過していたが、朝家を出て路上で急死した。演者が妻と思って接していた人が実は愛人であったことが死後判明し、恥じ入った症例であった。

考察　癌死などに比し、心臓死は過去に何回か死の危機を経験した患者であることから、自ずから自己の死を容認することが出来るのかと考えられる。急死の可能性について医師側からあらかじめ家族に説明することは、第四症例に見られた如く、家族を含めた患者の〝人となり〟の把握が十分なされた上での慎重さが必要と考えており、またこの点は、急死が起こらない可能性もあるので、あくまで個々の症例により選択されるべきと考える。演者が一人の人間として、高齢になっての急死を考えた場合には、死の直前まで人生を楽しみ終えんするこの型は理想的とも考えているが医師としては簡単には割切れず、死後の家族の反応などから憶測をしている現状である。また、身体状況はむしろ良い状態に今回の四症例も急死しており、この点は内科的には今後急死の予知が可能か否かの追求が必要である反面、我々は人の寿命に関しては無力であることを示唆しているのかもしれない。

5　それぞれ異なった受容状況を示した癌患者三例の死の臨床

十全二ッ橋病院外科　松本義峯
十全二ッ橋病院看護婦　浅野君子・石丸洋子

私たち人間の誰もが必ず一度は経験しなければならないポピュラーな問題でありながら、またこの世に生存する誰もが、誰一人として語ることの出来ない死の経験について論ずることはきわめて困難なことであります。今回私たちは、死に直結した直腸癌、食道癌、肝臓癌のそれぞれ異なったタイプ三名の死の受容状況を通して、私たちが最近感じ得た知見につき、患者さんのめい福を祈ってここに報告致すものであります。

症例I　56歳主婦、無宗教。六歳年上の夫と女二人男四人の家族にめぐまれ平凡に暮らしてきました。

昭和五十一年七月腸閉塞にて十全二ッ橋病院で緊急手術。原因は直腸進行癌であった。退院後二年目で再発、再入院す。次第に悪化する経過の中で医師に不信を抱き、訪れる見舞い客にも病院と医師の悪口を言いふらし、ついには反対する家族も説得して近くの某成人病センターに転院し三か月後死亡した。

症例II　52歳、平凡な会社員男性、無宗教、おとなしい性格と細かい神経の持主であった。昭和五十年三月近くのA病院にて腹部膨満感のため胃炎の治療を続けていたが軽快せず、近くのB内科にて二年後に食道癌と診断され、某成人病センター放射線科にてCo照射をうけ退院。Co照射後発生した食道のひきつれるような痛みはCo照射のひきつれであるから大丈夫、という医師の善意の説明や沈黙を、Co照射のために痛みがあらたに発生し、そのために衰弱したと考え、医師をのろって死んでいった。

症例III　46歳の検事、まさに仕事の虫と言われてきたが、札幌栄転も決まったために軽い気持でうけた人間ドックで原発性肝細胞癌と判明、時すでに遅く切除不能であった。患者及びその家族の人格は尊敬と信頼に足る人たちであり、患者の人生はあくまでも患者のものという考え方から、私たちは事実を告げることに決定した。退院当日の午後の時間いっぱいをかけて手術のスライド写真をみせて、あと三、四か月の命しかないことをお話しいたしました。「よくわかりました」「よく話して下さいました」「自分に納得がいきますからその方がよかったです」と返事され、毅然とした態度も表情も少しもくずれず、その後一か月しかもたなかった人生もきちんと自ら整理されました。

「人間は明らかに考えるために造られている、それは人間の全品位であり、全価値であり、至高の人間資質である」というパスカルの瞑想録によるまでもなく、人は自己と人生と実社会とにおいて、己れの人生を自分で決めようと願うものでありましょう。自己の死、必ず来るべきその死をいかに人間らしく尊厳を保って死にたいと願うかということは、人間の生つまり人間の基本的人権に基づいて、自由に人間らしく生きようとする切なる願いと同じ意味を持つものでありましょう。癌である事実を最後まで告げられなかった前者二例と、はっきりと事実を告げられた後者の例を比較するとき、前者は主治医に対する不信、うらみが消えぬまま死を迎えてしまったのに反して、後者の例は、一切の整理をきちんとすませて安らかに人生の完結を迎え、心の準備も出来て、一見〝生き仏〟の感すらあったことを比較して、基本的には癌である事実を知らしめた方が患者の人間完結に寄与するものではないでしょうか。「生を楽しまざるは死を恐れざるなり」という吉田兼好の言葉にもあるように、大切なことは、人間として自己を自覚し、その有限性を自覚することなのでありましょう。人間は必ず死ぬべきものと定められた不可避の運命を背負っているのだという事実をしっかりと把握し、死の臨床に立ち会う医師・看護婦は大いなる責任と勇気をもって、患者の眼前に迫る冷厳なる事実に患者自身がしっかりと対面出来るように、良きアシスタントとなるべきだと痛感しました次第であります。

6 知る権利と知らないでおく権利
——癌宣告をめぐって

淀川キリスト教病院精神神経科 柏木哲夫

医師、看護婦、ソーシャルワーカー、牧師などがチームを組み、末期患者へのチームアプローチを始めてから五年以上になる。その詳細については、本誌「死の臨床」(創刊号)に報告した。

癌と死をめぐる問題は、我々チームの中でもいつも問題になることである。今回癌宣告ということに関連して、患者の真実を知る権利と知らないでおく権利について、二人の患者を通しての我々の経験を報告する。

Aさんは48歳の男性。腹部痛、体重減少、全身倦怠感のため内科へ入院。諸検査の結果、胃癌とその肝臓への転移があり、癌がかなり進行し、手術は不可能と判断された。患者には胃潰瘍と肝硬変があると説明された。Aさんは八人兄弟の長男。20歳で結婚したが21歳で離婚し、子供が一人あったが、妻がひきとり、離婚後は妻子とも全然接触なく、弟とわずかな交流があるのみ。離婚後、郷里をとび出し、わたり職人として全国を転々とする生活を続けてきた。入院後強度のいらだち、不安、怒り、不平、スタッフに対する不信などが出現し、チーム検討会に出された。性格的持徴は、短気、物事のけじめをはっきりしたり、義理がたい、自律的などである。

検討会ではいらだちの原因が、病気に対する主治医の説明と患者が体で感じる病気の状態との間に差があるため、悪いものではないかという疑念が最限なく広がっているためと結論され、主治医が予後が不良であることをAさんに告げる必要があると判断された。主治医が真実を告げたところ、怒りといらだちが消失し、不平が減り、スタッフに寛大になり、精神的に落ち着き、スタッフに感謝の言葉が出るようになった。弟に会い葬式のうちあわせ、貯金とアパートの処理を託し、翌日平安に死を迎えた。

Bさんは36歳の独身の男性。リンパ球性白血病の強化療法の目的で短期間の予定で内科に入院。一般状態が好転せず長期入院となる。患者には悪性貧血と説明されている。6歳の時父が死亡し、高校卒業後、活字工場、ガソリンスタンド、プラスチック工場などで働いたが人間関係がうまくいかず、仕事が長続きせず職を転々としている。高校時代から夜になると不安になり、母や姉に頼りきった生活をしてきた。自殺未遂の既往がある。入院後、すぐに興奮して看護婦にくってかかる、不安とあせり、看護婦の処置に対する不平と個人攻撃、主治医に対する不信感、症状の訴え方が大げさ、スタッフと家族に対する甘え、……などの諸問題のために検討会に出された。性格的な特徴として、内向的、未熟、甘え、わがままなどが指摘された。検討会での話し合いの結果、受容能力に対する疑問（父親像の欠如、甘えの生活、不安定な職歴、対人関係の貧困さ、未熟な性格、強い不安、自殺未遂の既往など）があるため真実は知らせないでおく方がよいのではないかと結論された。

人は誰でも基本的には自分の病気の性格や予後に関して真実を知る権利を持っている。すなわち、人が真実を知った上で、それに対処していくという権利を医療者側はできるだけ保証していく必要がある。Aさんの場合には、この真実を知る権利を医療者側が保証することができたために、いわゆる「良き死を死す」ことができたのだと考える。しかし、日常の臨床の場において、我々医療者側は、我々自身の不安のために、患者のこの真実を知る権利をいかに多く奪い取ってしまっていることか。しかしここで注意すべきことは、真実を知る権利は、知らないでおく権利ということに裏うちされている必要があるということである。すなわち、ある人は自分の病気の性質や予後に関して真実を知らないでおく権利を持っているということである。この場合には、その人が自ら対応できないと思われるような事実を知らないでおく権利を医療者側が保証する必要がある。

Bさんの場合、その受容能力の点から考えて、真実を告げることをしなかった。換言すれば、彼の知らないでおく権利を保証したことになる。ここで問題になるのは知らせなかったことが真にその人のためになったかどうかは、「死人に口なし」で、患者を通して知る事ができないという困難さを持っているということである。Bさんの場合、不安といらつきを持って死を迎えたが、彼が真実を知っていたらもっと悲惨な死を迎えていたかもしれないし、逆にもっと平安な死を迎えていたかもしれない。

しかしここで最も大切なことは、知る権利と知らないでおく権利を同時的に満足させることはできないということを知った上で、いずれかの権利を真剣に保証していこうという姿勢を医療者側が持っているかどうかということである。患者と十分関わりあいを持ち、患者の言葉に耳を傾け、患者の生活や性格に関しての洞察を深めることが大切である。これらの事なしに、告げるか告げないかの問題は論じられない。米国においては、現在、これらのことを十分にしないで、患者は知る権利があるから、とにかく告げるという、いわゆる「告げすぎ」(over telling)が問題になっている。日本においては、患者の知る権利を保証しないで、「告げない」(not telling)ことが問題になりつつある。

私は基本的には人は知る権利を持っていると思う。そして医療者側はその権利をできるだけ保証をしていくよう配慮する必要がある。告げた後も患者と共に悩み、苦しみを共にしていく姿勢が必要である。やがて自分は死ぬのだと知ることはとても大へんなことで、とうてい人が対処しきれないであろうという推定は必ずしもすべての人にあてはまらない。むしろ、知らないでおく権利を持っている人(すこし妙な表現だが)のほうが少ないのではあるまいか。

7 悪性腫瘍患者に対するムンテラの重要性
—その重要性と限界

帝京大学第1内科　松田重三

はじめに

近年、悪性腫瘍患者本人に、その真の診断名を告知すべきか否かに関して、医師、看護婦のみにとどまらず、広く社会一般の分野においてまで盛んな論議が交わされている。もっとも、その是否の結論は急げないが、我々の科においては、たとえどのような理由があろうとも、決してその真の病名は告知しないという基本的態度を守っている。

さて、このように虚為の、すなわち回復が可能である診断名を告知された悪性腫瘍患者の心理状態、とりわけ死に対する態度を客観的にとらえることは、臨床にたずさわる者にとって、ムンテラを含む治療および看護の上で必要不可欠である。しかもさらに、近年、悪性腫瘍であることの〝知る権利〟を主張する患者もあり、〝知らせない義務〟を忠実に守ってきた我々も、再考すべき時期であるとも考えられる。

以上の観点から、我々は白血病患者を対象に心理調査を施行し、若干の知見を得たので報告する。

対象ならびに調査方法

我々の内科に入院中の白血病患者のうち、治療によく反応しない、いわゆる不完全寛解症例五例(男性二例、女性三例)を調査対象とした。これら症例は、いずれも入院期間は三か月以上を経過し、無菌環境下の個室に隔離され治療をうけている。なお診断名は、すべて〝特発性の白血球および血小板減少症〟と告知してある。なお、SLEを中心とする入院中(三か月以上)の膠原病患者一〇名、および六か月以上人工透析をうけている腎不全患者一〇名の計二〇名を対照群とした。これら対照群患者には、すべて真の病名を告知してある。

調査方法は、SCT調査表（金子書房）およびCMI健康調査表（三京房）を使用し、原則として本人に記入させた。またこの調査表の解析は、秋場尚子氏、植田幸子氏（日大心理学科卒）にお願いし、総合判定をしていただいた。

結果

白血病患者五名の総合的解析結果は、次のごとく二群に分類できた。

すなわち、第一群は、自分自身、夫、妻、あるいは親として等の、社会的存在価値と責任とを強く自覚しているがために、病気よりも、むしろそれらをまず解決すべき直面した問題としてとらえている群である。また第二群は、社会的に、自分が必ずしも不可欠な存在であるとは考えていない群で、したがって自分の病気以外には関心がない群である。

前者の群では、客観的に病状を把握し、しかも積極的に病気に立ち向かっていこうとする意欲がみられ、かつ漠然とした死の不安にさいなまれることはない、という解析結果が得られた。

一方、後者の群では、病気に対する認識力、対抗力が不足で、そのためか、病気を即、死に直結させて考え、常に何か目に見えないものによって圧迫、強迫されているようである。もっとも、死が〝何であるか〟を少しも把握しておらず、現実的な問題とはなっていなかった。

一方、膠原病および腎不全患者群では、悪性腫瘍ではないにせよ、いわゆる〝難病〟であることを強く自覚し、白血病患者群に比し、漠然としたあるいはより具体的な〝死〟への不安を示す者が大半以上を占め、対照的であった。

考察ならびに結論

治療に無反応で、三か月以上個室に隔離され、しかも虚為の病名を告知されている白血病患者を対象に、心理調査を行ない、特に死に対する心の態度を解析した。その結果、様々な程度に死への不安をもっていることが推察されたが、極端に強いものではなく、教育程度に応じた医師、看護婦等のムンテラによって、ある程度制御が可能であると考えられた。むしろ、真の病名を告知された膠原病および腎不全患者群のほうが死への不安はより強く、不安定な精神状態であることが推察された。

我々は過去において、ささいなことから癌であることを本人に知られてしまい、その結果、治療に協力を示さず、自暴自棄になってしまった患者を二名経験している。また、一か月後術中生検の結果誤診であるとわかったにせよ、著者自身悪性黒色腫と診断、告知され、その間全く〝自己〟をみつめることができなくなった体験もある。

これらの貴重な経験等をもふまえ、我々は悪性腫瘍患者に対し、決して真の病名を告知するべきではないと考え、それを実行してきた。しかし、近年〝知る権利〃を強く要求する患者も若干ながら増加してきたことも事実であり、〃知らない権利〃あるいは医師の〃知らせない義務〃を尊重してきた我々の態度を、改めて再考すべき時期にきているのかもしれない。しかし、今回の調査結果からみて、悪性腫瘍はいうにおよばず、いわゆる〃難病〃でさえも、時には告知することをさしひかえるべきであると考えられた。しかも、虚為の病名告知の必要性のみならず、さらには患者の教育程度に応じた、たゆまざるムンテラの必要性を改めて再認識した。

8　癌末期患者への医療についての理念と実際
——医師・看護婦へのアンケート調査から

都立駒込病院内科（心身医療科）　河野友信・岩井浩一

最新の癌病院で働き、癌と癌の医療について熟知している医師やナースが、癌の末期患者や臨死患者にどのような基本姿勢で臨んでいるか、癌の臨死患者をどう取り扱うのかを知る目的で、当院の医師とナースにアンケート調査を行なった。

対象

医師三六名、ナース三〇名で、アンケート回収率は医師61%、ナース90%。回答者は医師二二名（内科一七名、外科五名、医学部卒後十年以下一一名、十一年以上一一名）、ナース二七名（看護学校卒後三年以下一六名、四年以上一一名）である。

結果

（一）癌の病名宣告

癌は宣告しないほうがよいという人が、医師68%、ナース50%、ケースによって宣告したほうがよいという人が、医師32%、ナース50%だった。癌を宣告したほうがよいと思うケースとしては以下のような場合があげられた。①早期癌、②社会的に遂行する任務をもっている人、③強い信仰のある人、④精神的に安定し、宣告したほうが治療に好都合なとき、⑤隠してもバレる場合、などで、宣告しないほうがよいケースとしては、①不安の強い人、②精神的に不安定な人、③末期癌、などである。

（二）末期癌の治療・看護についての基本姿勢

癌を治すという姿勢で取り組むという人が医師14%、ナース7%、延命を目標にするという人が医師41%、ナース15%、医療最優先よりも残された生命でできる限りの人間的な生活ができるように配慮したいという人が、医師で50%、ナース85%であった。

（三）末期癌の治療・看護の方針を選択する基準

患者の意志という人が医師23%、ナース63%、家族の意向という人が医師9%、ナース52%、延命第一という医師で59%、ナース33%、医療上の都合という人が医師5%、ナース11%であった。若いナースは患者の意志を尊重し、経験一〇年以下の医師では延命優先という答えが多かった。

（四）末期癌で臨死の患者に次のような場合にどのように対応するか

①死の瞬間まで延命処置をするという人が医師41%、ナース19%。

②延命に支障があれば患者の苦痛を軽減する処置でもしない（麻薬など）という人が医師の9%にみられ、ナースはゼロであった。

③植物人間になってもよいと思うという人が医師の5%にみられ、ナースはゼロであった。

④安らかな死への配慮をしたいという人が医師の73%、ナースの74%にみられた。十一年以上の経験をもつ医師では、十年以下の経験の医師より安らかな死への配慮をするという答えが多く、経験の浅い医師では、死の瞬間まで延命処置をという答えが多かった。

（五）自分が癌になったとき

①病名を知らせてほしいかどうか

医師の50%は知らせてほしいと答え、隠してほしいが18%、無回答とそのときでないとわからないというのが32%だった。一方ナースでは81%が知らせてほしいと答え、19%が隠してほしいという答えであった。

②末期状態になったとき

死の瞬間まで延命処置をしてほしいかどうかについて、医師の11%、ナースの4%のみがそれを望み、医師の89%、ナースの96%は臨死に際しては延命処置より安らかな死を希望するという答えであった。

また末期癌の状態では、延命処置優先よりも、残された生命を自分の思いどおりに生きたいという答えが医師の75%、ナース96%にみられた。そして100%の医師と96%のナースは、自分の場合苦痛があれば麻薬を使用してほしいという意見であった。

（六）末期癌や臨死の患者や家族への心理社会的アプローチが必要と思われるかどうか。

医師の95%とナースは全部の人がその必要なことを答えた。

考察

日常の臨床で、癌の治療や末期癌患者について熟知している医師やナースが、患者に対する場合と自分が癌患者になった場合とで、癌の病名宣告や末期癌の状態、臨死の処置についての考えや態度にdiscrepancy（ずれ）がみられた。病名宣告では医師の45%、ナースの16%、末期癌、臨死患者の処置については医師の55%、ナースの15%が、自分には病名を宣告してほしいが患者には宣告しない。臨死の瞬間で自分の場合は延命処置は希望しないが、患者には延命処置をするというのである。

病名の宣告についての考え方や実態には、日本と欧米の医療事情、さらには文化的背景が考えられる。また、自分の場合と患者に対する場合とでのdiscrepancyにおける医師とナースの答えの差は、末期癌の治療の限界を知っている医師の苦悩が表現されていると思われる。

今回の調査で興味深かったのは、医師の場合、十年以上の医師では、末期状態では延命より患者の生き方を優先して考える人が若い医師より多かったが、ナースの場合、三年以下の若い層が、三年以上のナースよりも、患者の意志を中心に癌の治療に対応したいし、癌の宣告も患者にも自分の場合もして欲しい、また末期癌になれば、自分のしたいことをしたいという意見が多かったことである。これなどは世代の差による考えの相違が反映されていると思われる。

今回の調査で特に意義を感じたのは、癌診療に携わっている医師とナースが、癌患者やその家族への心理・社会的問題にも目を向け、それに対応する必要をほとんどすべての人が感じていることを知ったことである。

9　癌を告知されながら危機を脱した人の心理状態

——癌の自然退縮症例のなかから

PL病院（大阪）院長　中川俊二

癌の自然退縮 Spontaneous Regression of Cancer（SRC）という概念は、二十世紀初頭から臨床的に癌患者に対して用いられてきた。SRCの定義については、Everson と Cole の考えに準じ、次の条件に適ったものをSRCと症例として認めることにした。

（一）病理組織学的に確診された癌が、なんらの積極的な抗癌治療を受けずに縮小または消失すること。

（二）悪性腫瘍の発育、転移が認められず、経過が非常に遅延しているため、宿主生体が長期にわたって生存しうること。

（三）癌と確定診断がされ、多少の抗癌治療をうけても、宿主生体が癌悪液質化しないで長期生存するか、または癌以外の原因で死亡したものなど。

この定義に準じてわれわれの集めた癌の自然退縮症例は二二例で、九大、阪大または有名病院などで五年間にわたって蒐集したものである。臓器別には消化器癌一二例、呼吸器癌四例、上顎洞および喉頭癌四例、乳房と卵巣癌および骨肉腫が各一例にみられた。また現在生存しているもの一七例で、事故その他による死亡者が五例であった。

ここで心身医学的側面からみると、発病前には、しばしば自分の心の支えとなる人物や、その他の対象を失うような不慮の出来事に基づく精神的なショックに遭遇したり、強い aggression や敵意をもちながら、これを抑圧せざるをえないような条件のくりかえしをしていたことがよく認められる。また癌患者で予後不良と思われる者には、感情を抑圧する傾向が顕著であること、また癌を自覚したあとの抑うつ状態、死に対する恐怖、生の意欲喪失が高度にみられる点である。

ここで癌の自然退縮をおこしたケースを調べてみると、本人は癌の宣告を明白に受けても、癌に対する恐怖心を克服して、これを前向きに受けとめ、自分に残された生の一日一日を精いっぱい生きようとする心の姿勢がみられた。

Booth によれば、このような心理変容を existential shift（実存的転換）と呼び、生きる意味に対する基本的な心理的な構えの大きな転換が、生体の変化を招くものと述べている。

われわれは、さらにこの問題について心理面から、また免疫学的に臨床学的にも追究したいと思っている。

癌と死の臨床

司会　石川中
乾　成夫
東海大学病院　池田節子
都立梅ヶ丘病院　早川恵子

発題1　癌末期患者の看護について
――白血病患者の看護経験から

声をかけても返事を返してくれない暗い表情の患者をみて、看護婦たちはどうしていいのかわからないととまどいがちだという。そういう病室からは一刻も早く逃げ出してくるか、振り向こうともしない患者として、看護婦たちの勝手な見方をしてしまうことはないだろうか。逃げようにものがれられないどうにもならない所まで追いこまれている立場の病人が、その中で精いっぱい生きているものは一体何なのか、声をかけられても振り向く気にもなれなかったAさんの内側には、一体何があったのだろう。

Aさんは白血病と診断されて二年近く経過していた。その間入院、退院をくり返しながら、Aさんは療友の名札が一つ一つ消されていくのを見る。あれは重症だからだ、おれは違うと思いながらも、自分もこの病棟では一番長い入院患者だから重症患者だという現実にぶつかる。自分の運命が、その人の生命力というものがあったならば奇跡というものによってこの場から救われるのではないかという希望とAさんの気持は生と死の相克の谷間でゆれた。暗い硬いAさんの表情はそれのあらわれのようだった。こんなAさんの閉ざされた心の扉をノックする手だてはないものだろうか。Aさんから受ける感じが何なのかがさだかにわからないながらも、いつもとは違う態度をとっているAさんのそばにとどまり続けられる看護婦のあたたかい感情があったなら、Aさんの心は開かれていくのではなかろうか。追いつめられた人の心ほど人の心のあたたかさを求め続けるものだからである。

Aさんは自分の病気が不治のものであると悟った時、はじめて生きる喜びを知ったといわれる。もしももう一度生命を得ることが可能ならば、人の気持ちがわかるような自分として生きたい、ただもう生きているその事が喜びなのだと、死を目前にしながら生き生きと語った。K看護婦とのかかわりの中で、Aさんは苦しい息づかいの酸素テントの中から手をさしのべて、この手をしっかり握っていてほしいと望み、枕辺の長兄に向かって、もう一度元気になれたならば、こんな人をお嫁さんにほしいよ、あにき、と叫び、〝ありがとう、ごめんね、約束が果たせなくって、一生懸命に頑張ったけれど苦しい、だめだよ〟と言って死んでいった。

Aさんの魂がとらえてはなさなかったK看護婦の中に何があったのだろうか。Aさんが最期に残された言葉を言葉としてのみ受け取ってしまえば、若い看護婦としてはつまづくかもしれない。しかしAさんが自分の生命とひきかえに残していった人間としての最高の魂に、私は衝撃を受けた。一人の人間が、その死の間際に投げた真心をがっちりと受け止めてこそ死の看護があるのだと思わされたからである。

Aさんの死の勝利は、私たち看護婦の体内に燃やし続けられなければならない油なのではなかろうか。もしもK看護婦の心がうづくのならば、それは死にゆく人への限りない愛にほかならないと考えたい。そしてこの愛の研鑽こそ、私たちの死の看護を見守る者の命題であろう。

発題2　癌末期患者の医療上の諸問題
——心身医学の立場から

東大分院心療内科　末松弘行

私がこのパネル「癌と死の臨床」に参加する機会を与えられたのは、最近、母の死を体験したからであろう。母は約二か月前の本年九月に66歳で癌のために死亡した。私は死にゆく人の家族であると同時に、癌末期患者の医療にかかわる主治医師団の一人でもあった。

このような立場にあり、また、この場で話すには、自分自身が死に対して確固とした構えを持つべきであるのに、それができていないので、私の内部に逡巡するものがあるらしく、この発表の五分前に身体反応（鼻出血）が起こった。

森鷗外は「私の心持は諦念であり、死はこわくない。死を恐れもせず、死にあこがれもせずに、自分は人生の下り坂を下って行く」と語っている。また、中世の禅僧の死生観には執着のない空の境地がある。もしも、自分もそのようになれたならとは思うが、とうていその心境には至っていない。

そこで、まず与えられた命題である心身医学的な立場からの一般論について述べる。近年、癌に関する心身医学的な考察がよくなされている。癌の経過には宿主の抵抗性が一つの要素になるが、これには心理的因子が代謝や免疫を介して何らかの関与をする可能性がある。そして、癌の病因における心理因子の関与や自然退縮例についての研究報告がある。しかし、このような研究には Kissen が述べているように、方法論における客観性が必要である。病因論はさておいて、癌末期患者のケアなど死に瀕した患者に対する援助については、心身医学が重要な役割を演ずるとされている。例えば、Baltrusch は癌患者に対する心身医学的療法には三つの段階があり、まず、病気に順応するためのガイダンスとしての minor psychotherapy から始まり、致死的な結末の可能性に対する援助としての supportive psychotherapy があり、最後に、患者の葛藤やうつ状態に打ち克ち、更には宿主の防衛機能を強化する active psychotherapy があると述べている。

また、身体的な援助も重要である。例えば、私の母の場合は抗癌剤が著効を示し、一度は回復して約七か月間普通人とほぼ同じ生活を過ごし、その間に郷里に帰って身辺の整理をすることができた。しかし、やがて再発し、今度は抗癌剤は効を奏することなく、末期の状態に至った。この時も呼吸困難があったが、熟達したナースが気道を確保してくれたので、患者も家族もずいぶん楽になった。ただし付添いの善意からではあろうが、褥瘡防止のために、下敷を積重ねたり体位変換を強いたのは、患者にはかなりの負担のようであった。

そんなことからか、Ross の死にゆく過程に述べられている一時期のためか、まわりの人々に aggression を示すことがあったが、それは自由に表出できるように努めた。

私の場合、母に「癌である」との真実は告げなかった。しかし、母自ら死の接近を感じとっていたようで、この春、車椅子で病院の庭の桜を見せた時に、「これが見おさめ」とつぶやいていた。また、死の三か月前に弟(患者の次男)に遺言を述べ、形見分けについて細かな指示をしている。母の二人の息子のうち次男(弟)は死について語る役割をもち、長男(私)は医者であるが故に生への希望をつなぐ役割をもっていたようである。一方で、癌とは思っていなかったものの、死のやまいにかかっていると思い、親族を呼んで別れをしたり、少しずつ死の準備を進めながらも、他方では、最後まで希望を捨てず、末期にナースが花を生けてくれたところ「治ったらお礼をしたいから、ナースの名をひかえておいてほしい」と感謝の気持と共に語った。このような状態にあったので、「癌である」と告げて決定的な絶望を体験させるのに忍びず、告げられなかったということである。

末期に私と弟は交代で病室に泊りこんでいた。すでに母はナースコールを押す力もなく、ただ添寝の息子を呼ぶ鈴の音が、今も耳の奥に残っている。茂吉の「死に近き、母の添寝のしんしんと遠田のかはづ天に聞ゆる」という心境がわかった気がした。またその頃、吉村正一郎の死生観を読む機会があったが、家族の愛情によって苦しみの中にも喜びを見出している詩に感じるところがあった。

最後の数日は、全身的な衰えと共に意識はほとんどなく、苦痛も訴えなかったのはせめてものなぐさめであった。

生の不安から死の受容への道をたどったというムンクの絵「病室における死」をみると、死者よりもまわりの生きている人に焦点があてられている。残された家族についての考慮も大切であろう。例えば、私の娘二人は小学校の低学年生であるが、「おばあちゃんの死」は彼女らが体験する初めての肉親の死であった。そこで、私は娘たちを「火の鳥」を観に連れて行った。この映画は「死と再生」をテーマにしたものである。また丁度秋で、娘たちが飼っていた鈴虫が次々に死んでいったが、鈴虫は卵を残しており、それが来夏には成虫になることを彼女たちは知った。

以上、現時点で私は母の死のプロセスを美化し過ぎているかも知れない。それは、私のために…であろう。また私は確かに一つの体験をしたが、このテーマは極めて深いものであって、実はまだ何もわかっていないのであると自省している。

発題3　癌と死の臨床

河野胃腸科外科医院　河野博臣

心身両面からその経過と療法を共に述べてみる。癌患者は意識は明瞭であり、死の瞬間までこの現象は変わらないようである。しかし、死の臨床においては患者はだんだんと退行現象が強くなり、孤独で自閉的になり、Freyberger が指摘するように、二次的な失感情症（Alexithymia）を起こす場合が多いようにみられる。癌患者にこのような現象を起こすことがよくみられる。Alexithymia とは、数年前にボストンの P.E. Sifneos や J.C. Nemiah らによって提唱されたもので、その特徴は、①想像力が貧困で、葛藤の言語化ができない。②情動を感ずることと、その言語表現が制限される。③事実だけを執ように述べるが、それに伴う感情は表面に出さない。④面接者との交流がむずかしい。——などがあげられるが、このような失感情症は心身症に多く認められるものである。また、九大の池見教授の言われるような身体の症状を言語化できない失体感症という状態もしばしば認められた。末期患者は心身を分離して考えることは困難であるが、便宜上、身体的、精神的な両面より考えてみる。

身体的ニードに対する治療

死の臨床において身体的 care の大切なことは、疼痛、不眠、食欲不振、呼吸困難、便秘、直腸膀胱コントロール、とこずれ、などに対する処置および配慮であろう。特に疼痛に対して配慮が必要である。

㈠ 疼　痛

癌患者で問題になるのが疼痛である。しばしば患者が苦しみ、治療者と家族を悩ます問題である。痛みは末梢に対するものと中枢に対するものとがある。dying における痛みは、不安、抑うつ、怒り、葛藤などの心理状態と相関関係を持つもので複雑である。激しい痛みは、心も魂も無力にし、強靱な人をもねじ伏せる力を持っている。死は怖れないが、生命の終焉を平静に安楽に迎えたいとは、人間にとって最大の願いである。末梢の痛みは現在ではペインクリニックで相当な期待を持てるものである。肉腫や骨腫などペインクリニックに見放されてきたような疼痛があるが、単一な生理的要因では考えることのできない複雑な背景があることに気付かなければならない。鎮痛剤は、医師、患者のラポールがなければ効果は期待できない。主として鎮痛剤を使用するが、精神安定剤の投与をする必要がある。また副腎皮質ホルモンの点滴注射は時に疼痛に効果の期待を持てる場合がある。また、患者と家族の交流がうまくいけば、疼痛も軽減される。

(二) 鎮痛剤のきかない疼痛

痛みは未分化な知覚であるから、はっきりした映像を持たないのが特徴である。心身と深く関与している、人間の本質的な問題としてとらえなければならない。自己存在の叫びとしての痛み、すなわち俺は生きているのだという叫びが痛みとして変えられている場合がある。無痛禍というのがあり、神経癩の患者が無痛のために悩む問題がみられる。痛みがないということは、生きている証を失ったものである。

このような理解に立つ時、ヒステリー傾向の患者が、痛みの中に逃げ込んで、痛みの中で、医師、看護婦、家族の看護を受けることになる。痛みが自分にとって望ましい世界の中心になるので、いつまでも痛みがなくならない場合がある。これらの患者の援助は困難である。基本的には信頼関係がなければならない。それには、患者さんに時間をかけて接触を保つことが大切である。

時間をかけて、患者のそばに座ってやることが大切である。治療者の自我の強さ、死生観などによって相当に支配される。医師にかぎらず、看護婦、MSW、家族のものが、何日でも何時間でも座ってあげ、時には体をなで、スキンシップを中心にしたアプローチが大切である。どんな患者でも、ともかくそばに座ってあげて、慰みを与え、痛い時には、必要ならばさすってあげ、手を握ってあげることが、どんなに大きな意味を持つかを体験すると思う。痛む時は、時には患者が望むなら恥も外聞もなく泣き叫ばすことも大切な援助である。〝耐え難い痛みはわれわれをさらっていくが、しかし痛みが長い間続くと、耐えられるようになる。これは心がその中に痛みを退かせることによって静穏化をはかるからである〟と古い時代のアウレウスの言葉をもう一度かみしめてみる必要がある。

疼痛以外の身体的な訴えに対しては、医学的、看護的立場で施行すべきで、これを抜きにして人間学的立場だけを強調しても意味がないものである。

精神的ニードに対する援助

心身を分離して考えることは困難である。心身医学的に総合的にアプローチをすることが大切である。心の最大の苦しみは「孤独感」で、死ぬ時には極めて個人的に受動的に孤独の中に死んでいくもので、自己と周囲との連絡が心理的にも生理的にも切断され、運命に対する強度の無力感に襲われるもので、このような患者の「孤独な世界」にいかに援助していくかが問題である。

患者の孤独の世界に入るためには、

(イ)できるだけ長く患者のそばにいることである。人間は残された時間を十分に過ごすためには一人ではいられないもので、交わりが必然的に必要となる。この交わりの過程の中で、心理的な死の再生へと進むことができる。

(ロ)心を開いた患者は治療者との間に感情表現ができるようになり、孤独から開放され自由に残りの生きる時間を持つことができるのである。このような交流ができると、患者が死の臨床の中で用いる象徴的言語や身体言語は理解しやすくなるものである。これは無意識内のものが心象として外に表出される場合にみるもので、感情転移ができている場合などは理解しやすいものとなる。身体言語は、臓器や体の痛み・動作などによって心身症的な訴えをするもので、治療に対する拒否、受容など意識的、無意識的、不随意的、衝動的行為によって示す場合が多いようである。

総合的アプローチ

死のプロセスに対して、総合的にみていく必要がある。

身体的には食欲もある程度あり、自ら、または介助で用便のできる段階、この時期は意識は鮮明であるので言語的アプローチを中心にしていくことが望ましい。もちろん非言語的な配慮も大切である。私はこの時期を一応「知的時期」と考えている。

次いで身体的に自力で動けなくなり介助を必要とするが、多くの患者は用便をベッドの上でするのを拒否し、便所でしようとする。これは自分への闘いのように見える。またこの時期には心理的に「怒り」が強くなり、非常にあれてきて、その怒りを治療者や家族が受容してあげることがその後の治療に非常に大切になる。ここのところが死の臨床における援助の一つのポイントのようにみえる。また抑うつも強くなり、看護や治療に対して拒否的になり、取り付く島もなくなることがある。この時期は意識は不鮮明になり、前期には認識困難となって、なんとなくぼんやりする。思考や意欲は不活発であるが、外界の知覚はかなり保たれている。非言語的アプローチが主となるが、感情的には時に爆発的になったりするので、出来るだけ受容的にならなくてはならない。意識が鮮明になった時に、言語で語りかけることが大切である。私はこの時期を「感情期」と考えている。

次の段階が昏睡や傾眠、嗜眠への状態で、死の直前には短かい昏睡の状態がある。この時期は非言語的なアプローチが中心になることはもちろんである。この時期を「植物期」と考えている。スキンシップアプローチが中心である。

臨床の全過程において、意識鮮明で病識のある普通の患者と同様に看護の基礎として体の清拭、洗顔、ベッドの交換など十分に行なうことはもちろんである。意識混濁期においても、意識のある患者のように語りかけることは大切である。このようなプロセスの中で平穏な死を迎えるように思える。植物状態の時期が長くなれば、家族は心身共に疲労するので、家族への援助が特に大切である。

討論

解説　石川　中
進行　乾　成夫

問題提起

乾■昨年から今年にかけまして、この死の臨床研究会だけでも大変膨大な問題提起が出ております。そこで、先ほど三人の先生方が問題提起して下さいました問題と、一般演題、それから昨年発表された先生方の抄録から、わたしが〝癌という病気に伴う死の問題〟ということで四つのポイントにしぼってみました。

それは既に柏木哲夫先生が分析しておられますが、患者の側のニーズという問題で、一つは身体的な必要、もう一つは精神的な必要、それからその方が非常に社会的に仕事をしている場合には社会的な必要、さらに宗教的な必要の四つです。

この四つの必要をこれから申し上げる四つの具体的な状態にしぼって、みんなで考えてみたいと思います。

その四つと申しますのは、一つは「不治の病で死は避けられない」。癌の末期の場合にはもう死ぬんだというのが第一の問題ではないかと思います。

第二の問題は「苦痛が激しく見るにしのびない」。とても見てはいられないということです。

三番目に「しかも意識は明瞭である」。これが恐らく身体的に見た末期の特徴であろうと考えられます。

それから最後に、脳卒中とか心臓病と違いまして、「非常に幼い子供であるとか、働き盛りの人の場合に多いこと」。この四つの問題が医療者の側からみた癌の死の臨床の問題ではないかと思います。

一方、患者さんは、先ほど柏木先生のご意見をご紹介しましたように、身体的・精神的・社会的、あるいは宗教的という沢山の必要を持っております。我々はそれにどう答えていけばよいのか。これにつきまして、先ほど池田節子さんが、わたしたちはこの相克する谷間に落ち込んでいる人にどう接したらいいのか、という問題提起をされました。また末松弘行先生は、身体的にはケアが大事なんだけれども、心と身体の両方、つまり心身医学的に診ていかないといけないという問題提起をされています。

昨年は、谷荘吉先生が、やはり心身医学的側面からアプローチが必要であるということを強調されました。さらに今年はその追加として入院期間の問題を先ほどご紹介になられました。

それから最後に、河野博臣先生はカウンセリングのスピリット、心身的アプローチ、それから痛みに対する問題、家族を含めて患者さんを診なさいという問題提起をされております。

それでは、これからの進行ですが、ちょうど相撲の放送のように、わたしが進行係を受け持たせていただいて、いわゆる元名力士が解説するというようなスタイルで、石川中先生に解説役を引き受けていただきまして、みなさんお互いに自由にディスカッションしていただきたいと思います。

最初は、不治の病でもう死は避けられないということです。こういう問題は、先ほどから出ておりますように、知る権利知らない権利、それから病名を告げる告げない、こういう問題と密接にからんできます。

わたしは、真実を告げるということと、事実を知らせるということには違いがあるのではないかと思うのですが、いかがでしょうか。よく「事実関係」などと申しますけれども、これは単にそこにある事柄が本当か嘘かということを確かめるという問題でありまして、そのあった事柄を患者さんに告げるということは、必ずしも真実ではないのではないかと思います。

そういう問題が一つあると思うんですけれども、石川先生、その辺はお医者さんの側として、どういうふうにお考えでしょうか。

石川■わたしの意見というよりも、パネラーと、それから演者の話を伺っておりますと、かなり食い違っておりますね。この問題ははっきり告げたほうがいいのか告げないほうがいいのか、それは医者ならどうだ、若いからどうだ、年をとっているからどうだ、ということでいいのかどうかですね。そういうことで、ぜひわたしも伺いたい。

癌を知る権利と知らせる条件

谷荘吉 医科研内科■告げたらいいのか悪いのかという議論の前に、今朝、日野原先生がお話になった中に、一つ非常に重要なポイントがあったと思うんです。こっちは何も言わないのに、患者側は自分の側で死ぬということを察知するということですね。「あんた癌だよ」と言わなくても、「あんた死ぬんだよ」と言わなくても、日常のノンバーバルなコミュニケーションの中で、患者さんが薄々それを知ってくれる、それがベストではないかということです。それを知った時に、初めてこちらもそれを否定するのではなくて、確認していくという面もかなり大事ではないかと思うのです。

もう一つは、同じ知らせるにしても、ある日突然「あんたは死ぬ」と言うのではなくて、やはり日にちをかけて、だんだんに病状が悪いということを小出しにしていって、相手の反応を見ながら、最終的にこれはやっぱり死ぬ悪い病気なんだ、癌だと言う必要はないんで、もしかしたら死んでしまうかもしれない、そうしたらどうしたらいいんだろうというふうなところに徐々に持っていくところがポイントではないかと思います。

柏木哲夫 淀川キリスト教病院精神神経科部長■谷先生の言われたこと、本当にその通りだと思います。この前の国際心身医学会のシンポジウムがありました時に、Dr.マイヤーが非常に面白い話をして下さいました。わたしも、なるほどと思ったんですけれど、患者が自分はもうだめだということを知っている。医者も患者がだめであることを知っている。医者は患者が自分はだめであるということを医者が知っているということを患者が知っているということを知っている。(笑)そういう関係が理想的だというふうに言われたんです。

本当にそういう状況が作り出せれば、すばらしいと思いますね。ただ、わたしが出しました第一例の患者の場合には、自分がそうではないだろうかなという、本当に限りなく広がる疑念の中で非常ないらだちを示し、それに対してこちらから積極的に言ってあげるということがどうしても必要であった。そういう必要も出てくる患者さんもあるということも言えると思いますね。いわゆる「小出し療法」のうまくいかない患者さんもあるわけですね。ですから、ある意味で、小出しと同じように、やはり患者さんと医者との関係がどうあるかということをよく第三者的に見て、"チームで考えていく"ということができたら、少しは間違いが少なくなっていくのではないかという感じもしています。

乾■どうやら、「知らせる」「知る」ということが問題ではなくて、「知らせても希望を失わないでやっていける」ということが、不治の病で死が避けられないという状況の中では、ポイントになっているということだけはみなさんのコンセンサスが得られたようですね。

苦しみと痛み

乾■では二番目に、苦痛が激しくて見るに忍びない。これはどうしても避けられない癌の状況だろうと思いますが、この点はいかがでしょう。

昨年の議論からひき続いて伺っておりますと、癌の痛みというのはひどい、特に骨転移の癌のは、もうどうしようもないということは確かなようです。その和痛(ペイン・コントロール)の方法も、午前中の日大の岡安先生の報告にありましたように、ブロンプトン・ミクスチャー——一種の「麻薬のカクテル」のようなものを作りまして、痛みを解消する方法が、かなり可能であるということのようですね。それから放射線とか、神経ブロック、神経索の切断というような形で、和痛は医学的にはかなり可能になってきているということのようです。

ここで一つ問題になりますのは、しばしばマスコミで問題になります余計な医療介助をする、延命をするということがあります。もうだめだ、もう末期だとわかっているのに、なお点滴を続けるとか、そういう状況があると思うんです。その患者さんが死ぬまでよい状態を保つために栄養を管理するという形での輸液はあるだろうし、恐らく医療の内部ではそういう努力が続けられていることのほうが多いのだろうと思いますけれども、やはり外部の素人から見ますと、そういう区別がつきません。その辺も整理する必要があるのではないかと思います。

亡くなられた東大麻酔科の清原迪夫先生は、痛みの大家でございましたが、ご承知のように、メラノーマで今年亡くなられました。清原先生は和痛は可能だということをはっきり言っておられました。

ただここでわたしが申し上げたいのは、苦痛というのは、苦しみと痛みと二つあるのではないかということです。身体的な痛みの方はかなり解決できるかもしれないけれども、精神的な苦しみの方はいったいどうすればいいのだろうかというような問題が残ると思います。

この点については、最近は医療の役割が非常に拡大されてきまして、患者さんがみんな病院で亡くなられるというような時代になってきますと、以前はお医者さんが持たなくてもよかった役割が、だんだんお医者さんにかぶってくるのだと思います。長く接している看護婦さんに当然かぶってくる。こういう状態が出てきて、苦しみの問題も医療者がなんとか受け止めなければいけなくなってくるという状況があって、それが先ほど池田節子さんが提起された問題の一つではないかと思います。

こういう面は石川先生、どういうふうに考えたらいいんでしょうか。

石川■とても難しい問題ですね。わたしは、さっき申し上げたけれど、どうしても自分の医学教育を受けた時のことが忘れられないから、多分できるだけ補液もするし、ただ患者さんを苦しめるという形ではしたくないけれども、そして痛みも止めたいし、わたしはできるだけのことをすると思うんです。

わたしが癌で死ぬ時はこれはまた別問題で、一般論ではございませんから。どうもそれしか申し上げられないんですけれどね。

乾■会場の皆さん、いかがでしょうか。

末松弘行東大分院心療内科講師■わたしも内科と心身医学を勉強している者ですが、石川先生が言われたように、寿命というのは我々の力ではどうにもならないのです。しかし命を救うことに全力をあげるというのは、昔から我々医師は使命感として教わっていることだと思うんです。そういう意味で、いろいろ輸液をする、治療するということをやっぱりやらなければいけないのではないかという考えを持つことと、それからもう一つは短縮する例もあるわけですね。ですから、わたしたちは長く臨床経験をやっていて、いろいろ癌の患者を診たりしているうちに、年々この人はどのくらい持つかなという判断がますますできにくくなってくることがあるわけですね。ですから、患者が来た時に、それに対してやたらにあきらめの形を出すことは、恐らくしないと思います。

そういうふうな意味から、例えば今度は逆に考えると、癌を告げるとかなんとかという場合になった時に、その癌を告げることがなかにはすごく精神的に安定をして、安らかな死を迎えられた方もあるようです。

ですから、その場合に、柏木先生が整理されているように、この人には告げたほうがいい、この人はだめだという一つのテクニカルなものを考えていったらいいと思うんですがね。医学というのはあくまでプロフェッショナルであるだろうし、心情論ではないだろうと思うんですね。だから、そういう意味で、むしろ医学の一つの技法として、言うか言わないかということも考えていったらどうだろうかという、一つの提案みたいなことですけれども、そういうことを申し上げたい。それから、我々の立場ですが、あくまで心情的にこの人を安らかにしてあげたいということではなくて、むしろ心身医学が言わなければいけないことは、例えば有能な技術を持っていても、それを患者と確実に受け答えできるかどうかというのには、人間的なアプローチがなければできないということになるわけです。だから、その辺が誤解のないように考えてみてほしいんですね。

谷荘吉■一つの重要なことで、やはり誤解を受けるといけないので、弁解がましく言っておきたいんですけれども、私も含めて、死の臨床を云々した時に、対症療法を全部やめてしまうとか、延命にかかわる治療を全部あきらめてしまうとか、そういう姿勢は全くないんです。ただ先ほどの末松先生のおかあさんの例のように、治療してよくなるということはありうるんで、それはとことんまで治療しなければいけない。ただそのことと、そういう医療者側の治療をする医療と、そのことのために患者さんが振り回されて、本来患者として持たなければならないいちばん大切な生きがいとしているニードをめちゃくちゃにしてはならない。そういうことを強調したいわけで、対症療法を全部やめてしまうということは、決してありませんので、その辺だけちょっとお断わりしておきたいと思います。

水口公信 国立がんセンター麻酔科医長■先ほどちょっと清原迪夫さんの話が出ましたけれども、わたしは同僚でございまして、一年ぐらいぼくが治療することがあったものですから、その間のことをちょっとお話したいと思います。先ほどお話がありましたように、痛みと苦悩というものは違うんだと、清原さんはそのことをよく強調しておりました。痛みというものをどうやって表現していくのか、痛みの表現というものをもっと我々は医者としては見なくてはいけない。よく整理しなくてはいけないということを清原さんは言っていました。それはもっともな話で、わたしたちは患者さんに痛みがあっても、それがどんな痛みで、強い痛みであるのか弱い痛みであるのかということはわからないわけです。

しかし、相当な痛みのある患者さんを持っていますと、その経験の中から、その患者さんのしゃべっていること、表情とかそういうものから、痛みの強さがわかるわけです。日常の診療の中で、そういうようなものを見ていって区別する必要があるというふうに彼は言っておりました。

そういうように、特に癌の痛みという場合には、苦悩と本当の痛みと二つあるだろうと思います。そういうもののためには、神経ブロックとか、普通の鎮痛剤の場合には痛み止めということになりますけれども、痛みの反応とかそういうものになりますと、モルフィンというものがいちばんいいだろうと、現在わたしはそう思っております。モルフィンを使うことによって、痛いんだけれども痛みは耐えられるという状態が癌のいちばん最後に、今のところはいいのではないかと思っております。

従って、自分で痛み止めを打てる場合には、自分でコントロールできるような状態でしたほうが、私はいいのではないかと思うのです。その意味では、先ほどのブロンプトン・ミックスチャーなんかは、自分のそばに置いておいて自分で飲めると、それで自分である程度ちゃんとした生活ができるというような状態が、癌の痛みの治療では、現在はその方法がいいのではないかと思います。しかし、どの時期にやるかということが、一人一人の患者さんの症状によりますから、いたずらに早くからそれをやるということは、やはり問題点があると思います。

イギリスのターミナル・ケアとホスピス

高橋克子 東京・志村保健所保健婦 ■ イギリスの話なんですけれども、わたしがイギリスの病院で看護していまして、日本の患者さんに比べまして、看護がとてもしやすかったという感じを受けました。さっきのブロンプトン・ミクスチャーみたいなものは沢山置いてあるわけです。二時間のと三時間のと、この間にもし患者が必要ならば二時間ごとにオーダーがあればあげるわけです。

もちろん、病気の種類によって違います。そういう意味で、非常にコントロールというものが重要ではないかと思うんですけれども、先ほどの輸液をどこまでやるかといった場合に、患者さんに苦痛を与えながら、そこまでやる必要があるのかと、輸液と患者のケアとの問題についてものすごく考えさせられたんです。もう少しその辺を深く掘り下げてディスカッションしていただきたいと思います。

それから、もちろん先ほどのイギリスでの看護のことなんですけれども、たぶん国民性の違いによるものと思うんですけれども、わたしに患者さんが訴えたことは、「ナース、今日はとってもさびしいんだ」とか「なんでもいいから、ぼくのそばに来て、話をしてくれ」というようなことです。その当時、あまり英語もできませんでしたので、ただそばに座っているしかできなかったんですけれども。

そういう心理療法とか、精神的なアプローチというものは、よく日本のナースも言うんですけれど、どういうふうにすればいいかということを、もう少し具体的に立てていったらいいのではないかと考えます。

季羽倭文子 日大病院訪問看護室長 ■「ホスピス」というのは、中世の十字軍が往来をしていました時に、地中海の島々に十字軍の傷ついた人たちとか、エルサレムに巡礼する人たちが疲れた時に、食べ物を与えたり、あるいは病人に対しては病気を看護するとか、そういう〝安らぎの場所〟であったようですね。そういう歴史的な背景があって、それを「ホスピス」とよんでいて、今世紀になって、そういう意味を「セント・ジョセフ・ホスピス」を建てたアイルランドの尼さんが、「ホスピス」という名称をつけた病院を作ったわけです。

要するに死は終着点ではないという思想がそこにはありますね。ですから、死という一つの通過点を経て、別な世界に旅が続けられるように、ひとまずホスピスで精神的な、あるいは肉体的な安らぎを得て、新たにそこで勇気を得て、そうして死出の旅路に進むという考え方でそこの職員がケアをするということが、ある本に書いてありましたし、そういう話も聞きました。

ですから、キリスト教が基盤になっているところに、ホスピスができていますので、そういう考え方が生かされた活動が行われているのだろうと思います。

蛇足ですけれども、最近、日本でも教会につながらない形でホスピスを作ろうという動きをちょっと聞いたので、そういうふうな形でホスピスが日本にできると、健全な発展ができない、非常に困ったなというふうに感じております。

よく聴いてあげることの大切さ

小松玲子 国立がんセンター婦人科病棟婦長■末期というのがいったいいつから末期なのかよくわかりませんが、治療の方法もないし、食事も自分では食べられませんけれども、起きて食べられるし、トイレもなんとか行けるしというような状況の方が沢山いるわけで、しかも婦人科はそういう時期が非常に長いわけなんです。

つい最近経験した具体的なことは、そういう患者さんが、今朝の血液の検査で、貧血状態だったんだと思いますけれども、今日はいくらか気分がよくて、胸のつかえもなくて、ご飯も少し食べられて、今日いいなあと思っていたら、夕方先生が見えて、これから輸血をします、と言われた。しかし、その輸血をしたくない、いやだと思ったと言うんですね。それは、なにかとても直感的にしたくなかったということだったんです。あとから聞いたことなんですけれど。

そのあと40℃からの熱が出まして、翌日は足がなえてしまったようになって、動けなくなって、性器出血も沢山しまして、非常に具合が悪くなったんですね。それで患者さんは、あの時輸血はしなかったらよかったということを、先生がいらした時も言ったと言うんですが、先生はやっぱりその検査の結果から見て、この輸血はしなくてはいけないと思って、されたんだと思うんです。

わたしから見たら、その時輸血をやめていたらどうなったかな、そのほうがよかったのではないかなという感じを強く受けたわけなんです。その感じは正しいのか正しくないのか、わかりませんけれども、非常に治療と患者のニードということで、具体的な例ではないかなと思ってお話したくなったんですけれども……。

中川俊二 PL病院（大阪）院長■さっき癌と心身医学という話が出ましたが、わたしたちは癌患者さんを診させていただく時に、過去にさかのぼりまして、発病する三、四年前あるいは五、六年前をさかのぼって聞いてみますと、そこになにか因子があるわけですね。

実を申しますと、この前わたしの所で一年一か月後に亡くなりました肺癌と癌性胸膜炎の患者さんがいました。それで聞きましたら、こちらに入院する三、四年前から、本家の方とひどい争いになって、自分で苦しい思いをした。そして入院している間も、その方からは全然こない。ところが本人は、親戚の人が来た時に、わたしの気持ちをわかってくれと泣きながら言ったという話がありますが、それに限らず、すべてそういうようないろんな因子があるわけなんですね。ですから、過去にさかのぼって、その人にいろいろ聞いてあげる。そしてベンチレイションさせてあげる。そして向こうの気持ちに入ってみるということが非常に必要ではないかと思います。

もう一つは、さっき痛みと苦しみという話がありましたが、また柏木先生のお話のように言っていい人と悪い人がありますから、そこはドクターの判断によって言った方がかえって安らぎを得るという場合もあると思います。ここで申し上げました肺癌の人ですが、これは肺線維症とだましておったわけですが、手もはれますし咳はするしで非常に苦しかったんですね。その時に、はっきり言ってはっきりした治療をしたほうがいいというので、申し上げたんですが、それから患者は気分がすっきりしたらしいんです。本人の心身面から見ましても、非常にいろんな因子が昔からあったわけですね。ですから、心身両面から診る、過去にさかのぼってよく聞いてあげるということが必要ではないかと思っております。

桂戴作 日本大学医学部内科講師■先ほどイギリスから帰ってこられた看護婦さんから手を握ってやった話がございました。この際、問題提起なんですけれども、いわゆる医療の世界における人間愛とは、あるいは患者に対する愛情とは、どうあったらよいか、ということをはっきりさせてほしいと思います。手を握ってやったらといっても、うかつに手を握ってやったりしたら、おかしなことにもなりますし（笑）、またそれこそなんの気持ちもなくて患者の手をパッと握ったらいいかというと、握ったら問題になることだってあります。

愛とは何かということを、小委員会でも作ってまとめていただきたいですね（笑）。

まとめ

乾■どうもありがとうございました。「愛のカタログ委員会」を作ろうという桂先生の提案でございましたが、一応現在のところでは、愛とは無償の行為、相手に対してただ捧げるだけで、決して見返りを期待しないという崇高な精神と理解致しました。

お約束の時間になりましたので、あとの議論は残りましたけれども、それは来年以降のディスカッションの課題として残すとして、本日のところは、一応不治の病で死が避けられなくて、苦痛が激しくて、意識が明瞭であって、しかもまだ人間の平均寿命から考えても十分に生きる可能性を残して亡くなるというような状況の癌の患者さんに対してどのようなケアにしたらよいかということについて、ある程度の合意が得られたと思います。

一つは、死が避けられない場合には、その病名を告げる告げないというより、告げられる環境を作って告げることができれば告げて、自分の権利をきちんと処理して亡くなるのがいちばん理想的だということだろうと思います。そして、そういう関係を作ることが大事だということでした。


それから苦痛に関しましては、身体的な痛みはできるだけとった方がいいし、またとることも可能になってきた。

しかし苦しみの方は、いったいどうするか。これはまた来年以降ないしはこれからの課題として残りました。

それから、それに付随することで、やはり輸液に代表されるような、延命につながるような医療介助は、どこまでやるのが適切なのかという問題も、これから課題として考えていっていただきたい問題です。

また、意識が明瞭であるという問題も大変やっかいで、このために悩み苦しみが残ってしまう。しかし宗教的な背景を持った方は、これに対して非常に適応できるケースが多いということで、「宗教の問題」というのが今後の検討課題として残ったと思います。

最後に、若くて働き盛りで、果たすべき仕事、育てるべき子供、養うべき家族を残したまま死んでゆかなければならない人たちの問題。

これは討論に入る前に時間がきてしまいましたので、来年のプログラムの中で、ご検討いただきたいと思います。

そういうことで、相撲ですと、「ところで親方来年は」ということになるわけでして、解説役の石川先生にバトンタッチを致します。

石川■まあ、解説者として、最後にひとことだけ申し上げますが、実はわたしは非常に保守的なことを申し上げたんですけれども、ターミナル・ケアに対する皆さんのご発言を肝に銘じまして、わたくしも今後そういうことにトライしてみたいと思うわけです。

ただ、わたしの立場を弁護しますと、やはり医学というのは生物学的なベースを持っておりますから、癌が治せなかったということは、やはり医学の敗北でありますから、わたしは患者さんが癌であったということを安易に言えないし、そしてそれを治せない現代の医学を代表した主治医として、最後まで可能な限りのことを、やはり敗北感を持ってやらなくてはならないという立場だと思うんです。

しかし、そうだからといって、その患者さんに苦痛を与えるべきではないし、苦難を与えるべきではないから、可能なあらゆる宗教的、精神的なサポートはすべきだと思います。

なお、今日のパネルは、率直に言って、まとまらないと思うんです。これは、わたしはまとまったらおかしいと思います。

つまり、死という問題は、永遠に我々にわからない問題である。そして、その死の問題を医師や看護婦がわかると思ったらそれは医療の不遜であります。

死というものに常に囲まれている我々医療従事者にとって、これだけ多くの方が死の問題を、これだけ真剣に、あらゆる試みをしておられたということは、大変なサポートでありますから、今後とも一人一人が今日のこのディスカッションを胸に秘めて医療を続けていかなければならない、と思います。
どうもありがとうございました。（拍手）

医学と看護は死にゆく患者と家族に何を与えることができるか

——四十年の私の臨床経験を通して

日野原重明　聖路加看護大学長

医学というのは、ストレートにはいかないということです。

末期ケアはクオリティーが問題

患者の側に立って、患者のために思っているのだから、ストレートに効率的にいく可能性があっても、患者の命に危険がある、あるいはなんらかの問題がある場合は、それを無理矢理に受けさせるのは医療ではない。そうしますと、医療は回り道をしなくてはならない。

時間がかかる。直接的ではなく、間接的になる。だから、最近の十年の医学の進歩の中で、血を見ないで検査をする診断学が育ったということは、この二十世紀の医学の方法論の中の最もユニークなことです。今までは心臓を切って開いて見る。それが科学的だと思っていたけれども、そうしないで外から心臓をみることができるようになった。それがCTや断層心エコーですね。

そういうふうにいろいろの方法論がありますが、今までの医療を顧みますと、人間の命の扱い方が必ずしも思いやりをもってなされたとはいえないことを、わたしたちは反省しなくてはならないのであります。

わたしたちが死が決まっているような患者のケアをするときに、わたしたちのケアは、技術がいいとか、非常に格好がいいとかということではなしに、そのクオリティー（質）が最大のものかどうかを検討するということが大切です。わたしたちが作る料理が本当にクオリティーがいいかどうかを考えるように、一週間先には死んでいく息子に、お母さんが病院の食事ではなしに好きなものを食べてもらおうとするその行為、その量でなしにそのクオリティーを考えるようなケアを、本当に考えているかどうかということを、わたしたちは反省しなくてはなりません。

そういうことを考えて患者のケアをするから医学や看護は単なる自然科学ではない、これはアートである、という言葉で表現されてきたのではないかと思います。

もっと患者の言葉に耳を傾けよう

わたしは学生の時に、一年二か月間病気で寝ました。38℃から39℃の熱が十か月間続きました。母がシップをしてくれ、肋膜の水を吸収させるためにオモトを煎じて飲ましたほうがいいということを人から聞いてきて、わたしに飲ませようとする。わたしは医学部の学生でしたから、そんなものは意味がないと言ったわけでありますが、涙を流すようにして、母はそれをなんとか飲ませようとする。そしておイモをすって、それでシップをする。あるいは、母がやけどするようなお湯の中に手を入れて四時間おきの温シップをする、ということが五か月続いた。それでも熱は下がらなかった。

その時に、わたしの腰の痛みはどうしたか。いちばんよかったのは、母が自分の手と腕を腰の下に突っ込んで支えてくれたことで、痛みが和らいだ。しかし、それも遠慮があるから〝ああもういいよ〟と言いますが、これがいつまでも続けてくれればいかにいいかということを、わたしは感じました。

ですから、わたしは回診の時に、患者さんが腰が痛いと言うと、側の人に、こういうことをやってごらんなさいと助言をする。それはやっぱり、あたたかい手がいくらか効くのです。ただ物理的なことではないというわけです。人の手の上に自分の体を委ねるということは、くたびれ切った心が、お母さんの心の上にのっかるということです。きょうだいの心にのっかる、友達の心にのっかるということです。

患者とのコミュニケーションというのは、こちらからの説明ではないのです。聖書にもありますが、〝もっと聴く人になりなさい〟という言葉があります。わたしたちはいつも、時間を節約するために素早くする、患者にパッとしゃべって、全く一方交通です。説明するよりも聴くほうが必要なのです。コミュニケーションの秘訣は、上手に患者の話を聴くことです。

最近は末期患者がICU、CCU、あるいは装備された重症室に入ります。口の中には気管内挿管が入り、心臓には心電図、あるいはカテーテル、あるいは持続尿管カテーテルなどでがんじがらめにされて、そういう状態で人間の多くは死んでしまうわけです。

こういうふうな状態ではコミュニケーションが全然ないわけです。くつわを入れられているから話すことができない。そして、聞こえることは聞こえるけれども、反論ができない。

ですから、わたしは若いレジデントに言うのです。点滴のスピードをなぜもう少し、危険のない程度に速くしないのか、何時間でやるというのか。これ以上速くすると心不全起こすということでなければできるだけ早くやればよい。点滴というのは、朝も夜もダラダラとやっているというのが日本では行われていて、点滴の間はナースはケアをしているという錯覚をもつわけです。点滴があって、二十四時間治療を受けてるというのは、患者はそれによって看護が代行されているという、みじめな姿を感じるわけです。わたしたちのやるケアは、そうでないところにもっと向けられなくてはならないとわたしは思うのであります。

希望なしには人生は無常であるか、あるいは暗やみであり、人生は冷たい不満なものになる。希望というものは、わたしたちに生きる勇気を与えるということを忘れてはなりません。わずかであっても希望があれば、その患者は苦しみに堪えることができる、困難に堪えることができる、医師に協力することもできる。そういうことで希望をもとうとしているのが患者なのです。

したがって、わたしたちは患者に、いつ、〃あなたは治らない病気になっているんだ〃と言っていいのか悪いのかを考える場合に、その患者の希望はどういうことであるかという診断がそこになくてはならないのであります。術後この程度になったから言うとか、これはこうだから宣告してもいいというふうなことは決していえない、とわたしは考えています。

わたしは、癌患者で治ることはないであろうと思われる患者に、はっきり癌と宣告した経験は、非常に少ないのであります。しかし、わたしは癌だということは沢山の方に言いました。これは乳癌の初めだ、これは子宮癌の初めだ、これは本当の早期の胃癌だということは言います。そして、その人に手術を受ける決意をうながします。

わたしが大胆に言うというのは、当人に病気を隠す必要がないほど今の科学が勝利すると判断できる場合に限ります。以前は言わない方針でしたが、科学の進歩とともにそれが言えるようになったということをわたしは非常に喜んでいます。細胞診をもって子宮癌だというときにはだいたい間違いがないとか、乳癌でも自分で発見できたというような場合には、これは大丈夫だと考えられる場合が多いのであります。

そういうことで、わたしは癌の宣告をすることは、普通の場合にはしませんが、いま言ったような勝ち戦の場合にはするわけであります。そういう宣告をするかどうかは、われわれの人生観とか、患者へのアプローチの方針によって決まります。わたしが言ったから、それをまねしてどうこうするというようなことは、決してあってはなりません。

患者の手記から沢山のことが学べる

みなさんがいろいろ本を読まれる場合に、患者が書いた小説や手記を読んでいただきたいと思います。医学概論を勉強するよりも、患者についてのストーリーを読んだほうがいいと、わたしは思います。

次に、二人の患者の残した記録から、末期患者の気持ちを考えてみたいと思います。一人は『詩集　病者・花』（現代社）を残された東大解剖学教授の細川宏さんです。わたしは彼とアメリカ合衆国で一年間一緒に過ごしましたが、44歳で亡くなりました。もう一人は朝日新聞社の元論説委員で学識豊かな吉村正一郎さんの日記です。（『待秋日記』という単行本として朝日新聞社から出版されている）

最後の歌　ヴァリアント

秋の日の寒き夕べは
雨降ればいよよ寒きに
腹痛み
痛みはやまず
枇杷の葉の湿布も効かず
神ほとけ頼むすべなく
さはされど　せんすべ知らず
我ひとり堪えいたりける

（吉村正一郎『待秋日記』より）

吉村さんは〝我ひとり堪えいたりける〟と独りで堪えている心境を歌にしておられます。

努　力

僕は懸命の努力で
苦しみに敗けまいと頑張っている
生きていくことが
いのちを保っていくことが
こんなにも苦しい努力を必要とするものとは
僕は思ってもみなかったのだ
（以下略）

（『詩集　病者・花――細川宏遺稿詩集』より）

生きることの苦しみ、しかし、なぜ苦しみの中にも生きようとするのか。それは生きる喜びがある、希望があるからです。生きたいという希望に支えられて意欲が出てくる、努力の産物であります。

しなう心

苦痛のはげしい時こそ
しなやかな心を失うまい
やわらかにしなう心である
ふりつむ雪の重さを静かに受けとり
軟らかく身を撓《たわ》めつつ
春を待つ細い竹のしなやかさを思い浮かべて
じっと苦しみに耐えてみよう

（『詩集　病者・花――細川宏遺稿詩集』より）

しなう心です。たれて、しなっているということです。〝苦痛の激しい時こそ　しなやかな心を失うまい〟というのは、やわらかにしなう闘病の心であります。

十月二十七日（木）快晴

妻が言う

お腹痛みますか
痛む？　そんなに痛い？
一日でもパパに代って上げたい
一日交代で

代って上げたい
それが出来たらねえ!

ぼくが言う

代ってくれたら有難い
しかしぼくが痛くなくなっても
照子がこんなに痛むのなら
代ってもらいたくない
ぼくは我慢するよ
それしかない
二人とも我慢、我慢、頑張ろう!

(吉村正一郎〝がんも身の内〟朝日新聞より)

これこそナーシングです。ですから、ナーシングの専門家だと言っても、患者さんの夫や奥さんのようなケアはできないということを、わたしたちは知らなくてはなりません。プロであるからできるのではないのです。プロができないことを、奥さんや子供やお母さんはやれるということを知りつつも、それに対する挑戦をしようという気持ちをナースはもたなくてはならないのです。

そして、いよいよ病気は進んでいく。

最後の歌

効くという枇杷の葉の湿布もしたが
痛みはやまぬ
この痛み——
じっと堪えているしかない
うすら寒い秋の日のこの夕べ
この痛み——
近づく死の跫音か
死よ　来るのはいいが
足音を立てずに
静かに来てくれ
せめて跫足を忍ばせて
そっと近づいてくれ
戸口のブザーが鳴ったら
扉はいつでも開けるのだから

(吉村正一郎〝がんも身の内〟より)

痛みなくわたしは死んでいきたいのだ。これはすべての人の願いなのです。痛くない病気で死にたいということを、昔の人がずっと言い続けてきた。しかし、いまは痛くなくさせる薬があるのに、なぜ近代医学は痛みを無視しているのかと、わたしは言いたいのです。これは痛みを経験した人でないとわからない。あのアメリカ医学を打ち立てたオスラーは、一九一九年に亡くなりました。気管支拡張症で膿胸を起こし、せきがとまらない。モルヒネの内服がせきをとめた時〝おお、こんなお薬を神様が作ったというために、わたしは本当に助かるのだ〟あの世界一の内科医が、そのお薬に感謝をしている。その一服がいかに患者に慰めや力を与えたかということを学ぶのであります。こういうふうに、最後には、痛みのほうが問題になってくるのです。最近、英国でもホスピス（Hospice）で、癌などで死んでいく患者には、予防的に、上手に薬を調合して与えるという処方が考えられている。あるいは前もって、これを飲むと痛みがとまるという暗示だけでも、その痛みに効く。これは、心身医学一般に非常に重要なことです。

慢性関節リウマチで関節が非常に痛いという患者をわたしは知っています。子供が帰ってきた。それから一週間の間、痛みが取れたので、お薬を飲むことを忘れた。モルヒネとか、あるいはステロイドがなくても、慢性関節リウマチのあのがんこな痛みは、精神的な作用によって痛みが一時消えてしまうということであります。

沈黙して側にいることもケアである

いよいよ死に近づく患者というところにわたしの話が進みますが、死んでいく患者、その患者に床ずれが出ないように、どうすればよいだろうか。亡くなったあと、床ずれができていたということは、ナースとしては非常な恥だと言われております。そのために、床ずれが起こらないようにするのが、ナースの義務であるという考え方が自然起こってくる。床ずれというのは痛いために、じっとしているから自然に起こるものである。しかし、患者はじっとしていたいということが先にある。それをなぜ動かすかということです。いよいよ最後になりますと、オスラーも非常に苦しい時には壁に向かってじっとしていたようですが、そのオスラーはまだ若い48歳の時に、看護学校の卒業式で〝看護婦と医師〟という題で、ナースに次のような話をしています。

「壁に顔を向けてじっと静かに病気に堪える。そして当人が望むなら、そのままだれにも邪魔されることなく死ぬということは、動物に与えられた本能的特徴ではなかったか。それなのに、訓練されたナースが、この権利をも患者から奪ってしまう」

これはオスラーが元気な時に言った言葉です。しかしながら、その患者は、ナースがそこに入って来たということを感じるわけです。返事はしないかもわからない。しかし、ナースが夜回って来てくれたということを、患者は自分の背中に感じる。それほど患者というのは感性が強い。わたしも病気をして、そのことが本当にわかりました。

人はそれほど涙が出ないのに、病気になると泣いてしまったり、あるいは友達の手紙にも本当に涙が出る。そういうことを、病気になると初めて経験する。気が弱くなると言いますか、事実そうなのです。後ろに黙って立ってくれているのだということが、手を貸したり、いかがですかと尋ねることよりも、もっとうれしいことです。オスラーは、「ナースよ、無口になれ」と言っています。しゃべりまくるナースはどうもよくないと。

無口には先天性の無口と後天的にかち得た無口がある。後天的にかち得た無口なナースになりなさい。知らないでものが言えないのではないのですね。知っていて黙っている。他人の病気のこと、他人の夫婦のことは、秘密を知ってるナースでも、そういうことはお茶の時間でも話題にすべきではないし、他人の患者のところで言うこともどうかしている。無口であれとオスラーは言っています。

「もっと言えば……」とオスラーはナースを追求しています。ナースを非常に愛したオスラーでありながら、ナースに非常に切り込んでいる。

〃やさしい母。いとしい妻。心を捧げて尽くしてくれた妹。忠実な友人。医師の指示を病人の希望にできるだけ添って実行に移してくれた昔からいる召使い。こういうなつかしい人々をナースはみんな追っ払ってしまった〃と。時間ですよ、帰ってください。ここに泊まる所はないですよ。これがアメリカ医学だというふうに理解して、看護をやってきた所が少なくないと思います。それでいいかどうかということの反省を今のアメリカ合衆国はやっております。

アメリカ合衆国では入院する子供と一緒にお母さんが泊まり込むとか、また家族の人がそこに泊まれるようにするということが、事実されている所があります。また、そうでなければM.D.アンダーソンの病院のように、癌の白血病の子供が外来で治療を受けながら、その病院の向かいのアパートやモーテルを安く病院が契約して、そこで家族がケアをしながら子供が外来で化学療法を受けるというようなこともやられています。

東大病院の周辺になぜ宿屋ができたか。それは外来で待たされることもありますが、入院しないで宿屋から通って治療を受けるというために、大学病院の周辺には旅館ができたのです。古い大学病院の周辺に旅館があったのは、家族が子供や病人と一緒に旅館に来て、一緒に治療を受けるという体制があったからです。それを、わたしたちは大切にしなくてはなりません。

なぜならば、家族に代わるケアをやる自信がナースにあるかどうか。家族に代わって痛みをとめたり、食欲を出させることが、この食欲増進剤にあるのか、注射にあるのか、ということを考えますと、そういう患者に働きかけるポテンシャル(可能性)をもっているようなものを、わたしたちは利用すべきだということに気づかなければなりません。わたしたちのできないことを、家族の人にやってもらうということによって、わたしたちは医療の質を高くするということを考えるのが、これからのわれわれの処方であり、これからのナースのケアプランではないかと、わたしは思うわけであります。

本当の末期を予測することは難しい

いよいよあと一時間、二時間で亡くなるというのはどんなに苦しいかということを知るために、オスラーが約五〇〇名の臨死患者から調査をしたという報告が残っています。

〟死んでゆく人々のほとんどは、なんらのサインも残さないようです。人の誕生したときと同様に、死というものは一つの眠りであり、忘却でもある。〟

オスラーは死を、眠りであり、忘却であるという言葉で説明しております。誕生もまた眠りであり、忘却である。わたしたちは誕生のことは何も覚えてない。生まれたばかりの子供はほとんど一日じゅう寝ている。その状態の性格が、最初と最後とでは非常によく似ているとオスラーはいうのです。

死の断末魔の苦しみは、あんまり言い過ぎなくてもいい。それは統計的にはかなりあると言っておりますが、今から一〇〇年近い前にオスラーは五〇〇人の臨床の研究で、その死に方と死に至る過程の感じ方の研究をやってるのです。

それによりますと、五〇〇人のうち18%だけが肉体的に苦しみ、わずか2%だけが死がだんだん近づくにつれて精神的不安で苦しんだ。オスラーはこう結論をした。

〟われわれは死が恐怖の王である。いちばん恐ろしいものだ。しかし死という行為は、苦痛に満ちたものとして起こるのはなんと少ないことか。われわれが臨床の苦難に立ち合うことのなんとまれなことか。

全く死という恐ろしい役人は、人間を情容赦なくつかまえにくるのだが、ごくわずかの人しかその無慈悲さを感じないのだ。自然の掟の厳しい施行も、大部分の人間にとっては慈悲深く行われることになるのであり、死は誕生と同じように眠りであり、忘却であるに過ぎないのである。〟

経験のある先生が、最期の時には、人間というのは忘却状態になるように、眠りになるといっていますが、わたしたちは最期は苦しいということを、特殊なケースによって感じ過ぎているのではないか、と思うわけであります。

このことは、聖書の中で、キリストが死ということを非常に苦しい経験として表現をしていないということと一致するところがあります。死は眠りである。そういうふうに、眠りから覚めるという表現をされたということは、いろいろの意味で興味あるものであります。このような考え方をオスラーがしていた、とわたしは受け取っています。

忘却と眠りというような状態に、わたしたちが患者をもっていくのにはどうすればよいかということを考えなくてはなりません。しかし、死というものがどういう時にくるかという予測は、わたしは四十年もの長きにわたり臨床経験を積み重ねるにつれてますます難しくなってきたというのが真実です。卒業して二、三年の時は、もう三か月もちますとか、あと一時間ですとか言ったものです。よくもあんなことが言えたものかと思いますが、その後、だんだんとそれが言えなくなってきました。

しかし、癌で亡くなるという時は、いつ亡くなるか、外国に行きたいのだけどまだもちますかと、家の人から尋ねられて非常に困ることがあります。その時にわたしは、わたしなりの経験から推察しますが、いつもオスラーの言葉を思い出す。

〟人の顔は、全部違うのではないですか。人の顔が違うごとく、同じ病気でも現れ方は全部違うのだ〃だから、これがこうだったから、次の例もこっちに当てはまると考えると大変な間違いになる。〃経験はだまされやすい。判断は難しい〃とヒポクラテスも言っています。一回経験したから今度もというと、そうはいきません。そういうことで、わたしたちの予測は、やはり難しいということを心得た上で、もっとも家族の人がうろたえないように、わたしたちは幅をもって予測を話していかなくてはならない、と思うのであります。

医師やナースは夜も目を覚ましていなければならない

細川教授の場合にも、最後は非常にウトウトした状態が一週間続きました。死の一週間前までは日記を続けて書いておられますが、いよいよ最後に、非常に面白いことを書かれております。死亡する前日に、奥さんが当人の代わりにこういう日記を書いている。

「午前中眠り続け、十一時頃目を覚ます。紅茶を飲んでまた眠り続け、三時頃ようやく目をさました」

こういう状態になった時、さあ食後薬だ、食間薬だと言って、どうしますか。

奥さんの日記は、更にこう続けられる。

「とてもだるいけど、気分がよい由である。歌でも歌いたいような気持だと、〃バンザイ〃とか軍歌などを口ずさむ」

もう死は迫ったと思われるのですが、もう生も死もないというふうな気持ちになっている。整理されてきたのです。

「夜は大谷さん（付き添いさん）と三人で何となく和やかにのんびり話した。主人は〃もう一度お正月がきたようで、今晩は年越ししようよ〃とたいへん気分がよさそうであった。十一時過ぎ眠りにつく」

そして、そのあくる日に、

「母と淑子さん来訪なれども目覚めず、夕方まで眠り続ける。夕方六時、ちょっと目が覚め、母達ちょっと話して帰る。小川先生と神谷さん、中井先生もいらっしゃってくださった。七時頃、黄卵を一口食べたら、急に心臓が変になり、異常を感じ、すぐに医局へ連絡する。医師がかけつけて来てくださった時、すでに意識なく……」

こういうふうに、いつ最後の死がくるかということは、先生方にも言えなかったわけです。

しかし、いつきてもいいような準備を、わたしたちは年中してるかどうか。いつ息が切れるかわからないというような時に、いったいどうしたらよいか。

あのバレーボールのコーチで、あれだけ華やかにやっていた大松さんが突然死ぬという、だれも想像はできないようなことが、入院患者にも外来患者にも起こってくるという厳然たる事実があります。〃新約聖書〃の中に、「死の日、裁きの日は夜のどろぼうのように来よう。それがいつの日になるか、またいつの時になるか、何時になるか、あなた方は知らされてない」という言葉があります。

わたしが訳しました Tumulty の『新しい診断学の方法論と患者へのアプローチ』（医学書院）の中に、「急死は聖書に書かれているように、予測されないで起こることが多い、どろぼうが入って来るようなものだ。いつも目を覚ましておれ」と書かれてあります。目を覚ますというのは患者ではないのですよ。医師であり、ナースであります。医師やナースが、目を覚ましていないと意味がないのです。

そういうことを考えますと、わたしたちの日常の行動というのは非常に難しいものです。

最後に、わたしはどういうふうに癌末期の患者に対処してきたかということを申したいと思います。

末期患者にわたしはこう対処している

わたしは、確実に全快する場合は宣告して治療をする。宣告するときには、わたし自身だけの意見でなしに、できるかぎり最高の英知を働かして、人にも手伝ってもらって、対診を立てて、その意志決定をするということであります。

第二に、患者には知らせません。知らせないために患者は精神的平静が保てます。そして、その死を当人が期待している場合は、わたしは態度で感じとってもらう。そういう時には、わたしは患者の所にしばしばまいります。死が生につながる患者の場合、それはどういうことかというと、その人はどういうふうにして死にたいかということを本当に考えている人です。

ハイデッカーが言っておりますが、「人間の死というのは、その人がいかに生きるかということを示す最後のチャンスであり得る」のです。誠実に生きた人が、誠実な生涯を生きたということを示す最後の機会であります。そのような心境になって、最後は死にたい。死ぬことが自分が生きることだというような人生観をもっている人には、若干宗教的な考え方になりますが、最後の残された何時間か何日かを、その人がより豊かに生きるために、もしもその患者が、「先生、本当のことを言ってください」と言われたら、わたしは本当のことを話します。

約三か月前に、ある教会の牧師さんにそれをやりました。わたしは、今度のイースターが教会に出られる最後の機会であるということ、説教はできなくても先生はそこに座れるでしょう、と申しました。

危篤である患者を、一時うちに帰すということは、ちょっと問題を起こすような患者でありましたが、帰しましたら、非常に心安らかになられ、疲れもしないで帰院され、それから一週間後に眠るごとく亡くなったというケースであります。

また50歳の特許局の長官で、末期の胃癌で手術はできなかったのですが、十二指腸の狭窄ということで手術をして、退院されました。その患者さんが、いよいよ苦しくなって、わたしを自宅に呼んだ時に、「先生、本当のことを言ってくださいよ」と、奥さんのいない所でわたしの両手をとられた時には、わたしはもう真実以外に言うことができなかったのです。その患者は残っている時間を本当に力いっぱい生きたいということで、わたしに本当のことを知りたいと迫ったわけです。

死にゆく人が絶望的な孤独に堪え、それから救われるのは、死を超えた魂に命があり、肉体の死がそこにつながるという、一種の信仰があるから可能なものではないかとわたしは思うのであります。「信仰をもたない自分は、本当に自分だけに頼っているのだ」ということを非常に強く書いたという吉村正一郎さんでも、いよいよ病気が進行していきますと、だんだんと変わっていったということが、闘病記の『がんも身の内』の中に書かれています。「わたしは神をもたない。それでも、わたしは自分を保っている。しかし、神を軽視しているわけではない。神よ、許してくれ」と、最後にそうした声を残しているということは、やはり人間というものは、自分というものがいかに弱いかということを、最後には感じるのではないかと、わたしは思うわけです。

その本当に弱い人をケアをするということは、医師やナースにとっての特権であって、職業人としてそういう人にあったかい手を出さなければなりません。しかも、それが同時に科学的なものに支えられてなされるとなると、非常に仕事もやりやすいのではないかと思います。

科学的といいましても、病気だけではなくて、人間全体を見つめた細かい臨死患者のケアでなければなりません。医学や看護の教育が、心と体の総体としての人間を理解した上での暖かいケアを志向してなされることを希望して、わたしの講演を終わります。

(講演の全文は「看護学雑誌」Vol. 43 No. 4 に掲載しました)

英国の癌末期患者の看護
——学会報告とホスピスを見聞して

季羽倭文子　日大板橋病院訪問看護室長

一九七八年九月四日から九日にわたり、ロンドンで第一回国際癌看護会議が開かれた。これはイギリスの主な看護雑誌のひとつ、"Nursing Mirror"誌発刊九〇周年を記念した行事として、百二十年の歴史をもつ癌専門病院 The Royal Marsden Hospital との共催で行われたものである。会議は、五十五名（十二名は外国人）のゲスト・スピーカーにより、看護概念や看護の動向といった総論的演題から、最新の治療法を含む各種療法にともなう癌看護について、また地域における癌患者の看護やホスピスの紹介、さらに癌に関する社会の人びとの教育や看護専門職の教育まで、広い論題をカバーして行なわれた。

このような多くの講演のほかに、夜七時から九時頃まで、ロンドン市内各所で、特別な議題にもとずく討論のセッションがもたれた。また八日と九日には希望者のために病院見学の準備がなされ、聖クリストファー・ホスピスもその中のひとつに含まれていた。

会場にあてられていたクイーン・エリザベス・ホールは、連日二十六か国からの一、〇〇〇人以上におよぶ参加者でうずめられていたし、日本からも四十二名のナースが出席していた。その参加体験の中から、聖クリストファー・ホスピスの Miss Summers の講演要旨と、ホスピス見学時に知り得たことの一端を報告したいと思う。

末期患者の看護
——Miss Summers による

末期患者の看護における看護の対象は、患者およびその家族であり、患者だけでなく、その家族も看護の援助を必要とする対象であることを忘れてはならない。Careは、医師、看護婦、ソーシャル・ワーカー、聖職者（clergy）のチームで行なわれ、チームとして患者と家族の援助を行なうだけでなく、チーム・メンバー相互に支えあうことも必要とする。

末期医療の目的は、Cure（治癒を目的とした働きかけ）でなくCareであり、高度の対人関係における働きかけの中で、薬物により各種症状の緩和がはかられ、患者の人生最後に近い時期の"生活の質を高める〟ことをねらいとしている。これは家族の参加を得る中で行なわれる。すべての患者はVIPとして大切に取扱われ、患者との会話は非指示的（undirected）にすすめられ、話がそらされることなく（undistructed）、また多くの質問があびせかけられるということもなく、心から誠実に話を聞いてもらえる状況においてかわされる必要がある。

あらゆる職員と患者との間にかわされた会話の中で得た情報は、全員参加による病棟カンファレンスにおいて伝えられ、また誰でも記入してよいことになっているピンク・シートに記される。ある患者が自分の病状について主治医と十分話したいと思っていることが、看護助手への〝カマ〟をかけるような質問がピンク・シートに記入されていたことが手がかりとなってわかったこともある。疼痛をひきおこす因子は、身体的な原因だけでなく、精神的、人間関係的、経済的、霊的要因によっても発生してくることを知り、痛みが何によるものかを慎重に把握しなければならない。

最期の瞬間において、看護婦は患者のそばにじっと止まっていられるように訓練される必要がある。勇気がいることであるが、黙って、手をにぎって、そばに誰かいることを知らせ、患者を安心させることができるようにすることが大切である。また家族と、涙を、悲しみを、分かちあうことも大切なことである。患者と死別した家族と、必要があれば毎月でも会うし、一周忌の命日には、ホスピスの中に飾られている壁画をコピーして作った絵葉書に、〝聖クリストファ・ホスピスでは、みなさまのことを憶えています――We are remembering you at St. Christopher's〟と書いて、家族に送っている。

末期の医療は、患者自身も参加する中ですすめられるものであり、careする人は、ただ与えるだけでなく、患者からも多くのものが与えられるものである。GivingとReceivingを相互に行なう中で、安らかに人生の最後をすごせるよう援助することである。

聖クリストファ・ホスピスの見学より

ロンドン西部の美しい住宅街の丘の上に建てられているホスピスは、約十年前にDr. Cicely Saundersにより建てられたものである。ホスピスについては、他の文献にも紹介されているので、今回は、かねてからホスピスについて、個人的に明らかにしたいと思っていたいくつかの点について、見学を通して知り得たことを中心に報告したいと思う。

ホスピスの経済は、寄付金と、国の医療費の援助との両方で維持されている。入院してくる患者は、無料で治療をうけられるが、多くの患者はホスピスに寄付をする。

ホスピスに入院してくる患者は、それまでに他院で十分検査や治療をうけた人たちで、これ以上治療効果が期待されないと医師により判断された患者である。したがってホスピスではcureのための処置はしない。

しかし苦痛緩和のための一方法として放射線照射をホスピスか

ら他院への通院という形で行なわれている時に、治療的な効果があらわれてきた時には、ホスピスから病院へ転院させて、cure のための処置に切りかえることもある。したがって、ホスピスに入れば必ず〝死〟に追いやられるのではないか？ という考えは間違っている。

ホスピスに受け入れる患者の選択は、ホスピスで開かれる委員会により決定される。入院申し込み用紙がホーム・ドクターや病院の医師から送られてくるが、それを見て討議して決める。その申し込みができる患者は〝予後三か月以内の人〟であることとされている。子どもは多くの場合自宅近くの病院の方が良いと思われるので、一度受け入れても、コントロールがつき次第そちらに転院できるようにする。

ホスピスに送られてくる患者は、なぜホスピスに来たのか知らない。多くの場合、〝症状をコントロールする特別なセンター〟という説明をうけているようである。その中の10～20％がコントロールがついた後、退院し自宅へ帰る。そのような患者のためには、ホスピスの訪問看護婦（四名）が患者の自宅を訪問して、患者および家族に援助を与えるし、場合によっては地域の訪問看護婦の訪問を導入することもある。Pain contorol については、見学者に*文献が配布された。（そのコピーが死の臨床研究会参加者にも配布された）

ホスピスにおいて、Mixture は、与薬時にアルコール飲料と混合されるという方法をとっており、前もって薬局で混合水剤として作られていない。病棟に保管してある麻薬量は、一日に三回チェックされる。経口的には、ほとんど Morphine を使用し、注射にのみ Diamorphine が用いられている。日本で末期によく行なわれる気管切開や酸素吸入はほとんど行なわれない。それは呼吸困難の緩和に対し、酸素吸入はほとんど効果がないので、他の方法を用いるからであるとのことであった。

心理的な面に関して、心理治療者やカウンセラーは活用していないが、社会心理学者が学生のゼミのために招かれ、また病棟カンファレンスに月一回参加し、その場でスタッフに助言を与えるという形をとっている。

聖職者はいつも気軽にホスピス内を動き回っているし、患者はベッドのままチャペルに行くこともできる。ホスピスは無宗派で、どんな信仰をもっている人でもうけ入れるが、基本的にキリスト教を基盤にしている。五十四床（九床は臨時に増床することができる）の患者は、一般病院より多い数の看護婦により care をうけているが、その看護の質を高めるため、また他で同様の仕事を行なう看護婦のため、六週間の卒後研修コースがホスピスに設けられている。病室は大半が大部屋であり、人びとに見守られながら死を迎える。

ホスピスの最上階で、もと看護婦宿舎だったところは個室病室に改造されているが、そこにはペットを連れて入院したり、若い患者でステレオを聞くのを楽しみにしていたり、訪問者の多い場合、また夫婦の交流をより必要とする若い患者の場合など、その入院生活をより安楽に保持する上に、個室の方が適していると思われる時に活用されている。一日十二時間の面会時間や、ホスピス内各所にかけられている宗教画の数かずをも思う時、ホスピス・ケアの目的が患者の安楽をはかることにおかれていることが、今さらのように感じられた。

＊'Drug control of common symptoms' Edited by Dr. Mary Baines for the doctors of St. Christopher's Hospice

「死の臨床」Vol. 2 No. 1　一九七九・十二

一般演題

座長　中川俊二　谷　荘吉

1　子宮頸癌末期患者の看護
——死の否定から安らかな死に至るまでの過程を考察する

徳島大学医学部付属看護学校　田坂芳子・近藤裕子

はじめに

私はヘンダーソンの述べる「平和な死への道」という看護に疑問を抱き続けてきた。死を迎える人への看護体験及び看護関連諸科学を学ぶにもかかわらず、人間の生き方を見つめれば見つめるほど、臨床で刻む体験と理論のギャップに遭遇することが多い。

そこで今回、子宮頸癌末期患者の看護過程を振り返り、死に直面した患者の心理状態の変化と、それに対する看護者側の援助のあり方について考えた。

事例の紹介

患者は48歳の女性で、大学卒業後から入院前までは銀行に勤めていた。夫と姑、義姉の四人家族で子供はいない。家族は夜間隔日に短時間面会に来ている。性格は非常に忍耐強く、困難は自分で解決するという強い面をもつ一方、話し好きで明るい。仕事を生きがいとしている。宗教は持っていない。

五十一年八月十九日子宮頸癌IIbで広汎性子宮全摘術及び放射線治療を受け、十一月二十五日軽快退院した。その後貧血が強くなり、本院内科病棟で入院治療を受け、更に腎機能低下をきたしたため五十三年七月二十六日左腎瘻術、BM療法を受けていたが、同年九月癌の大腿部への転移が疑われ、婦人科病棟へ再入院となった。前回入院時病気は治療により治ると言われ、今回は癌の再発予防のためと告げられている。

患者の心理的変化と考察

入院当初は、癌の転移が疑われる右大腿部から腰部にかけての痛みは自制が可能であり、身辺の事は自分で行ない、「早くよくなりたい」と治療に対する意欲は強かった。

十一月中旬より次第に痛みが増強し、自力による運動が制限され、不眠、食欲不振、下血など身体状況は悪化していったが、「一度悪くなった体は治りにくいが、それでも頑張らなければ」と闘病意欲は低下していなかった。

十二月初旬より消化管出血が増量し、体動が全く不可能になったことで、「血が止まらない」「何もできなくなった」と予後に対する疑問が生じた。回復への疑問は患者に非常なショックと、「一度に治るのは無理だけれども」と否定の混在する状況を招いたが、キュブラー・ロスの述べる怒りの表出は見られなかった。これは「誰もが励ましてはくれるけれど」「どうしてこんなことに」などの感情の動揺を看護者は否定することなく受け入れ、解釈的態度で頻回に接したことで比較的スムーズに生と死の葛藤が進行したためと思われる。また同時期、治療処置に対し「何もしてほしくない」と、死に対する許容あるいはあきらめとも判別しがたい言葉も聞かれた。

鎮痛剤の増量に伴い、十二月十九日頃より傾眠状態となり、自発語は減少し、問いかけてもほもんど口を閉ざし、「だんだん悪くなってゆく」と一口二口不安を漏らす程度であった。悪液質状態となり「全てを失った」という喪失感からうつ状態に入ったと思われる。

十二月二十三日頃より総室から個室への部屋交替による因子も働いたのか、うつ状態から脱し「世の中にはもっと苦しんでいる人がいる」と積極的に会話をもつようになった。これはある機会に看護者の私的な体験である若い脳性麻痺患者の生き方を話題にしたところ、患者と看護者の間に互いに学ぶという人間関係が築かれ、共感的理解が生まれたためと思われる。また「今度生まれてくる時は主婦専業がいい」と現在の状況を受容し、なおかつ生きる希望を持ち続けたが、十二月二十五日突然意識消失し、死の転帰をとった。

この事例では、患者は真実を告げられていなかったため、身体状況の悪化した時点での治らないのではないかというショックと否定とが長期にわたり持続したものと思われる。ロスの述べる第二、第三段階は不明で、第四段階の抑うつに移行したが、三日間程で通り抜け、次の受容段階に入った。抑うつ期を短期で経過したのは、看護者側が、患者が死を直視でき、更に残る生活を有意義に送れるようにと、患者の今までの生活を振り返る機会を作り、これからの生活や死について会話が持てるようにと心がけたことにより、患者が徐々に自分の死を見つめる心構えを作っていったためではないかと思われる。また看護過程の諸段階で常に患者を支持し、患者が孤独にならないようにコミュニケーションをとることにより、死の否定から死を受容し、安らかな死を迎えたものと思われる。

おわりに

死に臨む患者に対して、看護者は自分なりの死についての見解を持って、死を受容し生きようとする患者の意思を支え援助することが必要であると思う。そのためには熟練した技術はもとより、自己の人間性を磨き、自分自身が死を直視し、死に対決している人を看とることができるよう努力していきたい。

2　若年者子宮肉腫患者看護の一例

国立がんセンター婦人科病棟　小松玲子

患者は20歳で子宮肉腫という予後不良の疾患に罹患し、23歳で亡くなった。

その間、病名は子宮筋腫であり予後は良いと患者本人に話してあった。死が近づいたと思われる時期でもなお、若いということから、よくなると希望を持たせて治療看護を行なった。死に至るまで同じ姿勢で接した。

この患者の看護を通じて、医療従事者の死に対する考え方、死にゆく人に対する認識について考えさせられた。

患者は、初診時20歳で大学三年生、父48歳、母44歳の間の一人っ子である。

昭和五十二年五月の初診から五十四年五月死亡に至る三年間に、入院、退院をくり返すこと六回、手術を六回（子宮単摘、腫瘍摘出、尿管皮膚瘻、人工肛門造設、ｅｔｃ）を行なっている。また、放射線治療、化学療法もくり返し行なわれた。

その折々に患者に説明したことを二、三あげてみると次のようなものである。

子宮単摘、両側付属器切除術について、悪いところは取りましたが、子宮も卵巣も残っている。子供を生むことも可能である。しかし、生理はない場合もある、と。

化学療法については、その都度、子宮筋腫が再度出来ないようにする、子宮筋腫を小さくする、栄養剤、膀胱をよくする、などの薬である、と。

肺転移に放射線をかけることになった時は、肋間神経痛に電気をかけます、と。

尿管皮膚瘻、人工肛門は将来元にもどします、等々、希望を失わせないためということで説明が工夫されている。

これらに対し、患者は時折、生理がなかなかないけれど、とか子宮は取っているのでしょうなどということがあったが、その都度否定し納得させた。

五十四年二月、尿量減少し、尿路変更術が行われた頃から、患者と看護婦との間に緊張感は強まった。すなわち、素直な話が全く出来ない状態であった。看護婦間からもう少し病状を認識させた方がよいのではないかという意見が出て、主治医、母親を交えてカンファレンスをもった。しかし結果は従来通り希望を失わないようにということになった。

その後、緊張感はほぐれることなく、本当に話したいことがお互いに言えないような感じであった。

張れものにさわるように、真実にふれることなく人形のように大事に看護したが、一人の人間として扱われない患者をみて、看護する者も苦しかった。患者はよくなったらという希望をもって死んでいった。私たち医療従事者は、患者が希望を失わないために、死を予測した時起こるであろう混乱に対応し得ない、また治療が予定通り出来なくなるのではないかなどの理由により、一方的に真実を知らせないようにするのが現状である。人間が人間として平和な尊厳のある死を迎えるためには、死を自然なうちに自覚し、残りの人生の生き方を自分で選択し、苦悩を乗り越えてはじめてあり得るのではないだろうか。そのための援助をこそ医療従事者は家族と共に考えるべきではないだろうか。

人はみな死が間近にせまったことを知ると混乱するときめてかかっているが、人は死の苦悩を受容し乗り越えられると信ずることは出来ないだろうか。残りの人生を自らで選択して生きることが出来る力をもっていると信ずることは出来ないだろうか。そうすることによって、死にゆく人々も人として尊重されたと言えると思う。

この症例を通して、看護婦として身体的な面の care は悔いることなく出来たと思うが、死にゆく患者としての care については全く何も出来ず、考えさせられた。

この貴重な体験を今後の看護に生かしていきたいと思う。

3　老人訪問看護と死の臨床

東京白十字病院　大倉　透・島田妙子・大野順子・広田早苗

「死の臨床」を考えるに当たり、末期癌、植物状態、小児癌、老人、突然死などの、臨床的、心理的援助は共通面があるが、ケアの面、取り扱いの面では若干違うのではないかと考えられます。それに「老人死」は「自然死」として、これまで余り取り上げられていないことは残念に思われます。

私どもは特に在宅老人と接し、老人の臨死に接する機会が多く、これらの方々の臨死について分析を試みたのでご報告したいと思います。

方　法

昭和四十六年十二月より五十四年十月に至る間に、「在宅老人訪問看護指導事業」として我々が扱った患者は二二〇例でした。現在もなお四十六名を訪問看護中です。死亡された八〇人について、各人の病歴より性、年齢、ねたきり年月日、ねたきりになった原因疾患、訪問開始時期、死亡原因、ケアの仕方の七項目について統計表を作成し、集計・分析を行ないました。

結　果

在宅死亡八〇人の内訳は男四一人、女三九人、死亡時の平均年齢は男76・5歳、女79・8歳、平均78・1歳。最高年齢は105歳、ねたきりになってから訪問開始までの平均期間は二年一ヵ月、訪問開始より死亡までの期間は平均一年五か月となりました。

これらの方々のねたきりになった原因疾患は、脳梗塞三〇例、脳軟化症一〇例、高血圧九例、慢性関節リウマチ七例、骨折五例などで、癌や心不全は各一例しか見られませんでした。死亡原因は老衰を含めて不明が五六、肺炎が一一、心不全五、窒息二、腎不全二、褥瘡悪化二、膵臓癌一、脳血栓の再発一という結果となりました。また、訪問看護婦が臨終までケアをした例は四五例で56%に相当し、特に臨終に立ち会い、死後処置を行なったのは一五例で、全体の19%でした。

考察

我々の扱った患者の36%に当たる八〇人が自宅死をされました。これは病院に入院して亡くなった方一五人に対し、かなり多い数字を示しております。在宅でケアした方々は、男が半数以上であって、死亡時年齢は、男女いずれも日本人の平均寿命をやや上回っております。特に男子の年齢差が大きいという結果は、家族制度や介護者の問題に関連があると思われます。我々が行なっている訪問看護の特徴の一つは、二十四時間ケア体制であることです。このことは、特にさけることの出来ない老人の死の不安を除去するために必要なことであります。

これらの「死の臨床」に臨んだ八〇例の死因は、地元医師会員の報告や家族の報告によりましたが、老衰を含めて、いろいろな原因で単一にはいえない不明例が70%を占めています。これはとりもなおさず、いわば「自然死」とみなしてよい例が含まれているのではないかと思われます。肺炎死は14%で依然高率ですが、尿路感染の少ないのが特徴でした。癌や腎不全死の少ないのは、入院となる例が多いためと思われます。

昔は老人は自宅で亡くなるのが普通で、何の疑問もなかったわけですが、最近は、何が何でも施設入所、病院入院という風潮で、介護者が在宅ケアを嫌う傾向があるように思われます。疾患が苦痛を伴う場合、例えば癌とか骨折の場合には、介護者の在宅ケアを困難にする傾向にあります。

一方現在の病院の状況を見ますと、入院患者であれば「老人病」という特殊性を考慮するよりも、一般患者として入院治療する傾向にあります。看護の基本の一つに「やすらかに死に至らせてあげることに寄与する行為」というのがありますが、現在我々の病院医療の状況は、果たしてこれでよいのか反省してみる必要があると思われます。

老齢という自然な死に方に対するケアの場合、患者と家族との静かな場が必要です。また在宅臨死は残される家族にとっては「死」を考える場とも思われます。在宅臨死患者を世話する看護婦の援助の一つに、介護者が主体性を持って介護出来、介護者が肉親の死を受容出来るように側面的サポートをすることがあります。それに心不全による死亡例や窒息死が見られることから、基礎疾患の如何にかかわらず、末期には「蘇生のABC」を心得ていることが大切であると思われます。介護者が急に死亡したり、ねたきりになったりの変化のために、気落ちして亡くなったとか、家族の受け入れ体制が整わぬままに病院を退院させられ、ショックで亡くなったと思われる例があり、これらのことは我々医療人として反省させられます。

以上、老人の在宅臨死についてご報告しました。ご批判いただければ幸いです。

4　腎移植患者における死の恐怖と不安について

東大医科研内科　谷　荘吉・西谷　肇
東大医科研臓器移植　稲生綱政

従来、わが国における癌末期医療の常識では、患者には本当の病名を告げてはならないというのが通則でした。やがては、必ず現実の死が訪れるのに、あくまでも嘘の説明を行ない、最後まで患者をだまし続けるのは、患者に対して、真実の希望を与えるのではなく、かえって、患者に残された最も貴重な時期を最も無意味なものとしてはいないでしょうか。

尿毒症患者と癌末期の臨死患者とは同一のレベルでは論じられませんが、死をみつめて生きるという意味では、共通の死の恐怖や不安にさらされていると思われます。尿毒症患者は、今では、血液透析療法と腎移植により、長期生存が可能となりました。しかしなお、いつでも死の危険が迫っています。

一九七一年以降、医科研で行なわれた腎移植術症例中、現在移植腎が生着している症例は四九例あります。今回そのうちの一三例について、十分の時間をかけて詳しい問診を行ないました。対象は、18歳から40歳までの男性症例で、腎手術後の経過年数は、一年一か月から七年二か月の患者です。腎提供者は母が七人で、死体腎が一例含まれています。

対象の生活状況は、既婚者が五人おり、全例とも完全に社会復帰をしており、ほぼ正常人と同様の生活を送っています。会社員六名、自営業四名、高校生が一名含まれています。身体的苦痛を有するものが五人います。

以上のような症例について、患者が尿毒症状態になったときに、尿毒症は放置すれば死に至る病気であることを知っていたかどうか、病名を告げられたときにショックを受けたかどうか、うつ状態に陥ったかどうか、いらいらの精神状態であったかどうか、病気に対する諦めがあったかどうか、などを述べてもらいました。

尿毒症が死ぬ病気であることを知っていたものは六例で、病名を告げられたときショックを受けたものはそのうち三例、知らなかったものは七名中一名ありました。病名を告げられて、うつ状態に陥ったものは二例でした。病気の回復については、全例とも完全に諦めていますが、将来の医療の進歩に希望をもっており、諦めているものの、悲観的、失望的心理状態の患者はいませんでした。これは、一つには、慢性腎不全の長い経過のうちに、自然にこのような心境に追いこまれたものと思われます。

対象例の手術前透析期間は五か月から二年十か月にわたっており、その期間中に、死ぬと思った経験があったかどうか、死の不安を抱いたことがあったかどうか、死の恐怖を感じたかどうかなど、移植術前の体験を語ってもらったところ、死ぬとも思わなかったし、死の不安も、死の恐怖も全く感じなかった症例が二例ありました。死の恐怖感をはっきりと経験した症例は、予期に反して少なく、一例のみでありました。

近年、日本においても、腎移植術は非常に発展し、かなり良好な成績を収めてきています。従って、現在腎機能が良好で、完全に社会復帰をしているこれらの一三例では、全例が腎移植を受けて大変によかったと述べており、精神的にも極めて安定しています。

しかし、腎移植においては、拒絶反応の臨床的な問題が完全に解決しているわけではないので、抗免疫剤の長期使用及び増量による副作用のために、重篤な感染症を含め、予期せぬ合併症が発生する危険性があります。従って、手術が成功したといっても、患者の術後心理としては、死の恐怖や不安に、強くおびえていることが推察されます。しかし、問診の結果では、現在移植腎機能が良好な症例が多いためか、予想以上に、患者の心理状態は平穏で、死の恐怖や不安におびえている症例は認められませんでした。

長い療養生活の間に、腎移植患者では、われわれ健康人とは異質の人生観がつちかわれているように思われ、生への執着も希望もあるけれども、その反面で、いつ死が訪れても諦められる心理状態にあります。

死の受容については、全例とも明確に肯定しており、その点は特筆すべき特徴であると考えられます。しかし、死の過程への恐怖はかなり強く、死ぬ瞬間の恐怖はないが、苦しみたくないと全例が述べていますが、それは当然の心境といえましょう。

「いずれは死ぬのだから、今は生きることが大切だと思っている。いつ死が訪れるかという恐怖や不安はない」（症例五の言葉）

「死が近くなっているのなら、できたら自分が死ぬ運命であることを自分で死っておきたい。そして、残る人生で、自分にやれることがあれば、やれるだけのことをやって死に臨みたい」（症例八の言葉）

上記二例の言葉は、今回の問診におけるほぼ共通の移植患者の心理を述べているものと思われます。

5　死の臨床の個人性について

隈病院　隈　寛二

隈病院はベッド数五〇の小病院で、専門が死亡することの少ない甲状腺疾患である上に、しかも死亡しそうなケースは、従来他の病院に紹介するという形で死の臨床の問題を回避してきた。

ところが皮肉なことに、昭和五十二年六月に私の母が頸部食道癌による気管食道瘻を生じ、気管切開と胃瘻造設を行なって当院に入院することにより、私は治療者側のみならず患者家族の立場に立たざるを得なくなった。そしてその時点から、私の病院における死の臨床が始まったわけで、今では常に一～二、三名の臨死患者をかかえるようになった。

死の臨床の個人性という題で考えた第一の点は、患者の秘密の尊重の問題である。私がこの問題を重大と考えるきっかけとなったのは、十年余り前に心身症専門のある施設を見学した時の経験がもとになっている。

当時そこで主治医でもない医師が、患者の過去についてよく知っているのに驚いた。この私の疑問に対し、そこの医師は、それは症例検討会にこのケースが出されたからだと当然のように説明した。

私が受けた教育分析で、分析家に何でも話せるのは、彼がそれを人に話さないと確信できるからで、私が治療者になった時も、患者が話した事を人に話さないのは当然のことと考えていた私にとって、この施設の秘密の取扱いは余りにルーズに思われた。

見学中のある日、私はこの感想を同施設のある医師に話し、私が心身症になってもここには入院したくはないと言うと、この医師も同意してくれた。

精神療法では当然のこととされている秘密の尊重の問題は、精神療法と極めて近い部分のある死の臨床においても守られねばならない。なぜなら死の臨床においては、当然患者の今までの生きてきた道が取り上げられ、後悔、悲しみ、怒りといった、極めて個人的な問題が話されるに違いないからである。

患者の秘密の尊重による医療従事者側の不便がもしあったとしても、秘密の尊重は優先されねばならない。なぜなら私が病人になった時、そのように扱ってもらいたいからである。

次に個人性の尊重という線にそった第二の問題は、当院では医療従事者の患者への接し方にある種の統一をもたらそうとする方向を敢えて避け、患者への接し方は、一人一人にまかされている点をあげよう。その結果、例えば死について触れたくない人は、日常の看護業務の範囲内で距離をおいて患者と接するし、また病室で雑談するという形で患者への好意を表現する人もいる。これは治療者側の個人の死に対する恐れを尊重していることになるし、また病院の業務の中で、日常的なものも治療的必要のゆえに排除しないため、治療側に力みが少なくなり、相手を臨死患者としてより、生きている人として扱うといった態度を生んでいるように思う。

当院では、このような二つの理由で当事者間で相談や意見の交換はしても、公式の症例検討会はもっていない。

次に、患者家族に対するアプローチについて述べる。

私は患者の予後の悪いことが判明した時点で家族を呼び、予後を告げ、死亡するまで入院しても自宅療養してもよいし、遠慮せずに病院を利用するよう告げ、最後まで面倒をみることを強調する。こうすることにより、家族は悲しむ一方大変安心するようである。

入院の場合は、できるだけ家族で付き添うことをすすめ個室に入院させる。付き添う家族に対しては、その辛さをねぎらい慰める一方で、患者がもし死について話した時「そんなに気の弱いことを言ってはいけない」とか「頑張りなさい」とか言わないで、できるならば死について、また死後の気がかりについて今まで話したことのない事をつっ込んで話し合うよう勧める。

このような心理面での指導のほか、看護婦の指導下に身体的処置、例えば気管切開口からの吸引等を習わせ、患者家族にも患者の身体的 care に参加させることは、別れの準備の一環として役立つように思われる。

以上のような当院における死の臨床のやり方が可能なのは、第一に当院が規模の小さい個人病院であること、第二にそれが表看板になっていないこと、第三に従事者にやる気があること、しかも力んでいないこと、第四に臨死患者の数が少ないことがあげられると思う。

このような当院での経験は、近頃問題になっているホスピスやチーム医療とはまた別の形の死の臨床のあり方を示唆すると思う。

6　死にゆく患者の家族の心理

都立駒込病院内科心身医療科　河野友信

悪性腫瘍で死への旅路をたどった二名の若い患者の〝死への心理過程〟と、〝家族の心理〟について報告する。

事例I

I　患者　AF、23歳、女性
II　病名　大腸癌（腺癌）、剖検では遠隔転移はなく腹部全体が腫瘍にうまっていた。死因は敗血症であった。
III　病歴の要約と特徴
（一）初発症状から死亡までの期間が一年十か月。
（二）確定診断の遅延、診断時に進行癌で他臓器への浸潤がある。
（三）濃厚な検査と治療。
（四）予測以上の延命
（五）経過の途中で、患者は妹の日記から自分の病名を知った。患者はそれを隠して死亡した。
IV　背景
（一）患者は独身、公務員。
（二）東京に出生し育つ。
（三）性格は明朗で活動的、趣味は旅行。
（四）既往歴は特にない。
（五）家族４人（父母と妹）、家族は仲よく調和がとれている。
V　患者の心理と家族の心理（表１、２）
この事例の患者の心理と家族の心理を、病気の流れと死に至る過程の中で捉えた

表1　患者の心理と態度

症状発現 → 確定診断 → 病名を知る（50・11・3）→ 死の五日前より

困　惑 → 疑　惑 → ショック（不安　恐怖）→ 否認（期待　諦め）→ 意識水準低下

態度　わがまま → 退行（甘え）、協力的、素直
　　　病名を知ったことをかくす

表2　家族の心理と態度

確定診断 → 11月までの命　昭和50年8・28

不安 → 怒　り（ショック　不　信）→ 不　憫（全受容　全てを捧げてつくそう）→ 諦め・患者の運命を受容

態度　頻回受診　転院 → 毎日来院 → 医療側に感謝
　　　明るく振舞い病名をかくす

ものをまとめて、表1、2に示した。この事例の患者と家族の、死を迎えていく心理の特徴は、(一)患者と家族、共に死を受容して死を迎えていた、(二)病気の経過で患者と家族の間に心理的一体感があった、(三)患者と家族双方がお互いをいたわりあっていた、(四)患者は退行し、家族は全受容的に接し、慰めに徹した、(五)患者、家族間のコミュニケーションが良好だった、ということになる。

事例II

I　患者　YM、17歳、男性

II　病名　骨肉腫、死因は転移性肺腫瘍

III　病歴の要約と特徴

(一)初発症状から死亡までの期間が、一年一か月

(二)確定診断の遅延、初期の誤診

(三)肺への転移と手術

(四)左大腿の切断が突然なされ、患者が抑圧と拒否という反応を示した。

(五)父親が混乱、ことごとく医療に注文をつけた。剖検できないほど医療不信があった。

(六)特定のナースが深くかかわった。

（患者と性関係）

IV　背景

(一)高校二年生、寮生活

(二)既往歴、特になし

(三)家族は四人（父、義母、兄）

(四)家族間のコミュニケーションが悪い

(五)実母は胃癌で自殺

V　患者の心理と家族の心理（表3、4）

患者の心理と家族の心理を、死への道程の中でたどってみると表3、4に示したようになる。この事例における特徴は、①患者と父親、兄は最期まで死を否認していた。②家族間の心が不統一であった。③父親は妻の自殺という挫折した喪失体験を患者へ投影していた。④父親が両価的感情でことごとく混乱した。⑤患者は肢切断のショックから、全てを拒否する

という態度をとった。⑥特定のナースと転移感情にもとづく特殊な関係になった。ということにまとめられる。

表3　患者の心理と態度

```
異常なし　　　　　左大腿切断
　↓　　　　　　　　↓
不信と困惑→　　　ショック→怒り→不安定　→意識混迷
　　　　　　　　　　　　　不安　捨てばち
　　　　　　　　　　　　　疑心　否認
態度→拒否，感情抑圧，わがまま，両価的感情一人のナ
　　ースにのみ接触（依存と性愛）
```

表4　家族の心理と態度

```
父親　症状異常なし　確定診断
　　　　　　↓　　　　↓
　　　　　不安←　ショック→反省、否認　↓抑うつ両価的感情
　　　　　怒り　情緒不安定
　　　　　　　　治すことを目標
　態度　検査要求→転院　悪性腫瘍の研究→死亡時の反応
　　　　勉強　スペシャリスト　ショッピング　医師批判
　　　　医療に注文
義母　ショック→諦め→患者との状態へ同情
　　　　↓受容の不満（主人）
　態度　冷静奉仕的
兄　　ショック→否認、可哀そう
　態度　来院せず逃避
```

まとめ

死を受容して死んだ事例と、死を否認しながら死んだ事例の患者および家族の心理と態度を分析した。前者では、患者家族のコミュニケーションがよく、いたわりあいと一体感があり、後者では、コミュニケーションが悪く、家族と患者に一体感がなく家庭内も混乱していた。このちがいが死を迎える態度の差となって現われたものと思われる。患者が残された生を前向きに生き安らかな死を迎えるために重要な役割をもつ、死にゆく患者の家族の心理に反映するファクターは、次のようにまとめられた。

① 患者の年齢と社会的立場
② 病状および患者の心理状態や振舞い
③ 家族各自の性格
④ 家族各自の喪失体験と病気の体験
⑤ 患者に対する負いめ
⑥ 家族内の人間関係
⑦ 医療者・家族関係
⑧ 医療側の対応

などである。

死の臨床では、家族への働きかけが重要であるが、以上のような要因を考慮した上で家族の心理を理解し対応することが大切であると思う。

7　過去十年間の死に関する文献の動向
—看護関係誌を探る

東邦大学看護専門学校　梅田嘉子・渡会丹和子

はじめに

ごく最近までの我国の医療・看護は〝生きる人〟に焦点があてられていた。しかし、主要死因の一つが悪性新生物であり、さらに医療の進歩により予後不良であっても、発病から死までの期間延長の現象が出現するに至り、医療・看護の焦点を単に〝生きる人〟のみでなく、〝死にゆく人〟にもあてざるを得なくなってきた。つまり、cure 以上に care を重視する考え方の台頭の必然性は、これらの背景にあったと考える。この医療・看護の傾向に対し、看護基礎教育におけるターミナルケアに関する教育の状況は、依然として、一般に死の直前と直後の死後処置に限定されている。

そこで今回は、教育の検討の第一歩として、一九六九年から一九七八年の十年間における看護文献、殊に看護婦・看護学生による二三九題を分類し、ターミナルケアの動向の概略を年代順に検討した。

結　果

事例研究は、一二四題で全体の約50％を占めていた。年代別の特徴をみると、一九七〇年までは研究テーマが大きすぎ、焦点の定まらない報告に終わっていた。一九七二年には、病名を知っている患者ならびに死を予期している患者に対する援助、そして一九七三年以降は、患者の心理面への援助の報告が目立った。一九七四年の文献には三つの特徴があり、第一はターミナルケアの対象に患者のみならず家族をも含め、さらに看護チームにも家族を参加させる必要があるという主張が出現したことである。第二は駒松氏が仮説的な心理的アプローチを肺癌末期患者に検証し、第三は相馬氏がロスの著書『死ぬ瞬間』の心理過程を参考に日本人に適した患者観察表を作成したことである。一九七六年には、訪問看護活動としての在宅難病患者のターミナルケアが取り上げられ、看護場面の拡大をみた。また一九七六年以降は、文献の数が急激に増加し、十年間の事例の約50％を占めた。

体験記の特筆すべき文献は、寺本氏の一九七四年から一九七五年のシリーズ「看護のなかの死」である。体験記は十年間の文献の約20％を占め、その主な内容は、看護婦自身の入院、手術体験と看護婦の肉親の死に対する心理と援助の報告であった。この種の文献が多かった理由は、患者と看護婦という関係よりも、看護婦自身あるいは看護婦と肉親の関係が看護婦にとり身近であり、取り組みやすかったためであろう。

座談会は、一九七二年以降各雑誌社の死に関する特集に多くみられた。また特筆すべきは、一九七四年の看護学会において対談「安らかな死への援助」が取り上げられたことである。一九七七年には、看護短大、大学各一校の Death Education の教授案が座談会「死にゆく患者への援助とその教育」で初めて紹介され、死に対する学習の動機づけの重要性が強調された。これらの座談会・対談はいずれも一人でも多くの医療・看護関係者がターミナルケアを共に考えようとする傾向の出現であろう。

翻訳文献は、一九七〇年より毎年紹介され、その主な内容は、アメリカのターミナルケアのシステム、死の看護の本質と看護活動の実際などであった。特筆すべきは、一九七七年のホスピスの紹介であり、これが我国の医療関係者のホスピス見学のきっかけの一要因にもなったと考えられる。

その他として目立ったものは、一九六九年における鈴木氏の安楽死の法的考察に関する論文と、清水氏が一九七四年から看護と安楽死の関係ならびに安楽死の法制化阻止に対する社会的活動に一貫して取り組んだことである。また特筆すべきは、一九七六年のカレン裁判の経過特集に関する種々の看護婦の見解であり、大半は安楽死否定の立場をとっていた。ま

表 1　看護関係誌12誌

1	看護学雑誌
2	看護技術
3	看　　護
4	綜合看護
5	看護学会集録
6	看護教育
7	看護研究
8	看護の科学
9	看護実践の科学
10	ナースステーション
11	臨床看護
12	看護展望

表 2　看護文献の分類

	1 事例研究	2 体験記	3 座談会 対談 シンポジウム カンファレンス セミナー	4 翻訳文献	5 その他	合計数
1969	3		1		1	5
1970	2	3		4	1	10
1971	4	1	1	4	2	12
1972	14	2	3	1		20
1973	14	6		1	2	23
1974	11	4	3	1	4	23
1975	12	4	2	2	1	21
1976	19	8	3	4	8	52
1977	24	10	4	2	6	46
1978	21	7	4	1	4	37
合計数	126	45	20	20	29	239

たこの裁判は我国の看護関係者に死と宗教の関わり、自己の死生観の明確化、死と法律の関わりなど多くの学習の必要性に関する示唆を与えた。一九七七年に中西氏らは、終末期患者の精神生活の援助に関する一〇題の論文を中心に考察し、今後の研究課題を提起した。

この期間において多大な影響を与えた看護関係以外の人々としては、医師である河野氏の一九七三年の一年間を通じての論文「死と看護」であり、特に患者の心理的側面の追求である。また医師である柏木氏は、一九七四年にテーマ「死のチームワーク」の中でOCDPを紹介し、チームアプローチに関し実践を通じて数多く論じ、また死への看護の本質を追求し続けている。

結びにかえて

全体的にみると文献の内容は充実してきているが、各々の文献で提起された課題はいまだ十分に追求されておらず、また関連文献を活用した分析が数少ないことも認めた。

今後の課題は、看護関係以外の人々の文献も検討し、これらに基づき今後の看護の基礎教育と卒後教育におけるターミナルケアを具体的に検討することである。

8　病院における死の実態

京都第一赤十字病院脳神経外科　福間誠之

近年病院で死を迎える人が多くなり、そのためにいろいろ問題が起こってきていることが指摘されている。しかし実際に病院で死を迎える人はどのような人が多いのかよくわかっていなくて、その対策も立てようがない状態だと思うので、京都第一赤十字病院の症例で実態調査をしてみた。

昭和五十三年一月一日から十二月三十一日までの一年間に、当病院を死亡退院した患者のカルテをもとに調査したところ、総退院数七二〇四例に対して死亡は三七九例（5.2％）であった。剖検数は一二〇例で死亡に対して31.7％となる。

死亡例の内訳をみると、癌患者が二二五例で死亡例の59.4％となり、非癌患者一四一例、未熟児一一例、不明が二例である。

死亡例の年齢構成をみると表1のようになる。表からもわかるように、60歳以上が60.4％、66％を占め、さらに70歳以上は31.6％、42.6％となり、高齢者の死亡が多数を占めている。しかし30歳代、40歳代の癌死亡例もかなりあることは見逃すことができない。

次に癌患者の部位別の症例数は、胃癌四七、肺癌四三、結腸癌一七、膵癌一五、肝癌一四、直腸癌一一、乳癌一〇、胆道・胆嚢癌九、脳腫瘍八、食道癌八、悪性リンパ腫八、喉頭癌六、子宮癌六、膀胱癌五、白血癌四、骨髄腫四、舌癌三、上顎癌二、腎癌二、甲状腺癌一、皮膚癌一、神経芽腫一、小腸肉腫一となり、胃癌、肺癌が多くみられた。

一九六〇年 Kouwenhoven らが体外式心マッサージ法を発表して以来、心蘇生法が普及して救命される症例が多くなったが、癌末期の患者が心停止を来した時まで心蘇生法を行なうべきかは問題があると思う。

当院で癌で死亡した患者二二五例中一七七例（78.7%）に体外式心マッサージが行なわれていた。これは夜間に看護婦が当直医が患者のところへ来るまでの間とか、必ずしも末期でない癌患者の急変した場合もあると思うが少し多いように思う。大抵の看護婦は心停止時に体外式心マッサージを行なうのは当然であって、何もしないのはおかしいと感じているようです。しかし高齢者の癌疾患の場合、看護婦が体外式心マッサージを始めようとしたとき、「もう何もしなくてそっとしておいてほしい」と家族の人からいわれ、やめている場合もあった。患者の家族にとって、癌も末期となりあとは時間の問題ですといわれていて、心停止を来すと心蘇生法を実施するというのはどうもやり切れない気持になるとも考えられる。

表1　死亡例の年齢構成

年　令	癌　患　者		非癌患者		未熟児
1歳以下	1例		16例		11例
1～9歳	5		2		
10～19	1		3		
20～29	3		2		
30～39	14		1		
40～49	28		7		
50～59	37		17		
60～69	65	60.4%（60～80歳以上）	33	66.0%（60～80歳以上）	
70～79	62	31.6%（70～80歳以上）	47	42.6%（70～80歳以上）	
80歳以上	9		13		

体外式心マッサージ法が患者の死亡確認までの儀式の一つのようになっているとしたら、本来の目的から著しくかけはなれたものであって問題だと思う。

次に癌患者はだいたい末期において痛みに苦しめられるものとされているが、実際にどの程度かを少しでも傾向がつかめないかと考えて使用した鎮痛剤を調査してみた。

（一）麻薬（オピアト、オピスタン）一六例（7.1%）

（二）非麻薬鎮痛剤（ペンタゾシン）六〇例（26.7%）

（三）鎮痛薬（インテバン坐薬、ブスコパン）二三例（10.2%）

（四）鎮痛剤なし　一二六例（56.0%）

この調査の結果が癌末期患者の痛みの程度を示しているとは考えられないのは、主治医によって鎮痛剤の使用法がいろいろで、すべての医師が痛みをとるための最良の治療をしているとは限らない。麻薬まで使って痛みを和らげようとしている医師は限られた一部の医師であった。癌の末期に意識がなくなっている症例もあるが、半数以上に鎮痛剤を使用していないのは問題がありそうである。記録をみていると痛みの訴えに対して鎮静剤を与えているものもあった。

癌以外で死亡した患者の死因は、肺炎、腎不全、心不全、先天性心疾患、肝硬変、脳出血、脳梗塞、心筋梗塞などが多くみられた。
以上のことから病院で死亡する患者の約60%は癌で、死亡の65%は60歳以上、35%が70歳以上の高齢者であることがわかった。
癌末期患者の約80%は心停止のとき体外式心マッサージが施行されていた。鎮痛剤の使用は癌患者の45%になされているが、麻薬はわずか7.1%にしか用いられていなかった。

9　末期癌患者と家族のケア

PL病院　中川俊二

癌患者に癌であるという真実を告げるべきかどうかの問題について、一九六一年のアメリカにおける各病院、医師の統計によると、約88%は告げないというデーターを示していたが、十六年後の一九七七（昭五十二）年には同じ質問に対して、98%は癌であることを告げるという態度に変わってきた。第Ⅰ期（局在期）のように治療によって予後良好と思われる患者には、詳しい説明のもと伝えることがよいように思われるが、第Ⅱ期（限局性併発期）、第Ⅲ期、（一）進行期、（二）末期の患者に対しては、より慎重を要するものと思われる。真実を告げる時は、医師―看護婦―患者、相互間の関係がうまくいき、家族に対する詳しい説明と了解をえて、家族一同のケアのもと、適当な時期に、適当な方法で告げていくことも必要であるが、ケースバイケースで、患者の容態、癌の進行状態、および受容能力を十分検討したうえで告げるべきだと思われる。

ここで、末期癌患者に本当の症状を告げる必要があるかどうかの問題で、パリで開かれた癌専門医と精神科医の研究会で論議されたことがある。この問題には三つの方法があり、そのひとつは、患者にすべての事実を伝えるという米国式、第二の方法は患者にはなにも教えないイタリア式、第三は両者の折衷的なもので、医師の方から積極的に話すことはないが、患者の質問には率直にすべてを明らかにするフランス式がある。結論としては、患者とその家族の状況に応じて取り扱い方を変えるべきであり、患者たちの性格をよく知っている家庭医が相談役となって最善の方法をきめるのが理想的だということであった。

ここで示す症例は、68歳の男性、X写真で右肺上部に長さ四センチほどの紡すい状陰影が発見され、漸次増大して二年後には血痰を吐くようになった。X写真で最も悪い時期（一九七五年）に肺癌であることを本人に告げて放射線と免疫療法のみ行ない、その後の観察で陰影は改善され、初発時より今日まで八年間を経過している。

つぎの症例は77歳の男性、胃癌であることを本人に告げて早速手術をすすめたものの、本人は決意するところがあってこれを断った。以後六年間生存する。これらの人々は免疫学的検査ではPPD反応、リンパ球幼弱化能値が高く現われ、病理組織学的にも癌細胞の周囲にLymphoid Stroma（リンパ球様間質）出現の強いことが示された。

一方末期癌患者で日本滞在中のカメラマンであるが、本人は癌であることを夫人を通して初めて知り、余命を全うした人がある。また若いナースが某病院で肺結核といわれたものの、自分の症状の理解に苦しんでいることがわかり、家族の理解と協力のもとに本人へ真実を告げて治療に専念してもらい、延命効果をあげた興味ある症例も報告した。

10　死にゆく患者と家族の関係

河野胃腸科外科医院　河野博臣

〝人は生きてきたようにしか死ねない〟ということは死にゆく人を援助する上で大切なことである。死ぬ時だけ特別な死に方はないのではないかと思える。出産の時から、すでに死の準備は始まっているのであるし、人はただそれに気づかないだけのものであろう。医療者が死にゆく人に深く関わるほど、その人の生きざまと対峙していかなければならない。出産のときから母親と共に生き、成長し、各年齢における精神的、身体的な危機をのりこえて成長し、同時に死に近づいていく。生きるということは他者と共に生きるということであり、危機を通過する通過儀礼、イニシエーションも他者の力を自分の内に取り入れることに外ならない。

人は父母から遺伝形質を受け、それは人類がこの世に発生してから長く持ち続け、伝え続けた凝集された全てであるともいえる。個人は死んでも、人間は決して死なない。外界から内界を成長させるものを受け入れる。これは等価変換であるが、人間自身は決して変わるものではない。しかし、基本的には人間は人とのコミュニケーションの中で生長し、死ぬことは変わりない。

医療者が死にゆく人と関わる場合に二つの態度があると思う。一つは、医療者が治療者という立場、心身の苦悩を和らげ、できるだけ平安に死ぬことができるような人為的（医療）立場である。もう一つは、配慮援助者として、その人の自己実現に少しでも手を貸すということである。それは心身一如の立場で、心身の苦悩さえも意味があり、それがイニシエーションの役割をすることであり、それを行なうための援助者として、苦しみを共に負う立場であろう。

見方を変えれば、死の臨床のあり方からいえば、一つは末期だけ苦しまずに care する terminal care と、もう一つは死の臨床における人間の援助を通して、人間自身をもう一度再発見し、生きる意味、援助、医療の意味を考え生きる発見を総合的に見ていくことである。

以上の意味からして、共に生きてきた家

族を抜きにして、死にゆく患者の care はあり得ないと考えられる。医療はいかに家族と患者との交流をうまく支えるための心身の管理を care するかということで、いい過ぎることはないように思える。

死に臨んだ人間にはさまざまな人間的な要素が交り合った、簡単に論じ判断することのできない、人間の持つ個人的、普遍的要素が凝集すべき時である。それ故に日常性を超えた宗教性に入り込むのは当然であるように思える。

最近二人の死にゆく患者、それも家族関係がうまくいかず、医療者の援助がいかに微力であるかを知らされた症例と、同時に援助者としての筆者が病気で入院し、それを通して患者の心理の微妙なところを述べ、病者がいかに自分にプラスになる人、それも多くなくすべてを語り知ってもらいたい人（感情転移）を求めているかを述べたい。

患者は、44歳の男性、公務員であったが、仕事がおもしろくなく、五年前より輸出の仕事を数人で始めたが、これもあまりうまくいかず、四か月前に来院し胃部の不快感を訴えた。すでに癌は胃全体に広がり、胃全摘を施行したが、予後は三か月～六か月と考えられた。妻とはこの時すでに離婚状態に近く、夫婦としての交流はほとんどとだえ、ただ子供二人のために家庭の形だけをとどめている状態である。

この患者は男兄弟二人の末子で、父親はわがままで子供的な要素が強く、感情的で、外に女を持ち、そのために母親はこの患者とべったりとした結びつきが強くなり、両親の未熟な感情の中で育ってきた。その結果、非常にわがままでうつり気であり、短気で、一つの仕事が長続きせず、今度こそ、今度こそと何度も仕事を変え、妻ともそのために離婚状態になったのである。更に悪いことには、母親が、常にこの家庭に入り込んで夫婦関係を複雑なものにしてしまったのである。これだけの家庭の問題があれば、治癒していく病気であれば、そこに一つの救いもある思えるが、家族にとって希望のない看護は誰ものぞまず、手術前後二週間だけは家族がついたが、あとは誰もつかなくなってしまったのである。更に術後三週間で、少し身体の調子がでてくると仕事のことが心配だと、主治医の止めるのもきかないで退院し、すぐに再発し、家族の看護は母親だけという、ドロドロの中で死亡してしまった。

他の症例は68歳の直腸癌の患者で、来院したときはすでに手遅れであり、術後も必ずしもよい経過はとれず、術後の点滴がうまくいかず、腕の屈伸もうまくいかなくなった。この患者の奥さんも、20歳の初産のときに流産でやはり点滴がうまくいかず、右手が壊死になって動かなくなっていた。この奥さんは非常に神経質であり、夫の手が点滴できなくなってからは、非常にうつ的になって医療者を拒否するようになり、患者は医療を望んでいるのに、家族がそれを拒否する結果になって、医療者はたいへん悩む結果になった。更に悪いことは、子供の息子は結婚して外に出ており、あまり深い交流はなかった。よく話し合ってわかったことは、実はこの子供は養子であり、高校の後半にその事実を知ってから交流は表面的なものになったようである。患者の妻（家族）をまず治療し、息子さんを交えて交流を深めてケアに当たったが、死を拒否し続けて死んだ。

ケアの上では失敗例であるが、家族関係は長い歴史的な事実の上に立っており、死の臨床において急に変化をもたらすものではない。ただこのような危機的な中で家族関係が再建されることもあり、更に根の深いものは崩壊してしまう。医療者の短時間の接触とcareで変化するものでは決してない。それは家族としては歴史的な重みを感ずるものであり、日常の中で、家族が個人の自己実現と深い関わりを持つことで理解できるものである。更に治療者として深く関わる場合、距離を持てずに巻き込まれて、治療者の自我が破壊してしまうケースもあるので、患者、そしてその家族との距離をうまく保つことも大切になる。死にゆく人のcareをする時、深く関係すればするほど、その無力を感じ、神に祈るしか方法がないように思えるが、本当に信頼関係ができ、そこで感情の交流ができるとき、これは治療者にかぎらず、家族の誰であっても、患者は拒否を続けながら受容に至るようにみえるものである。

忘れてならないのは、残された家族には、死の臨床は続いているものであり、強く死を拒否し続けるものである。拒否が長ければ長いほど、それは家族の中に大きな影響を与えるものであり、それは残された家族が心身の通過儀礼を行なっているもので、医療者として援助することは大切であると思う。

援助者としての筆者が入院体験をし、患者理解としての苦悩の意味を述べたいが、紙数をすでに超えてしまったので簡単に述べたい。

患者は病気になると心理的視野が狭窄し、自分の身体しかだんだん考えることができなくなるし、更に、自分にプラスになる人、自分を本当に考えてくれる人をすばやく見極めてしまう。そして、本当に自分の心身の苦悩をわかってくれる人であれば、医師であれ、看護婦であれ、またその他の人であれ、誰でもよくなってしまうものである。殊に自分はもう助からないとわかったときに、その感が強い。援助者として、患者自身の気持になって援助する困難さをつくづく感ずるのである。誰もが自分の重荷を背負っているものであり、それはだれにも手助けしてもらえないものであるという自覚に立つとき、人間の深い罪の問題に立ち入り、人間が普遍的に求めている母なるものを求めているのを患者を通して知ることが、援助の根本であるように思えるのである。

淀川キリスト教病院　柏木哲夫

ホスピスとは

Hospice とは元来宿泊所とか収容所を意味する。Hospice はラテン語にその源を発し、Host と Guest という二つの語から起こってきたものである。中世の初めにヨーロッパ西部を中心に、修道院において、疲れた旅人に休息を与え、彼らに必要なものを与える場所であった。十九世紀になり、修道尼により、一般の病院とは異なり、死にゆく人々のために小さな静かな家が建てられた。これが近代的なホスピスの原形である。現在ホスピスは末期患者に専門的なケアをする特別の施設を意味する。

イギリスのホスピス

サウスハンプトン大学の調査によると、一九七九年現在、連合王国には四三の入院ベッドを持つホスピスが存在する。そのうち二七は Home Care Team（在宅ケアチーム）も Hospital Support Team（病院の支持チーム、すなわち、ホスピスに協力してくれる病院）も持たず、一四は Home Care Team を持ち、二は Home Care Team と Hospital Support Team の両方を持っている。この四三のホスピスの全ベッド数は七九一である。イギリス国民の約70%は普通の病院で死を迎えるといわれる。従ってホスピスの働きは人数の上からは実に微々たるものである。しかし、そこでなされているケアはターミナルケアの模範として今全世界に広まりつつあるのである。大切なのは量ではなくて質であることの良い例であろう。

この四三のホスピスのベッド数をみてみると、二ベッドが八か所、三〜一〇ベッドが八か所、一一〜二五ベッドが一九か所、二六〜五〇ベッドが六か所、五〇ベッド以上が二か所である。全ホスピスの平均ベッド数は二〇である。イギリスのホスピスがいかに小じんまりとして手作りのケアをしているかがわかる。ホスピスは近代的な大きな病院でなされている、いわゆる近代的な医療に反省と見直しを迫っているともいえる。

Home Care Team は二五あり、そのうち六チームは Home Care のみを行なっており、入院ベッドや Hospital Support Team を持たない。一四は入院のベッドのみを持っており、三チームは Hospital Support Team のみを持っている。そして二四チームは入院ベッドと Hospital Support Team の両方を持っている。この二五チームは合計六三名の高看に相当するナースを持っている。

Hospital Support Team は五チームあり、そのうち三チームは Home Care Team のみを持っており、二チームは入院ベッドと Home Care Team 両方を持っている。

ホスピスの働き

ホスピスの働きは患者の四つの痛みをコントロールすることである。四つの痛みとは、

① 身体的な痛み（physical Pain）
② 精神的な痛み（Mental Pain）
③ 社会的な痛み（Social Pain）
④ 宗教的な痛み（Spiritual Pain）

を指す。我々は通常痛みという場合に、身体的な痛みのみしか考えない。この身体的痛みをコントロールすることはターミナルケアにおいて重要な部分を占め、イギリスのホスピスでは経口のモルヒネ剤が多く用いられている。しかし身体的痛みのみならず、精神的な痛みもケアする必要がある。これは孤独、不安、恐れなどによる心の痛みである。体の痛みは薬で和らぐが、心の痛みは人間が介入しないと和らがない。患者のベッドサイドに座り込み、患者の感情に焦点をあてながら、患者の言葉に耳を傾けるということが必要になる。

次に社会的痛みがある。これは職場の問題、家庭の問題、経済的問題などに対する患者さんのいわば社会的痛みに対するケアである。これは主にソーシャルワーカーの仕事になる。また、宗教的痛みもある。死の問題、死後の問題、死をどのように考えるかなど、死が近づきつつある時に、宗教に救いを求める人たちなどをどのように援助するかという、宗教的痛みに対するケアも大切である。

日本におけるホスピスの可能性

近代的ホスピスの代表は一九六七年にシシリー・ソンダース博士によってロンドン郊外に設立されたセント・クリストファ・ホスピスである。ホスピスの働きが最近アメリカやカナダにも急速に取り入れられ、種々の型を持ったものへと成長しつつある。ホスピスは以下のような型に分類できる。

（一）ホスピスと称する独立した建物を病院とは無関係に持つもの
（二）病院と同じ敷地内にホスピスとして独立した建物を持つもの
（三）病院の一部にホスピス病棟を持つもの
（四）独立した建物も病棟も持たず、ホスピスのチームを病院内で持つもの
（五）訪問看護のみをするもの

ホスピスは日本において今後ぜひ必要になると考えられる。ただどのような型のホスピスが日本人の国民性や医療事情に適しているのかは今後の詳細な検討が必要であろう。ホスピスは人々に「死に場所」という暗いイメージを与えやすい。慢性疾患を持つ患者を共にケアするとか、訪問看護活動を活発に行なって、ホスピスから患者が在宅ケアに移れる工夫をすることが大切である。そして何よりもホスピス内で、十分スタッフの数をそろえ、アクティブなケアをすることが大切である。ホスピスは末期患者が寂しく死を迎える場所ではなく、最後まで生きる場所なのである。

死にゆく患者の心理

辻　悟　治療精神医学研究所長・阪大講師

講師の紹介（司会／柏木哲夫）

辻悟先生は昭和二十三年に大阪大学医学部を卒業され、昭和二十四年の十月から大阪大学の医学部精神神経科教室において、研究と診療と教育にずっとたずさわってこられた先生です。大阪大学の精神神経科の講師を経られまして、昭和四十二年の五月に大阪大学の助教授になられました。つい最近までの約三十年間、阪大で学生の、また後輩の教育、そして種々の精神医学的な研究、それから何よりも患者さんの診療にずっとあたってこられた先生です。

私事にわたって恐縮ですけれども、私と辻先生のかかわりを少し話させて頂きます。私自身は昭和四十年に阪大を出まして、すぐに精神神経科の教室に入りましたが、その当時十四年間にわたり、辻先生には本当に公私共に御世話になり、特に治療精神医学の場では先生の直接の御指導を仰いでおります。現在も月に数度先生に直接お会いして指導を受けているわけですけれども、先生はこの話の中で治療精神医学ということについても少し触れて下さると思います。

本当に人の心の状態を、診断的に考える医者は多いのですが、治療学的に考える医者というのはそう多くありません。その意味では、治療精神医学の分野では非常にユニークな働きをして下さっている先生です。

昭和三十四年に、この会の一番始めに挨拶をして下さいました金子仁郎先生編集の『患者の心理』という本が出ましたけれども、その時に既に辻先生は、その中で「癌患者の心理」という章を担当されて、ずいぶん前から重症患者、癌患者、臨死患者、そういう限界にある患者さんの心理ということについては、造詣深く洞察をもってみてこられた先生です。

圧倒的な体験としての死

御紹介いただきました辻です。大変良く紹介していただいて少し話がしにくくなりました。

与えられたテーマは「死にゆく患者の心理」ということですが、何かもう私が既に知ってしまっていることを語る、そういうテーマであるようです。

今回の研究会の打ち合わせの折に、このテーマをいただきました。期日が迫って来ると共に、何か考えなければと思いました時に、どうもこのテーマは、厳格に言いますとよくないことに気付きました。少なくとも、「死にゆく患者の心理を思う」とでもしなければなりません。と言いますのは、人間は自らが既に経験したものとして「死」を語ることができないからです。どうしてもこれは「死を思いやる」ことなくして語れないわけです。そういう意味では、私は「死にゆく患者さんの心を思う」のです。実際にこのように確認できましたという材料はほとんどありません。そういう意味では、いただいたテーマは「思いやりの心理学」ということになるかもしれません。

実際の治療で、私が治療精神医学と名付けているものをやっています。その実践を介して、私は人間の心の問題、ひいては人間の問題を考える場合には、人間体験に自らが一歩踏み込んで参加した体験から考えねばならないと、そう思うようになりました。

そう思うようになった立場から言いますと、私は死にゆく患者さんに対して、一歩踏み込んで考えていく材料を十分に持っていません。一歩踏み込んだ自分の経験から考えるという途《みち》の一つとしては、もう一つこういう途《みち》が考えられますね。それはちょうど一緒に勉強する時にも、柏木先生のように死に臨んでいる患者さんにケアする側として組織的に接しているその経験から、しかも自分が一歩踏み込んだ経験として、その経験から考えるという途《みち》です。これはきわめて臨床的な途《みち》ですが、私自身は残念ながら十分にそれだけ組織だった、今まさに死に臨んでいる患者さんのケアに日常接しているわけではありません。従ってそのことだけからも、私は一歩踏み込んだ自分の直接の、確実な体験を介して問題を考えていく材料を持っていないのです。

それでいて、私はこのテーマをいただいた時に、お受けすることにいたしました。私はこういう材料で考えてみようと思ったからです。それは、私は精神医学の領域では常に治療のことを考えて、治療から考える精神医学というものに、ここ十数年、もっぱら集中してきました。

私はその中から一つ考えたのは、治療精神医学は人間が圧倒的な体験にさらされた時に、どうなるかということを学びとらせてくれるということです。その上で、私はまた死という圧倒的な体験を前にした方々は、どのようになっていくのかということをみていかないといけないと思うようになりました。

そして、それだけではなく、それ以外に、人間はいろんな段階でいろんなところで圧倒的な体験にさらされます。そこに人間の共通した動き、人間がその時どうなるかということに関する共通した法則があるに違いないと思うようになりました。

そういうことからまた、死に臨む患者さんに対して関心がたかまっていったのです。ちょうど幸いにその時に、治療精神医学の症例検討会の場を介して、組織的に体験してくれている柏木先生の体験をもう一度じっくり聞く機会を得ました。そして、それから後は、お話にもありましたけれども、その原稿を全部読ませていただいて、その一つ一つの症例に私は意味をもたせることができました。

私は柏木さんの体験を開きながら、頭の中では、私はその患者の診断に心をはせながら、それと死にゆく患者をオーバーラップさせておりました。

そして、精神病の患者さんとの間で今まで私が感じ取っていたいろいろな法則から、柏木先生の体験をもう一度翻訳しなおして、「それはこういうことではないだろうか」と解釈したり意見を述べたりしました。

精神科の患者さんの臨床を介して感じとっていったことが、どうやら柏木先生の直接の臨床体験で肌身で感じとったことの琴線に触れていると、そう思っていました。少しオーバーな言い方をしますと、私はことごとく琴線に触れているという印象を受けました。

そこで私の思っていること、また精神科の患者さんとの間で感じてきたことは、やはりだいたい間違いないとみていいのだということでした。その時に、ちょうどこういう話をしてくれとテーマをいただきましたので、私はそれを受けてみようと思ったのです。従いまして、私の今日の話の直接の大きな支えになっているのは、私の精神科臨床の実践です。そして、それを踏まえて、柏木先生の話を介して、患者さんの世界を思いやってみるという補足が入ります。

もちろん精神病の患者さんへの治療的接近と、死んでゆく患者さんへのケアとはすべてが一致しているとはいえません。例えば、人間は最後には皆死ななければならないということを知っているんです。共通点があるといっても、精神病という場合は、人間すべてが精神病になる可能性はもっていますけれども、精神病にならずに一生を終わる人たちの方が数が多いんです。そういうこと一つを取り上げても、細かい点に目を向けていきますと違いがあります。しかし、そういう微視的な問題よりも、更に私にとっては共通点の方が大きいのです。今日は主として共通点の方に目を向けながら話をすすめさせていただくことにします。

手に負えない体験としての死

私は今から二十年前の昭和三十四年に、金子先生の編集された『患者の心理』を一章を担当いたしまして「癌患者の心理」というのを書きました。当時書いている時には、私は明確に意識化はできていませんでしたけれども、今から振り返っての再解釈というのもあまり気にせずに、書いたことを簡単にまとめてみますと、例えば「あいつは癌だ」とよく世間で言っている言葉、それから「癌で死ぬくらいなら卒中でポックリ死んだほうがましだ」と世間の人がよく言っているような言葉からみますと、癌というものを前にした時の患者さんの心理の第一番としては、患者さんは、我々にとっては一番確実にわかっている、生身の人間として今生きている、それが最後には一番確かな手がかりになるのでしょうが、その手がかり、一番確かだと思える生身の生きている私というものが全然なくなってしまった世界、そういうものを恐れている。

なぜ恐れるんだろうかということでは、全く手がかりがなくなってしまうのですから、考えられない世界というものになる。そういう意味では、私たちは、人間として考えられない体験というものに対して、非常に弱い。そういう意味のことを考えました。

そして、そういうように考えられない体験、そういう世界が手におえなくなってきますと、人間は勢いすべてを推測で埋めていくより仕方がありません。

そして、考えられない体験が非常に圧倒的なものになってきた時には、私たちは投げかけた恐れの推測を絶対化させてしまいます。つまり動かすことができないという関係に落ち込んでしまいます。それが癌患者の問題を考える場合には非常に重要な点であると考えておりました。

もう一つは「あいつは癌だ」という言葉にも出ているように、

そしてまた「ポックリ死ぬ方がましだ」という言葉に出ているように、人間というのはかなり長時間にわたって、自分の力ではどうしようもないものとして、いつまでたっても自分に同化してしまうことができない、自分にとってはいつまでたっても異質的なものである、そういう進行的な破壊力にさらされることを非常に恐れるんだということを、二つめに考えました。

それと共に、あとはこういう死という圧倒的な体験、言い換えると、人間にとって手におえない体験にさらされた時には、人間はどのようになるのかという問題に少し触れました。こういう手におえない体験にさらされた時どうなるかということは、実は死にゆく患者さんだけではなくて、手におえない体験には全部共通した法則があります。それをみればかなり応用がききます。

簡単に言いますと、それは一つ、人間というのは手におえない体験にさらされてまいりますと、私たちが精神的に健全であることの指標としての精神的な自由性や、合理性、現実性、統合性というものを保てなくなります。これは死にゆく時にかぎらず、どの場合にも共通のものなんだということは、私はその後精神病の患者さんにかかわっていくことによって、同じ法則を見つけ出すことができたように感じています。

それともう一つ、人間というものは、手におえない体験にさらされてきますと、自分の状況へかかわっているかかわり方を、手におえる範囲に自ら限定していくものです。手におえないものは手放して、手におえるところにのみかかわっていこうとします。それを私は当時、健全性の喪失といいますか、それを保つことができなくなるという現象を、退行現象といってもよいという言い方で述べました。

そしてもう一つの手におえる範囲内に限定していこうとするのだというところを、例えば明らかに進行している乳癌をまえにみながら、医者が行くたびに「先生よくなっていますね」と事実に反することを述べる患者さん、それには事実をみない、否定していこうとする防衛の規制が働いているのだとか、不安の問題をそのように否定したり、自分に直接関係のないものとして隔離していこうとか、あるいは反対に全然不安はないのだと反動形成をしたりとか、あるいは内側にある不安を自分のものだと考えず人のせいにする、周囲のせいにするなど、これらはすべて共通している点としては、自分のものとして受けとめることができないものを受けとめないで済むようにしているということです。

しかも、そうしながらも現実は決してどこかにいってくれない、そのまま残っているような時におこるいろんな姿です。

もう一歩踏み込んでとらえることが大切

しかし、私は今度の話をするにあたって振り返ってみますと、

結局二十年前の私は、この心理学を書いた時、私を直接侵害してくる癌にはさらされていない、おそらく生きる可能性を急激に奪われない立場にあり、そういう生身を持ち得ていました。そして、この心理学はどうしてもそういう立場、自分は直接死の恐怖にさらされていないと思っている私の立場から、私たちが一番頼りにしている、なお生身の人間として生きていく可能性を奪われている人たちの立場を、まだ奪われていない者から思いやるという立場の心理学にとどまっていたと、今から思えば思います。この本は主として医者を対象に思い描いていた本ですが、こんなことを書いています。

「癌のおそれを心に抱く患者がしばしば示す不合理な反応は退行現象であると説明してもよい。患者がこのような不合理な退行現象を再び自分の手で処理しなければならない余計な負担をおっているのである。そして、その不合理さは医師が患者の不安に気付かない時には、健康人である医師にいら立たしさを感じさせ、時には患者が医師を信用していないようにみえて医師のプライドを傷つけるかもしれない。そして患者が医師のプライドを傷つけるかもしれないような不合理な反応を示した時には、患者さんがどう不安にさらされているかを知る一番いいチャンスである」

この書き方は明らかに患者さんに接する側の人に向かって書いています。そして、接する側の人に役に立つ心理学を私は書いています。言い換えると、その時に接しられる患者さんの側の心理は私は十分書き得ていませんでした。

当時、私の精神医学臨床は、今から振り返ってみますと、今私が治療精神医学と考えている考え方の萠芽はあったかもしれないと思います。が、私の精神医学の患者さんに対する臨床は全く暗中模索の時代でありました。

それから十年を経て、昭和四十五年に私は「重症疾患患者の心理」について雑誌に三十枚ぐらいの考察をしました。

ここで私が述べたことは、診断並びに予後が慎重に秘匿されて、家族からも病院からも大事に扱われていた患者さんであるにもかかわらず、重篤な精神の錯乱状態になっていかれた症例のことです。

しかも、その症例は更に事態、診断と予後を本人に告げるべきかどうかについて私が相談を受けて一緒に考えまして、あからさまではありませんでしたけれども、主治医からその状態が告げられています。そうすることによって、患者さんが落ち着いて安らかになくなられたというような例を中心に考えていました。

そして私がその時思ったことは、患者さんは病気そのものを恐れているのではなく、自分の状態が医者の手をはなれる、あるいは私はその当時こういう表現を使いましたが、医療の傘からはずれてしまっているのではないか、という意識を恐れるのだというようにとらえました。ですから医者が、あなたの病気は必ずよくなりますよ、と言っているのではないにもかかわらず、あなたの病気は長期戦で、かなりむずかしい病気だ、と責任ある部長が伝えたにもかかわらず、そして部長が我々はできるだけのことはしますから、と言った後、患者さんが落ち着いていったということは、自分の状態が医療の傘のもとに受けとめられているという、その意識が患者さんに安心をもたらしているに違いありません。

そういう意味では、医者を中心とした医療の関係者が常に患者さん方に関心を示して、最終的には患者さんのところへ行くということ、それが患者さんの可能性そのものだということです。従って、人間は自分の可能性がなくなることを恐れるのであって、医者が知っているような具体的な病いを恐れているのではないのだ、という考察をしています。私のその当時の考察は、先程少し言いました「もう一歩踏み込んでとらえる」ということが不足しています。

治療精神医学の考え方と死の臨床

当時、私の精神科医療はこういう形になっておりました。ちょうど今、治療精神医学と言っている考え方を実践的につかんでいくスタート点になっています。この当時の経験から、しだいに現在私が考えているような精神科の患者さんに対する接近の仕方を組織化していく出発点になっています。しかし私は精神科の患者さんに対する接近の基本をまだ当時頭の中でこのように考えていました。

それはこういうことです。精神病の患者さんに対する治療的な働きかけは、精神病者の残っている健全な精神の機能の部分に働きかけていくんだと。そこへ健全な治療者の側の精神が連帯をなし、健全な部分を強化していく、それが治療の目標であるというように考えておりました。

それは、言い換えると、患者さんの中に残っている健全な部分の反対側に残されているもの、それは治療者である私にとって手つかずの部分であるということを意味します。それの最も代表的な姿は、私はその時まだ患者さんに、この患者さんは精神病であると診断しながら、患者さんに対してその診断を告げることが全然できなかったということです。

しかし、やがて私の治療精神医学の実践は、この私が患者さんを精神病だと診断した時に、患者さんに精神病を告げないというようなことは許されないと思うようになりました。この問題は避けて通れないということになりました。

私が精神病だと患者さんを診断した時に、診断を告げることを避けることができないと思い、患者さんと精神病とは何であるかということを常に話し合うようになりました。今は、精神科の治療の中でその問題をどのように出していこうかということを、治療のはっきりとした目標にしています。機会があれば患者さんの中にある精神病に対する恐れの意識、精神病の問題を一言も患者さんの側からは口に出すことができない状態、それを突破させなければならないということをはっきりと治療の目標に置くようになっています。

その経験からしますと、教科書には精神分裂病の患者さんには病識がないと記載してあるのが普通なのですが、患者さんには病識がないのではなくて、自分が精神病になったのではないかと最も強く恐れているのが、その患者さんであるということを、私は知ることができるようになってきました。

ここでは、こういうことを私は考えました。患者さんにとっては、今の例を一つ取り上げますと、自分が精神病になったのではないかという意識は患者さんが口にすることもできない、これはそうだと思いますが、よくよく考えてみますと、これは間違いです。よく聞いてみますと、患者さんは常に自分は精神病になったのではないかという恐れを口にして言うんです。はっきりと。それを聞きとることができます。しかし私はそれを聞きとることができなかったという方が正しい。それはそれとして後でもう一度触れることにしまして、今は話の展開上患者さんが自分の方からはっきりと口にすることもできない、精神病ではないか、あるいは精神病になってしまったのであるというそういう恐れ、これは人間にとって一番圧倒的な恐れの一つであると、私は理解できるようになりました。

圧倒的な体験にさらされた人間というのは、どうやら患者さんとのやりとりで経験したことを整理してみますと、こういう順序で進んでいくようです。人間は内・外の事態にかかわっている。常に内・外、内、すなわち自分の心、外すなわち人とのかかわりあいは彼の現実の状況に刻々とかかわって生きているわけです。そして事と次第によっては内・外のその事態に圧倒されるということはあり得ることです。そして、自分が圧倒されるような度合いが強ければ強いほど、だいたいそれは自分としては考えも及ばないという性質をもったもの、手に余ってくるという性質をもったものである。そういう状態になってくると、人間は自然にその状態に対して異常意識をもつようになります。圧倒的な体験にさらされるほど、手におえなくなればなるほど、私は異常な状態を体験しているというようになります。それはそれで理由があります。

それはそのような自分を圧倒してくるような体験が常なるものであっては困るからこそ、一時的なものとしてなくなってくれる可能性というものも持つことができます。私が常なる状態にもどれば、それでこの圧倒的な体験はなくなるだろうと期待することができます。

ところが、この圧倒的な体験が、実は大変圧倒的なものでありますと、一時的なものとして、なんらかの手当でなくなってくれるというようなことがおこりません。それは同じような強さで持続していきます。やがて本人の側には、それはどうしようもないものであるという意識が生まれてきます。その時点からこれはどうしようもない普通でない体験ということになり、この体験が決定的なものでありますと、結局はその体験をしたために、その圧倒的な体験にさらされたために、本人自身が、私自身がどうしようもない人間になってしまったという意識の中へ追いつめられてまいります。

簡単にまとめなおしますと、体験の異常にとどめていることができなくなって、自分自身の異常というところに落ち込んでしまうということです。これはもう今日は割愛致しますけれども、ナチの強制収容所の体験をさせられた人たちの体験の中にとか、日本の原爆体験をなさった方々の体験記を読んでみましても、原則的にみなその法則が流れていることを読みとることができ

ます。

体験を共有するということの意味

精神病の患者さんの場合にもどります。

精神病の患者さんの場合に、圧倒的な体験として恐れられているものは、先程申し上げましたように、自分が精神病になってしまった、あるいはなってしまうのではないかという意識です。そこで、この精神病になってしまうという意識はどういうことであるかということを、もう一度考えてみることにします。

私は患者さんに「あなた、自分が精神病になってしまったのではないかと怖がっているでしょう」と、このごろは言います。患者さんはそれに対して「そうだ」と返事をします。その時に私は患者さんにこう聞きます。「あなたの思っている精神病というのは、肉体的には人間の姿をしているけれども、私たちが一番大事だと思っている心を持った人間としては、もう普通の人間からはずれてしまっている、もう普通の仲間に入れてもらえない、明らかに普通の人間から脱落していってしまっている、そういうものを精神病だと思っているのでしょう」と聞きますと、皆「そうだ」と答えます。

そして、私はその時患者さんにこう言います。「もし本当にそういうことがあるんだとしたら、それはとても恐ろしいことだということは私にもよくわかります。しかし、私の今までの経験をふまえて言いますと、それは間違いだと思います」と話します。人間でありながら人間からはずれているというようなこ

とはあり得ないのだという話をします。

ただそれだけで、慰めるような形で言うだけでは事はすすみません。やはり明らかに患者さんは、こんなことは普通ではないと思わざるを得ない体験をしているわけです。例えば教科書に書いてあります幻聴体験など。

しかし患者さんと話し合いますと、こう言います。「あなたがだれも居ない時に声が聞こえてくるという体験をした。その最初の体験をした時に理屈ではそんなこと考えられない、そう体験しませんでしたか」と言いますと、「それはそうだったと」と言います。そうすると、これは精神的な体験でとんでもない、あり得ない、普通に考えても理屈から考えてもあり得ない、考えられない体験が私におこってきたと、そうあなた思いませんでしたかと言いますと、そう思ったと言います。

「聞こえてくるというのは、精神的な現象であるということがわかっていましたか」と言うと、「わかっていました」と言います。ですから「あなたはその時、私は精神的にどうしようもない、考えられない体験に落ち込んで、てっきり精神病者になってしまったと、そう思っていたでしょう」と言いますと、それをみな患者さんは肯定します。

「だからあなたはとてもそんなことは考えられない、あなたおかしいんじゃないかと周囲の人から言われても、もうただそんなことはない、そんなことはないとしかいいようがなかったでしょう」ということができるようになった時、もうこれで感じ取っていただけると思いますが、患者さんはその落ち込んだ精神病の状態から回復してきています。

ですから、こういう話し合いをするのは、私が患者さんの治療が成功してきたころ、もう仕上げの頃です。そして、このごろは、これをできるだけ早い時期にできるようにということをねらいにしています。私のかかわり合いのできるだけ早い時期に、これを話し合うことができるようにしています。

今の体験から、私は一つこういうことを学びました。人間が恐れているものは何かといえば、結局は、自分が人間として生きていけるという可能性、そういう意識を失っていくことだと、人間でありながら人間からこぼれ落ちていくということを最も恐れている。そういう最も恐れているものの代表として精神病に対する恐れも取り上げることができる、と私は思うようになりました。そして、私はその意識がありましたから、柏木先生の話を聞きながら、患者さんが最も恐れているものは、自分が人間として生きていくことのできる可能性、それがなくなってしまう、それを恐れてなさるんだ、というように私はすぐに理解することができました。

そしてもう一つ、患者さんがなぜよくなっていくのかということを考えました。そして、そこのところから、私、精神科医は、人と話し合うことということがなぜ治療力をもっているのか、精神的に治療力をもっているのかということを、根本的に整理しなおすことができたと思うようになりました。

それは患者さんがこういう体験に脅えているわけです。人間として考えられない体験に自分だけがさらされてしまって、従って、これは他の人に、そうでない普通の人間には、およそわかるはずがないという気持に落ち込んでいるはずです。もし他の人間にわかる体験であるならば、自分の体験は人間からはずれてしまった証しにはならない。そういう点から言えば、人間が圧倒的な体験にさらされている時には、それは普通の人間であればおこるはずがない体験にさらされているという、そういう意識に落ち込んでいますから、患者さんはまず間違いなく孤立していくという法則があります。

私は、大変恐ろしいことだと思ったのですが、人間というのは他の人の助けが一番必要な時に、どうしようもなく自ら孤立してしまうという法則をふまえているのだ、とそう思いました。

更に、人間にはあり得ないこと、手におえないこと、誰にも言うことさえ口にすることさえできないという状態になっているにもかかわらず、その状態になっている患者さんに、例えば治療者が近付いて、「あなたは今こういう気持になっておられるんですか」と声をかけます。そして、それが患者さんの気持にピタッと当たっていたとすると、患者さんは相手の人に言いもしないのに、自分の心の内の体験が治療者にわかってもらえたという体験をする。そうすると、なにが故にわかってもらえたのか、ということが問題になってきます。

ですから、私たちは、そういう点では人の心の内がわかっている、原則的に言えば、人の心の内におこっている体験を思いやって共有する、共にもつというわけです。しょげている人をみてなぜしょげているのかを聞き、誰やらに叱られてしょげているということを聞いた私は、それはそうでしょう、それはよくわかる、とこう呼びかけます。その時私は、私もまた同じように叱られればそういうようにしょげてるでしょう、というようにその体験に耳を傾けて、その体験を共有できましたということを伝えているわけです。

こうなりますと、自分の心の内を人に知ってもらうということができたということが、お互いに同じ体験をすることができるということを成り立たせているのです。患者さんが自分から言うこともできない、言いもしていない、その体験が相手の人に伝わったということが、わかったということが、もう一度私に伝わってもどって参りますから、そうしますと、これはお互いが人間であったからこそ、言わなくっても、だいたい腹の内を読みとってもらえたんだとしか考えようがありません。従って、わかってもらえたということが、再度伝わって参りますと、そこで今まで、この患者さんが自分の体験の中に自分が普通の人間として生きていくことができる可能性を限りなく見失っていた、あるいは自分の体験そのものに自分が人間から脱落して行く証しを見せつけられていた、自分の体験そのものにそれが辛いことではあるけれども、人間であると再体験させられるということになっているわけです。

だからこそ、話を聞いてもらい、わかったと伝えてもらえることが大変大きな治療力をもっているのです。言い換えると、人間は自分の体験を人に聞いてもらい理解してもらえる、更に言えば、人と自分の体験を語り合うことができた時に、普通の人間として生きていることができるという証しを手に入れているんだ、とまとめることができると思います。

耳を傾けて聴くことの意味

そういうことから、私は死にゆく患者さんの心の内を思いやります。私たちは精神病の場合と違って、やがてみんな死ぬんだということを知っています。そして、死ぬという問題を前にした時に、今ここに確かに生きることができている私というもの、それがなくなることを思い浮かべてしまいます。そして、考えていく頼りにしている私そのものが、なくなる時の状態というものは、およその時の私には考えることができませんでした。私たちの考え方はそこで停止します。そしていろんな想像がそれを埋めていきます。

しかし、この想像はおよそ恐怖の想像でしかありません。そして手におえない恐怖の想像から私たちはできるだけ離れようとします。忌むということです。医学の禁忌であるとか、忌中であるとかのあの忌ですね。

忌むということで、決して近寄ろうとしません。そして、それを同質のものとして感じ取ることができないという構造になっております。

そういうことから、例えば、一番最初の昭和三十四年に考察していたところへもどして、もう一度自分を振り返ってみますと、患者さんが、人間が圧倒的な体験にさらされてくるとどうなるかということを、ある程度考えることができてはいました。しかし、その考え方はどうしたって、圧倒されつくさないで済んでいる自分の部分というものをみていく、それを頼りにして圧倒してくる部分との関係が、どうなっているかを見ていたに過ぎませんでした。もっとこれがどうしようもなく、決定的に圧倒的なものになってきた時に、どうなるのかということの方は、そこで見事に停止されておりました。これは、私の中に、これ以上それに入ることができない忌む心が無意識的にしろ動いた、それで停止信号、停止してしまっていたに違いありません。私がもう一歩その中へ入り込めば、到底私の手におえないことだったのです。ですから多分ストップしたのです。これはちょうど、精神病の患者さんに精神病と診断した私が、それを口にすることができていなかったということと全く軌を一にします。

しかし次に、患者さんとの関係では、こういう関係があったということをみておかなければなりません。その心の中に、また患者さんが健全であるという状態に生きていたという、同じように共有していた心である、と。そして、健全に生きていた時に共有していた心をそのまま患者さんはもって、患者さんの状態に落ち込んでいた。その心を私の方からストップさせようとしたところは、患者さんの中においても同じように生きています。そして患者さんは私と違って、そのどうしようもない状態にさらされているという実感を、もたれているという体験構造になっております。従って、精神病の患者さんは、自らが持っている精神病の意識のために、自分が決定的に人間から脱落してしまったと意識させられます。

私たちは死ぬことを考え、死に直接かかわることを忌み嫌います。その心をもったまま今、死にさらされているのではないかという予感にさらされます。その時、患者さん自身は、人間は、自分自身が忌まれた生の中に我が身を置いているとしか体験できなくなっています。そして、それに圧倒された患者さんは、自らそれを口にすることさえできないという状態になっています。もしもこのような状態から患者さんが脱出することができるとするならば、精神病の状態にあって精神病の恐れにさらされている患者さんとその問題を一つ話し合うという治療者側から踏み込んだのと同じように、死にゆく患者さんに対して、一歩踏み込んだかかわりが必要だと、私は思うのです。そして、この一歩踏み込んだかかわりは、してみなければ何が見えてくるか、実はわからないわけです。一歩踏み込んでよくよく相手の人に耳を傾けるほかに道がないのです。

私は今のように思うようになってから、患者さんの述べていることに耳を傾けてみますと、随所で患者さんは精神病になるのではないか、精神病になったのではないかと恐れていること、恐れの言葉を出しているのだということを、私は素直に読みとることができるようになりました。

こちらの聞く耳が閉ざされている時には、どれだけ患者さんが訴えても、全然聞こえないものだと私は思いました。ただし、こういう作業は必要です。はっきりと口にする言葉だけを言葉と思っていたのでは聞きそびれるおそれがある。言葉以外の言葉にまで目を向けて、その言葉を聞きもらさない、こちら側からできるだけ積極的に聞いていこうという姿勢をもちますと、それこそやたらと聞こえます。

例えば、ある患者さんはもう薬を飲むのが嫌だと言います。精神科へ行って薬を飲むのは嫌だということは、これを飲むと精神科の病気なんだと思われるということです。私は、その患者さんに「精神科の薬を飲まされるのは怖いね」と言います。そうすると話し合いになります。相手の心を共有することができます。口にすることもできなかった状態が、二人で口にすることができた状態に変わっていきます。それだけでも意味があるということが、もうわかっていただけると思います。口にすることができるというのは、二人の手の内に入ってきたのだと私は思います。

恐れの象徴としての「幻聴」

ちょっと簡単に、精神病の患者さんの場合の、「幻聴」ということをお話しします。これは普通の人間にもおこり得る法則の一つ、人間的法則の上にのっているということを患者さんにわかるように定義できませんと、あなたに普通の人間でないことがおこっているのではありませんよ、ということは言えません。幻聴といわれているものは、実は自分の思っていること、自分の思っている恐れです。自分の恐れを自分のものであると受け止めることができなくて、圧倒されてきますので、自分のものは手におえる範囲にせばめる、そうすると手におえない部分がはみ出すわけです。はみ出して生理的には消えてくれない。そうしたら外から入ってきたということになる。

人間というのは手におえなくなってくれれば、手におえる範囲に限ってしまうのだということです。それがほどほどに行なわれている時には健全だが、どんな嫌なことであっても、自分の思ったことぐらい自分のものとしてもっておかないと、その境界を無視して、こんなものは私のものではありません、とやり出すと、みんなは、あなたを不健全だと言い出す。だから恐ろしくても、それは自分の思っていることだと認めることができれば、健全であるという話し合いができるようになりますと、次に患者さんは具体的にもう聞こえんようになりました、となるのです。

そこで、私たちは踏み込めば体験的にそういうようになるのだということを知ったのです。ただ私はこう考えながら、だいたい今申し上げたような原則的なことはそのまま死の臨床に適応できるのではないか、それはまず間違いなかろうと思います。

しかし残念ながら、私は最後にこう思いました。

原則はわかっているんですが、もっと細かいところ、非常に微妙なところ、例えば精神病の患者さんに接する場合、それから死に臨んでいる患者さんに接する場合、やはり微視的にみた時には、細かいところで違いがあります。そして、巨視的にみた共通点で一つ働きかけの法則を読みとりながら、今度はその上にたって、いろんな調整をすることができる経験を積んでいかなければならないんだと思います。それには私の経験が不足しています。

最終的にまとめれば、こういうことになるのでしょうか。私は

死につながっている生を一歩踏み込んで共に生きるというアプローチ

よくこういう言い方をします。治療精神医学の場合ですと、治療者というのは、受動的な能動性が必要なんだと。それを今日はちょっと、こういう言葉にやわらげましょうか。受け身の踏み込みといいましょうか、どんどん積極的に踏み込んでいくというのは余り治療的ではありません。

治療者というのは、精神療法的な経験からみても、やはり、まずこちらは受け身に相手を受けるのです。受けることができるように踏み込むのです。具体的にはどうすればいいのかというと、まず積極的に耳を傾けるということが第一です。

実は、精神医学の勉強をしていて、最初の幻聴の問題と関係するんですが、私はこういうことも学びました。聴覚というのは受動的な知覚である。精神分裂病者というのは受動的に手におえない体験にさらされて、もう受け身になってしまっている。だから幻聴がおこる。決して幻視はおこらない。これは既にドイツの精神病理学者が指摘しています。

これは目をつむれば見ないでおくことができる、見るということは能動性がありますから、見ることに関係しては、皆から見られているというようになっています。聞くということ自体は

まず受け身の姿勢です。そして積極的に聞くというところからスタートしていくということになるのでしょうか。

そして、そういう立場から耳を傾けてみますと、おそらく死に臨んだ患者さんは、死の恐れをいろんな形で語っているに違いありません。それがこちらに聞こえてくると思います。それを聞きとって、私たちは、どのようにこの患者さんが生きようとしているか、またこの患者さんはどのように生きることができなくなったと考えているのか、どのように生きることができないと恐れているのか、それを語る言葉に耳を傾けないといけません。そう思うのです。そして、その恐れ、あるいはそこでどのように生きようとしているかということに対して、私たちは共感をもつことに協力することができるということ、それを伝えなければならないのです。

死の受容という言葉があります。そうだと思うんですが、しかし、私はこう思います。私たちはどうしても死にゆく患者さんを前にした時、私たちの立場で死をみてしまうわけです。しかし、本当に患者さんの身に我が身を置けば、確かに死に直結していく生き様ではあるでしょうけれども、死に直結している生を患者さんは生きているのだと、そう考えなければならないと思います。私たちはその死にゆく人の死に忌みを感ずる、触れないでおこうとすることによって、今、直接死につながっているかもしれないにしても、生きている患者さんの生命をきってしまおうとしているということになります。

ですから、私たちが参加できるのは、きっと、今直接死につながっている生を生きている、その人の生に参加することができるんだと思います。そして参加してくれる人ができた時、その人は、もうはみ出してしまった生命を生きているのではなくて、まさに人間としての生命を生ききってしまうことができるのだと思います。その時には、具体的にはどのような形になるのか知りませんけれども、圧倒されている人の方から、共に自分の生き様に参加してくれとはなかなか訴えることができません。余力をもっている者の方から、その生き様へ向かって語り合い、共にその生を共有するということのなかで参加できるに違いない、そう思うのです。

死にゆく患者と家族のケア

司会　岡安大仁　河野博臣

1　医師の立場より

京都第一赤十字病院脳神経外科　福間誠之

はじめに

死にゆく患者と家族のケアを考える場合に、患者の病気や状態によってそのケアも当然変わってくるものと思われる。そこで次のような場合について考えてみた。すなわち①癌末期の患者、②脳死の患者、③覚醒昏睡の患者、④先天性重症奇型の患者についてである。

癌末期の患者

医師の立場から癌末期の患者をみる場合、医師自身が癌の末期であることを認めようとしないところに問題があると思う。癌を治療する医師にとって、患者の死は敗北と感じられるのかもしれず、最後まで癌の治療に努力するとも考えられる。最近経験した症例を紹介してみよう。症例は26歳の主婦で、脳腫瘍の診断で他病院より転院して来た。手術により絨毛上皮癌の脳転移であることがわかったが症状は軽快した。四日目に急に症状が悪化し、今度は脳出血が発見され、再手術により再び軽快した。肺にも転移巣が発見されたので、頭部のコバルト照射と同時に全身に抗癌剤を使用したところ、肺病変は縮小して、患者も元気になり週末は外泊できるようになった。ところが二か月ほどたつと腹痛、嘔吐があらわれ、腹部腫瘤がみとめられ、検査で右腎腫瘍と診断されたが、全身状態がよくないため化学療法を行なった。それで少し腫瘍も縮小しかけたが、血小板減少、貧血、出血傾向が出現し、鼻出血、消化管出血からショックになり、輸血も行なわれるようになった。

若い主治医にもう医療の限界ではないかということを話すと、「ショックに対しては輸血で回復させ、そのうちに骨髄機能も回復してくると出血傾向もおさまると思うので、やはり輸血は続けるべきだと思う」と答えた。たとえ骨髄機能が回復してもこれ以上抗癌剤を使用することはできず、他に治療法もないということがわかっていても、苦しんでいる患者を目の前にしていると奇跡が起こることを願って治療するのかもしれない。患者自身は、死の二、三日前に主治医に「もうだめなのですか」ということをたずねたが、主治医は「だいじょうぶ、よくなる」といって励ましたという。患者はあまり苦しむことはなく三日程して死亡したが、剖検では広範な肺転移、右腎転移を認めた。

この症例を通して感じたことは、医師が病気を治そうと努力すればするほど、病気が末期であることを認めたくなくなり、何かをせざるを得なくなる。客観的にみると病気はどんどん進行しているのがわかるが、治療に当たっている当事者が、どこで医療の限界を感じるかが問題である。ある時点で治療を中止すると、今度はあのときもう少し治療を続けておれば、もう少しよくなったかもしれないと後悔することになるかもしれない。

しかし、ここで考えなければならないことは、誰のために治療をしているかということである。患者は何を考え、何を望んでいるか全く無視して医学的な判断のみで治療を続けるのは問題である。癌の末期になると患者もうすうすそれを感じることもあり、また点滴注射で手足の自由をうばわれるのは嫌だということもある。これを無理に押さえつけて痛がる患者に注射を続けるのは残酷のようにも思える。

患者あるいは家族は一生懸命に治療している医師に向かって、注射をやめてほしいと言うことはなかなかできないと思うので、看護婦あるいはケースワーカーから患者の気持を医師に伝える必要もある。医師自身には医学の限界を認めるような謙虚な気持を持つことが求められる。医学の限界を認識した上で、患者にとって最良の治療は何かを考えて実行すべきであって、ただ単に苦痛を和らげるだけの医療もあり得ると思う。

脳死の患者

脳死については、十年程前に心臓移植との関連で議論されたが、今日ではその議論が下火になってはいるものの、臨床医にとっては問題となることがしばしばある。

アメリカでは、法律によって脳死で死を判定して臓器を取り出して移植することが許されている州もあるが、日本ではまだそこまではいっていない。脳死で死を判定することの医学的、法律的、宗教的、倫理的な立場からの討議が必要であると思う。

そこで医師の立場からその問題点にふれてみたい。脳死とは外界からの刺激に全く反応を示さない深昏睡であり、呼吸は停止し、瞳孔は散大して光に対する反応もなく、血圧は薬剤によって維持され、脳波は平坦となっている。人工呼吸器につながれて心臓だけは動いているという状態であって、昔からの死の判定基準の三つのうち二つまで、すなわち呼吸停止と瞳孔の反応消失が認められている。いわば生と死の中間のような状態で、α期とか仮生期などともいわれたことがある。脳死状態の患者であっても、人工呼吸器につながれていると皮膚の色はよく、元気なときと外見上はかわらないこともある。病気の急変、あるいは事故などで脳死になった場合、家族はなかなか死を認めず、死の受容ができないことがある。このようなときに脳死でもって死を判定して一方的に人工呼吸器をはずすことには問題があると思う。一方、人工呼吸器をはずすかどうかを家族に判断させることは、どんなに脳死について十分説明した上であっても困難であり、たとえ家族が人工呼吸器の中止を申し出たとしても、あとで家族が苦しむことになりはしないかと思う。

我々は脳死状態の患者さんの場合、家族にその状態を見せ、脳死について十分説明をして、なお、家族は死を受容していないと思われるときには人工呼吸器は継続し、その後も何回も説明の面会を繰り返して、死の受容ができたように判定できたときにはじめて血圧を薬剤で上昇させるようなことはせず、場合によっては人工呼吸器をはずすこともある。そして最後の死の判定は心停止でもって判定しているので、臓器移植を行なう場合には問題となると思う。脳死の段階で家族が死を受容しなおかつ臓器移植に同意した場合には、心停止以前に臓器を取り出すこともあり得ると考える。

脳死の問題は、単に人工呼吸器の取り外ずしということだけで解決できる問題ではないと感じている。

覚醒昏睡（いわゆる植物状態）の患者

死にゆく患者ではないが、医療者にとって治る見込みもほとんどなく、いつまで続くかもわからないこの状態の患者および家族のケアはたいへんなものである。覚醒昏睡の患者は意識があるのだが、我々がそれを確認する方法を知らないだけなのではないかと感じることがある。患者に対しては普通に意識のある患者と同じように接し、返事はなくても声をかけ、十分注意をはらってケアをしなければならない。

家族に対しては、予後に関しては楽観的なことばかり言ってはおられないが、望みを失わないようにして患者のケアができるように指導しなければならない。確立された治療法はなくても何かの治療を行ない、家族が希望すれば、ジャーナリズムで取り上げた方法が効果が期待できないと思われても実施することもあり、また漢方薬だとか、ハリ治療も許可している。家族はわらでもつかむ気持でいろいろなところでお告げを聞いて来て、「必ず治るといわれた」「何月には治るといわれた」ということもあるが、それには否定せず、それが実現しなくても非難めいたことは言わない。世の中にはいろいろ無責任なことを言う人があるが、家族にとってはそれも心の支えとなっているようである。

長時間の療養になるので経済的な面の配慮も必要となる。最近になって、自動車損害賠償保険から長期意識障害患者に対して付添料の補助が出るようになったことは、このような患者をかかえている家族にとっては喜ばしいことである。

先天性重症奇型の患者

最近の医療技術の進歩により、これまでは手術不能と考えられていたような先天性奇型に対しても手術が行なわれ救命されるようになったが、一方、救命はできたが高度の障害が残る症例も増えてきた。脊髄脱の新生児の治療に関して、欧米では手術適応の基準が決められていて、手術をしない症例もあるようだが、医療技術の進歩によってその基準さえも変わる可能性があるので、今後問題となると思う。

日本では手術適応に関する議論はあまりなされていないが、我々は最近次のような症例にぶつかった。個人病院で生まれた新生児が生下時に腰部に腫瘤を有しすでに破れていた。小児科医が三日後に診療したときはすでに感染を起こしていたので、一週間も生存できないだろうという判断で子供は家へつれて帰られた。しかし沐浴させたり母親のケアで感染はよくなり、脊髄液の流出もなくなったが、次第に頭が大きくなってきたために生後二か月目に当科へ入院してきた。水頭症に対してシャント手術をしたが、検査で脳腫瘍が発見された。両下肢は全く動かずに変形し、腰部には脊髄脱がある。脳腫瘍も正中深部にあるため手術については何回も検討し、ケースワーカーに家族に会って話をしてもらった。家族はどうせ長くは生きられない子供だが、できる限りのことはしてやりたいので手術はしてほしいといわれた。子供にとってどちらがいいのであろうか、わからなくなった。このような場合の家族に対するケアはどのようにしたらよいのだろうか。

2 看護の立場より

国家公務員共済組合連合会六甲病院 森 道子

死に対する学習について、未熟な私が本日のような意義のあるシンポジウムに出させていただき、身にあまる光栄とその責任の重大さに困惑をしております。

本日は、私の姑の死を通して体験したことを、看護婦として、また家族の一員として体験したこと感じたことをお話し、皆様といっしょに考えていく材料を提供させていただきたいと考えております。

姑の死に至るまでの経過

昭和五十二年三月、食道癌のため入院をし、放射線治療と抗癌剤の使用で、約三か月後退院することができました。一回目に退院したあと、自分の身のまわりの整理をきちんとしていました。自分の死期の近いことを、無言の中に感じていたのかもしれません。

約五か月後、再び食べ物の通りが悪くなり、痛みと呼吸困難が日増しに強くなってきたため、余儀なく再入院をしました。家を出る時、「今度は生きては我が家に帰れないかもしれない」と兄嫁に言っていたそうです。

治療は、鎮痛剤の使用と酸素の供給が行なわれました。鎮痛剤も最初のうちは効果がありましたが、使用しているうちに中毒症状があらわれたため中止されました。他の薬剤が使われましたが余り効果はなく、最高の苦しみが続いた時には、余りの苦しさに両手をあわせて「早くお参りをさせてほしい」とせがまれたことが幾度かありました。看護婦である私に安楽にしてほしいと望んだのかもしれません。

その苦しみの中から、孫娘に逢いたいけれどこんなやつれた自分の姿をみせたくないと言って、最後まで逢いませんでした。母の気持を考えた時、本当は逢いたかったのではなかったろうか、と私の気持の中に迷いがあることはかくすことはできません。また死亡する二週間程前から、眠ると恐ろしい夢ばかりみるので、「夜がこわい」としきりに言っておりました。この時、父は母のそばで「あみだ教」をとなえて、「何もこわいことあらへんで……」と何回か話をしていたところ、ある瞬間（母の残された時間の少ないことは、家族も暗然のうちに感じていた）、顔つきがおだやかになって、まもなく息をひきとりました。

母の苦しみがあまりにも強かったため、亡くなったという悲しみより、これで苦しみからみんなが解放されたんだという気持の方が強かったのです。

看護婦として（家族として）

三か月間の入院生活を追って、看護婦であり家族の一員としてどんなことが出来たか、また、したかについて話をしていきます。

再入院をしてから一か月間位の私の役割は、一日二回の全身清拭と数回の体位変換、排泄介助をしたことでした。日常の世話は、実娘がそばについていました。この頃の母は世間話をしたり、元気だった時の楽しかったこと、孫娘が大きくなって、もう自分の手は要らなくなってきた……等、親子水入らずの中で入院生活をしておりました。足浴等をすると血のめぐりがよくなって、病気がよくなるかもしれない、と言ったりもしました。

二か月目の中頃より、病状の悪化がめだってきたため、全身清拭、排泄介助をすることも苦痛のため拒否するようになりました。経口的に水分が全く通らなくなったのも、この頃だったと思います。しかしまだこの時には会話は何とかしていたため、母の要求を知ることができました。三か月目の中頃には、話を聞きとることも全く困難になり、意志表示は、顔の表情と眼のやりとりで知ることでした。

痛みと呼吸困難を緩和するために、体位変換や全身をさすったりしても、母の最も望んでいる、痛みと呼吸困難は緩和することはできませんでした。それどころか、全身の衰弱も伴って、苦痛はますます強くなっていくばかりでした。そばについている家族は、何とかしてほしい、また、してやりたいと思っても、苦痛を取り除くことは出来ず、看護婦としても家族としてもなすすべがありませんでした。近代医学の限界？　がわかっていながら、どうすることもできないものなのかと、いきどおりさえ感じました。

平和な死への援助とは

母の死を振り返ってみて、人間の尊厳とは、また平和な死とは、どんな死をいうのでしょうか。

ヴァージニア・ヘンダーソンによる著書の中の「看護の基本となるもの」の中に、回復不能な状態の患者には、「平和な死への援助」をすることが、看護婦の大きな役割であると述べられています。

患者の安楽のためにはあまり意義のないと思われる、体温、脈拍測定などの行為が、患者の安静を防げてはいないでしょうか。

鎮痛剤をしてやっと痛みもやわらぎ眠りに入ったと思う頃に巡視に来て、話しかけたり測定をしたりしてはいないでしょうか。どのような種類の疾病についても、観察の基本的な共通事項はありますが……。患者にとっては、測定をしてもらうことよりも静かに眠らせてもらうことの方が大切でありまた必要な場合もあります。このような極限状態の患者には、看護婦としての援助には限界があるように思われます。

看護婦に出来る役割の一つとして、患者及び家族の訴えをよく聞いて、適切に判断し、医師の指示による薬剤の効果が、患者にとって最大限発揮して、患者の苦痛が緩和されてくることに期待するほかはないと思われます。

薬剤をいつ使い始めるかという時期の判断、使い始めたら、痛みをコントロールするための適切な量が与えられないものでしょうか。

母が極限状態に近い苦しみのある時に、意外なことに気付きました。それはKさんという看護婦さんが病室に入ってくると、じっと見つめて、母はK看護婦さんに笑顔で答えようとしていることでした。

そのK看護婦さんは、最初の入院の時から母のお気に入りで、「とてもやさしい看護婦さんがいるんよ」と話してくれた人でした。その人は言葉は少ないけれど、ひとつひとつの行為に、母へのおもいやりがこめられていました。

その看護婦さんは、病室に入って来たその時から、ベッドの中にいる母に眼をむけて、ベッドのそばに寄ってきて、手をにぎり言葉をかけていました。そばについている家族にも、信頼感とやさしさが伝わってくる感じでした。このかかわりこそ、末期の患者にとって最も必要としている看護婦としての役割があるのだろうと考えます。

身体的側面への援助効果も期待出来ない時期に、何をすればよいでしょうか。

母がこの苦しい状態で、K看護婦さんに笑顔にならない笑顔で答えようとしたのは、言葉にならない感謝の意を表わしたのでしょうか。身体的に極限のような苦しみが続いていても、母の気持ちの中に感謝の意が残っていたのかもしれません。

患者さんと看護婦としてのかかわり以上のもの、人間と人間との触れあいがあったのでしょう。

以上述べてきましたことは、未熟な私の体験を通して、臨床看護婦として、また母を亡くした家族の立場として感じたことであります。

まとめ

㈠私自身が看護婦でありながら、家族の一員となってしまって、母を安らかな死へと導くことの配慮が出来なかったのではないか。

㈡身体的な側面への援助が患者や家族から期待され、また効果のある時は、看護婦も援助の役割が認識出来るが、極限状態にある時は援助にも限界があるのではないか。

㈢疾病の治癒も期待出来ないし、積極的な治療の意義もうすれてきて、いわゆる医療から見放されたような患者・家族に対して、看護婦はどのようにすればよいのか。

㈣家族については、一般病院における家族の立場を考えてみると、医療への参加がどのくらい認められているかということです。患者と同じ苦しみを味わっている家族としての意見を尊重してほしいと思います。

家族の中には、すべての決定に参加したいと思っている人もいるでしょうし、受身的な立場で、全面的に依存をしてしまう家族もいるかもしれません。参加をしたいと願っているレベルがどのあたりにあるのか、家族と医療者の調整役を看護婦はすべきだと思います。

3 臨床心理の立場より

大阪教育大学 上野 矗

はじめに

病院臨床のなかで、論者は死にゆく患者・家族とのかかわりはきわめてまれである。にもかかわらず、拙ないながらの臨床体験を通じて、主題について若干伝え、問うてみたいとの思いがある。あえて本シンポを引き受けたゆえんである。

というのも、主題は、人が人に向けて果たそうとする責任性から出発し、そこに帰ってくるように思われるからなのである。具体的にいえば、死にゆく患者は同じ病める人のひとりであり、家族も、いや私たち医療にかかわる者も同じ病める人のひとりである。それゆえ、その互いの責任の果たし様は基本的に変わるところはないように思われるのである。

まずこのことを明確にしておきたい。

主題が担う意味

医療臨床で、主題に光が当てられるというのはひとつのチャレンジであろう。人が人に果たす責任のあり様として、筆者もかくありたいと思わずにはいられない。衆知の如く、患者の死は医師・看護婦を初め医療スタッフは言うに及ばず、家族にとって、いや何よりも患者自身にとって、失敗、挫折、恥部であり、体験的には苦悩以外の何ものでもない。それだけに、出来うれば触れたくない・触れられたくないことであろう。それにもかかわらず、主題に取り組もうとすることの意味の大切さ、貴重さを思うのである。

このことと関連して、主題が担うもうひとつ重要な意味を指摘したい。それは実は死という失敗、挫折、恥部、苦悩が、私たちをして医療臨床における援助の本質に眼を向けざるをえなくするすばらしさが、重みがあるということである。すなわち、そこでは私たち医療従事者が資源として修得してきた知識、理論、技術が通用しないため、そうした武器を放棄せざるをえない。そのなかで、結局、各々の人間的生地で勝負せざるをえないことに立ち至ったということである。

通例の手だてが通用する場合には、気づかぬまま流されてしまう人間的生地での勝負（援助の本質）が、主題において初めてクローズ・アップされてくることの重みでもある。

かくして、論者は、冒頭にも示唆した如く、死にゆく患者と家族のケアを特別に特定化した課題として設定し、特別の援助のあり方を探るとのとらえ方はあやまりであろうと思うのである。いいかえると、患者・家族へのケアが主題において厳に問われざるをえないとの意味を担うのだと思うのである。通常の患者・家族へのケアのうちに、実は主題のケアのあり方が潜んでいると思うのである。その際、内容的に違ってくるのは当然であろう。

方法論をめぐって

臨床とは元来悩める魂をいやしに導く営み、柏木が示唆するcure（なおし）ではなく、care（いやし）にあると思う。

これの実現に向けての方法論的基盤を、論者は現象学的アプローチを主軸とする対人・対話関係に把え、そこに身をおいている。それは内的体験世界（気持）の交流を糸に、〃私〃が〃あなた〃といま、ここを（now & here）ともに生きようとするあり方である。そこに開けてくる世界は〃生＝死との和解〃に象徴されるおかげを実感する世界でもある。

患者の自律化・主体化によるのではなく、生＝死との和解の実現が医療者の導き、お互いのおかげ関係のなかで発見され、気づかれてくる。それはお互いにとって、体験的にはまさに神の導きとの実感なのだ。

従って、私たち医療者が和解世界をケアの目標に設定し、それの実現に走るとすれば、それは私たちの尊大さであるといわねばならぬであろう。そのことによって、逆に和解世界の実現が阻まれることになろう。なぜなら和解世界はおかげ関係というプロセスのうちに開ける結果であるからである。〃我弱きに強ければなり〃という謙虚さ（お互いが神の導きという実感を味わう）の貴重さを思うのである。裏からいえば、主題をめぐる人間中心主義の尊大に伴う危険と怖さを指摘したいのである。

死をめぐって①

死に関しては、それがもつ負《マイナス》の意味ゆえに、回避、排除、克服されるべきもの、意外なものとしてみられ、外から突然襲ってくるもの、病気の症状として帰結してくるもの等と外在的なことがらとして受けとめられている。

その一方で、死は誰でも避けられないこと、いつくるか不確実であること、どこにいくのか不明《わからない》ことの不安とおののきのなかで、死は生と対立するのではなく、人間存在の属性であり、生の規範となり、生の結晶となるとの受けとめ方がなされる。

しかしながら、通常、死の外在性の実感のなかで、死の内在性の実感は得にくく、私たちは死に対してモラトリアム的かかわりしかもてない実際がある。

死をめぐって②

死が自分に切実に実感として迫ってくるなかでも、死の外在性の実感と内在性世界の渕に立つ（考え）との間を振子のようにゆれ動く苦悩を体験せざるをえない。ガンという病名を知りたいと思う反面、知ったときの怖さに知らされたくないとの両義的苦悩にこの一端をかいま見る思いがする。

いま、死、別離が限りを意味するとすれば、限りは、死に直面していようがいまいが、私たちの生活のなかで、時間（いま）・空間（ここ）の限りとして私たちに迫ってくる。いま、ここを生きる以外ありようがない私たちのありように気づく。このとき、死とはいま、ここをしか生きようがない私たちの存在のありようとして見えてくる。

ケアに向けて

このように死を自分に向けて問うとき、ケアに向けて、私たち医療にかかわる者のあり方が問われてこざるをえない。

①私たちが自己防衛的対象化から自由になること（ことがら的世界から気持の世界へ）

診断と治療という手だて、看護技術という手だてを自分（不安から）を守るために楯とする。これを楯に患者と接するとき、そのかかわりはことがら的（役割的）とならざるをえない。そこでは医療者は医療者に生きることになり、病名を伝えるべきか否かといった議論を引き起こす。一方で患者は苦悩に生き、めいわくをかけず死ぬことになる。

①患者を引き受ける（erleiden）ともに生きるあり方実現に向けて歩むこと。

患者との対面のなかで、患者を見つめ、わかろうとする勇気と決断で医療者を生きようとする。そのとき、患者は信頼し、苦悩を生きようとする。ここに苦悩をともに生きることを通して、苦悩がもつ意味発見の世界が開けてくる。互いにhomo patiens として死の内在性の覚知に至ることになろう。

ケアの実際

肝臓ガンの26歳の男性

痛みがこの人をむしばんでいくかんじ。

まさにのたうちまわる。奥さんに激しい怒り、ののしりをぶつける。自分が自分を怒り、ののしっているかんじ。奥さんが完全に参ってしまう。

看護婦さんがのたうちまわる患者さんを抱擁し、添い寝をしてくれる。看護婦さんにしがみついて嗚咽！ 大きく包む看護婦さん。

このことがあって、患者さんの気持に平安が訪れ、奥さんへのいたわりが出されるようになってきた。

ここには、本当に人間的生地で勝負していく以外にないケアの真実が伝えられてあまりある。

胃ガンの47歳の男性

看護婦が検温に来たとき、患者はかねてより疑問に思っていた自分の病名の本当のところを問いただそうとした。看護婦はこの問いかけに困惑、狼狽。患者はドクターがそのうち元気になると励ましてくれるが、自分の体の衰弱が自分でわかる、教えてくれ、本当のことをと迫る。

看護婦はそんなことありませんよと涙を目にこらえて、必死に患者を見つめる。

患者「ごめんなさい！ 看護婦さんにこんなこと問いつめて……。いままで自分だけが苦しんでいると勘違いしていました。あなたの私に対する心づかい痛いほどわかります。病名のこともうどうでもいいんです」

ここには、病名が知れた失敗が実は失敗でなくなったこと、それは援助する看護婦が、援助される患者から援助されて初めて真の援助者としての看護婦と自分が出会えるのだということをいみじくも伝えてくれている。

おわりに

論を閉じるに当たって実感していることを伝えたいと思う。

上述からも示唆されるように、主題に関して、いや人のケアに関して、王道はない。いま、ここを患者とともに人間的生地で生きる以外に！

死にゆく人が死（生）と和解し、心安らかに自己実現する姿にふれるとき、人のすばらしさに感動しその波にゆさぶられる。それと同時に、いやそれ以上に、死と敵対し、のたうちまわり、ののしり、うらみながら終焉を迎える人の生きざまは、私たちの存在をその根底からゆさぶる。ただこの凄惨な闘いを患者の孤独ななかで迎えることは耐えられない。ともにのたうちまわる私たちでありうるし、またありたいのである。人が人に果たす、果たしうる責任、いや他ならぬ自分自身に対する責任のあり様であるからである。

4　ケースワーカーの立場より

淀川キリスト教病院　竹内一夫

死にゆく患者と家族のケアというテーマでケースワーカーの立場から話すようにということですので、日常の業務の中で私たちワーカーが何を考えて働いているのか、また現実はどうであるのか、家族は何を思っているのであろうか、患者はどうなのであろうか、というようなことに焦点をあてて話させていただきたいと思います。

私は医療の中にワーカーが存在していることの意味づけとして、直接的な医療に全く関与しない、そういう意味で全く第三者的な存在として、患者と医療スタッフ、家族と医療スタッフ、患者と家族、スタッフ同士の気持のまた感情の橋わたしのできる存在であると考えていますし、何の利害関係もなく、それぞれの立場にある人の本音を聞くことのできる存在であると考えています。

末期患者や家族のケアに関して、私たちソーシャルワーカーが医療チームにかかわっていく点は、極端な表現をすればこここしかないのではないかと思っています。

私たちは患者や家族の経済的な問題、社会的な問題、心理的な問題、また医療についての疑問などの相談にはのりますし、その解決のために最大限の努力はしますが、それは患者や家族が、より問題の本質に取り組みやすくすることが目的でありますし、医師や看護婦と患者や家族との人間関係をより円滑にすることで、患者がよりよいケアを受けられるようにすることが目的なのであります。そして私たちの役割はその個々の患者さんや家族の問題（主として医療を妨げよるような性質のもの）を、その個人の問題解決能力や家族の問題解決能力に応じて、自ら問題解決に取り組めるよう援助することであると考えています。そしてその時の立場は、あくまでも患者や家族にとってよりよき方向へということであります。

京大の河合先生は、人を援助するセラピストや援助者は忍者であるべきだということを述べておられます。私はこの考えに全面的に賛成で、ソーシャルワーカーもかくあるべしと思っていますし、医療の場で私たちが患者になれたらと思っています。

しかし医療の場ではまだ医師を中心とした保守的な思考性が残っていますし、患者さんの中にもこのような考え方が強く残っています。

また末期患者の場合、緊急性も時に考えねばならず、このようなことを考えていても、かなり意図的な介入を行ない、問題解決に向けて積極的にリードしなければならないこともあります。

いずれにしても患者さんや家族の立場に立った医療ということを、また本当に納得して医療を受けてもらうことを考えるときに問題となり浮かびあがってくることがあります。それは「これだけも」という思考性と「これだけしか」という思考性であります。

これはあるリハビリテーションにたずさわっておられる先生からお教えきただいたことなのですが、これを少し説明しますと、私たち医療者側は、「これだけも」思考を取り、治療をはじめた時を最悪の状態と考え、それを治療により改善した「x」分を比較し、「x」分もよくなったではないかと考え、患者の側は健康な時を一〇〇とし、それと比べて治療を受けた現在は「x」分だけしかよくなっていないという「これだけしか」思考を取る

表1　病気についての患者の理解

	男性患者	女性患者	計
よく知っていた	9・4%	12・3%	11・3%
知っていた	18・8%	16・7%	17・7%
あまり知らなかった	28・1%	33・3%	30・6%
全く知らなかった	28・1%	33・3%	30・6%

表2　患者の病識についての家族の反応

	男性患者	女性患者	計
知っていた方がよかった	9・4%	30%	19・4%
知らない方がよかった	68・8%	56・7%	62・9%
どちらでもかわらない	9・4%	10%	9・7%
わからない	12・5%	3・4%	8・1%

ということであります。

私たちが末期の患者や家族の援助をしている時に、時として患者や家族、またスタッフに対し、何ともいえぬやるせない気持になることがあります。それは往々にして私たちの努力や配慮が相手に伝わらず、期待した反応が出てこない時にこういう感じになるのですが、このような時、私たちの思考性は先ほど述べた「これだけも」思考になっており、「これだけしか」思考はどこかに消えてしまっているのではないでしょうか。

私は何も私たちの努力を過小評価しようといっているのではありません。ただ末期患者及びその家族への配慮というときには、私たちが考える援助が、また提供できる援助がその時点ではより良きものであっても最善のものとは必ずしもいえないわけですから、私たちの思考性もしたがって「これだけしか」思考を持続していくことが大切なのではないでしょうか。これを持続していくためには、一症例、一症例にどう対処すべきであるのかをていねいに考えていくことが大切であると思います。

実は私自身本日の準備で今述べました「これだけも」思考にはまってしまっておりました。といいますのは、柏木先生より、ソーシャルワーカーとして死にゆく患者と家族のケアということについて話すようにということをいわれ、何を話せばいいものだろうかと考え、以前私がソーシャルワーカー研究に「末期患者への系統的配慮」という題で報告し、柏木先生が「死にゆく人々のケア」という本の中でも引用しておられる患者遺族の調査がありますが、それ以後も調査を続けてきておりますので、それをまとめて報告しようと考えていたのです。ある日柏木先生とその話をしていて、見方を変えてまとめられるだろうかと問われ、前回が十分細部までみられていないので統計的な手法を変えてみてはと考えていましたが、ある日ふと私は今まで家族という集合概念、あるいは患者という集合概念でものを見ようとし、その内容を見ていなかったということに気付きました。

すなわち「これだけも」まとめたと自分

で勝手に思い込み、「これだけしか」まとめられていないのだという思考性に欠けてしまっていたのです。今回は「これだけしか」ということで気付いたところでまとめてみた結果の一部を報告させていただき、患者・家族への配慮ということを先に述べさせていただきたいことと合わせてお考えいただければと思います。

・調査対象……当院に一週間以上入院し、治療を受けた後死亡した12歳以上の患者遺族一八五人
・調査期間……昭和五十一年二月〜昭和五十四年八月
・調査方法……患者の死後五十日後にアンケートを郵送
・回収率……33.5％
・患者死亡時平均年齢……67.8歳
・回答者が患者と共に生活した期間……29.1年
・死因
　ガン……71％
　心疾患……6.5％
　肝疾患……3.2％
　高血圧性疾患……6.5％
　その他……11.3％

今回の調査では回収率が前回と比べ17％ほど低下しましたが、理由はもう一つ明確ではありません。ただ最近発送はしても宛先不明で返送されてくるものが増加しているという傾向があり、そのために回収率が低下しているということも考えられます。

表1は病気についての患者の理解を示したものです。この調査は遺族を対象としたものですから、男性患者、女性患者の欄に示したのはそれぞれの家族の反応ということになります。この表からは家族のみた患者の病識には男女差は認められず、ともかく自分の病気については知っていただろうと考えられる患者が全体の約三割ありました。

表2に示したのは、患者が病識を持つということに対する家族の気持でありますが、知っていた方がよかったと思うのは女性患者の家族の方に多く、知らない方がよかったと思うのは男性患者の家族に多くみられましたが、全体としては六割強の家族が知ってほしくないという気持であるようです。表1、表2の結果を合わせて考えますと、家族としては知ってほしくないという気持が強く、それなりの配慮をしているであろうに、患者が病気を知っていたと認めざるを得ない家族が三割弱いるということは、そういう配慮にかかわらず、患者は様々なことから、事実をかなりの程度知っていくものだといえるかもしれません。

表3は死について、また死後についてどの程度家族に話しかけているかを示したものです。

ここで死ということと、死後という二つの項目にわけている意図を説明しておかなければなりませんが、私たちは死について患者が家族に話す時よりも、自分の死後について家族に話す時の方がより深刻であろうし、死のことも死後のことも話すとなると事態はより一層深刻であろうと考え、それを測る尺度としようと考えたわけです。

さて結果ですが、死についての話しかけに関しては男女差は認められませんが、死後についての話しかかけに関しては、

表3　死についての患者の話しかけ　　（　）内は配偶者以外への話しかけ

女性患者

夫への話しかけ		自分の死後について話した		計
		はい	いいえ	
自分の死について話した	はい	31.3% (28.6)	6.3 (21.4)	37.5 (50)
	いいえ	12.5 (7.1)	50 (42.9)	62.5 (50)
計		43.8 (35.7)	56.3 (64.3)	100

男性患者

妻への話しかけ		自分の死後について話した		計
		はい	いいえ	
自分の死について話した	はい	18.2% (66.7)	13.6 (11.1)	31.8 (77.8)
	いいえ	0 (0)	68.2 (22.2)	68.2 (22.2)
計		18.2 (66.7)	81.8 (33.3)	100

43.8%と18.2%と女性患者の方が配偶者に話しかける率が圧倒的に高いといえます。また死について話した患者が、死後のことについて話す率は女性患者の場合37.5%中31.3%であり、男性患者の31.8%中18.2%という数字と比べて圧倒的に高いといえます。

表4　患者の死後家族の心から離れなかったもの

	女性患者		男性患者	
	夫	夫以外	妻	妻以外
寂しさ	87.5%	71.4%	73.9%	66.7%
子供の世話	18.6	14.3	4.3	11.1
収入減による生活難	0	0	34.8	0
実生活が困難	12.5	7.1	8.7	0
急に亡くなったこと	37.5	21.4	43.5	44.4
患者が苦しんだこと	25	35.7	47.8	22.2
医師やスタッフの態度	22.5	14.3	21.7	22.2

表5　患者の死後何を感じたか

	女性患者		男性患者	
	夫	夫以外	妻	妻以外
看病疲れからの解放	25　%	21.4%	21.7%	22.2%
精神的疲れからの解放	37.5	50	52.2	22.2
本人の苦しみが終った	50	71.4	56.5	33.3
費用の心配をしなくてよくなった	6.3	0	17.4	11.1
ふだんの生活にもどれる	6.3	28.5	21.7	0

以上の事から女性よりも男性の方が自己の内部で事を処理する率が高いといえるのかもしれませんが、表2の結果、すなわち男性患者の家族の方が知ってほしくないという気持が強いことと合わせて考えますと、男性患者の場合、配偶者が、このよう

な話題にふれさせないということが起こっているのかもしれません。これは次に述べる男性患者で配偶者がいない場合の反応（死について話した患者が死後について話す率77.8％中66.7％）が、女性患者のそれに比べて高いということと合わせて考えていただければある程度納得していただけると思います。

表3の（ ）内の数字は、配偶者のいない患者の家族への話しかけを示したものです。死についての話しかけは50％と77.8％と男性患者の方が多く、死後についての話しかけでも35.7％と66.7％と男性患者の方が多いといえます。また死について話した患者が死後のことを話す率も、女性患者が50％中28.6％であるのに対し、男性患者は77.8％中66.7％と圧倒的に高くなります。配偶者の有無で男性患者と女性患者の反応が入れかわることは注目すべきであると思います。

表3に関しての結果をまとめますと、①配偶者のいる女性が入院し末期に近づいた時に、夫に対し死について話しかければ死後のことも話しかけるであろうという予測ができ、死についての話しかけは死後のことについての話しかけの指標となり得る。②配偶者のいる男性患者では、死についての話しかけが必ずしも死後のことについての話しかけにならないが、配偶者のいない男性患者の場合は、死についての話しかけが死後のことについての話しかけの指標となり得る。③配偶者の有無で患者の反応がかわる。

ということになります。

表4は患者の死後心から離れなかったものを示したものです。配偶者の共通した反応は寂しさ、患者が急になくなったこと、患者が苦しんだことですが、配偶者が夫の場合、子供の世話ということが問題となり、妻の場合、収入減による生活難ということが問題となっています。回答者が配偶者以外の場合、寂しさと患者の死に方に心をうばわれる傾向がうかがえます。この時共通して助けになったと感じているのは家族ですが、残された配偶者が女性の場合、他人の援助、生前患者と話し合ったこと、親戚の援助が助けとなり、残された配偶者が男性の場合、経済的余裕、仕事、酒が助けとなっています。

表5は患者の死後家族は何を感じたかと示したものです。残された配偶者の共通した反応は、看病疲れからの解放と本人の苦しみが終わったということですが、残されたものが妻の場合、精神的な疲れからの解放55.2％、費用の心配をしなくてよくなった17.4％、ふだんの生活にもどれる21.7％と、それぞれ夫の場合より高く、配偶者が妻の場合の方が、患者の入院中精神的にもよりまきこまれ、患者の死後ほっとした気持になっている面もあるといえましょう。

配偶者のいない患者の家族の共通した反応は看病疲れからの解放ですが、配偶者のいない女性患者の家族の方が、男性患者の家族より精神的な疲れからの解放50％、本人の沢しみが終わった71.4％、ふだんの生活にもどれる28.5％とそれぞれ高く、配偶者のいない女性患者の家族の方が、患者の闘病生活によりまきこまれているといえましょう。

調査の結果をまとめてみますと、次のよ

うなことがいえると思います。

(一)医療者側は、患者の性別により患者や家族への配慮を変えなければならない。

(二)患者に配偶者がいるか否かで患者や家族への配慮を変えなければならない。

以上のことから、私たちは、患者がまた家族が一様でないことを再確認し、患者の反応も配偶者の有無により異なるし、患者家族の反応も配偶者であるか否かによって異なるということを再認識して、患者の家族のケアを行なっていくことが大切であるといえましょう。

討論

ターミナルケアで最も大切なことは何か

岡安大仁 司会・日大第一内科■疾患がすでに回復の見込みがないと判断された時のケア、すなわちターミナルケアをどのように考えるかということに焦点をしぼって討論をしたいと思います。医師はともすれば、治療がうまくいかなかった場合に、自分の敗北を認めたくないという気持ちを持ちがちです。しかし、患者や家族にとっては、末期の状態になった時に、もはや治療が苦痛となる場合もあるように思います。このような観点から、患者及び家族のケアをどのように考えていけばよいのか、まずシンポジウムに発題していただいた先生方から意見を伺いたいと思います。医師の立場から福間先生、何か追加していただけますでしょうか。

福間誠之 京都第一赤十字病院■この問題に関しては、医学教育の欠陥ということを考えなければならないと思います。たとえば患者が、また家族が、もう積極的な治療はやめてほしいと医師に懇願した場合、医師はそれに対してどのような態度をとらなければならないか、というような問題に関して、現在の医学教育では何も教えてくれません。医療とは何かという根本的な問題を医学教育の中でもっと真剣に考えるべきだと思います。

岡安■看護婦の立場から、また母親を看取った家族の立場から、森さん、ご発言願います。

森道子 国家公務員共済組合六甲病院■私の母の場合、中毒症状がでたということで鎮痛剤の使用が禁止になりました。このことが患者にとっても、また私ども家族にとっても、最も大きな苦痛でした。助からないとわかっている癌末期の患者に対するケアのことを考える場合に、疼痛が激しいのに、鎮痛剤を中止するということは、やはりするべきことではないと考えます。鎮痛剤の適量というのは医学的には決まっているのですが、末期の患者に対しては、その適量を超えて苦痛をとることのできる量を、あまり制限せずに投与するということを考えなければならないと思います。

岡安■上野先生、臨床心理の立場からつけ加えていただきたいと思いますが……。

上野嘉　大阪教育大学■私はターミナルケアにおける治療者のあり方が今問われているのだと思います。特に医師は特殊な技術を持っているわけですから、その技術を武器として勝負をしていくのは楽なわけです。私たち人間は、自分のもっている強いところによりかかって人との関わりを続けようとします。しかし、ターミナルケアにおいては、患者とその家族の必要に目を向けて、じっと耐えるということが必要になるのだと思います。

岡安■特に若い医師が治療ということだけを中心に考えるために、患者や家族が非常に苦痛を増すということがあると思いますが、ソーシャルワーカーの立場から、このようなことに関して竹内さんの発言をお願いします。

竹内一夫　淀川キリスト教病院■とてもむずかしい問題だと思います。家族が、身体的にも精神的にもそして経済的にも参ってしまうことがあります。しかし、患者のケアに関して、医療者側に、このようにしてほしいということをなかなか家族の方からはだせないということをまず医療者側は考えなければならないと思います。ワーカーとして働いていて、よく患者さんの家族から、このような治療をずっと続けていていいのでしょうか、という質問を受けます。その時、家族に「ではどうして欲しいのですか?」と聞き返しますと、たいてい「私たちもどうしていいのかわからないのです」という答えが返ってきます。そこで医療者側と家族が共にどうすればよいのかを話し合っていく姿勢が必要になると思います。

岡安■イギリスのセント・ジョセフ・ホスピスのDr.ハンラッティがターミナルケアのひとつの大きな働きは、過剰な治療行為によって患者ないし家族が受ける苦痛を軽減することだと述べていますけれども、先程「イギリスのホスピス」ということで発表された柏木先生に、このあたりのことをお伺いしたいと思います。

柏木哲夫　淀川キリスト教病院■私は、ターミナルケアで大切なのは、患者さんの不快な症状をコントロールするということだと思います。特に痛みは、患者さんにとって、最も大きな問題で、この痛みをとるということに私たちは全力をあげる必要があると思います。痛みということに関しては、その受けとり方に国民性が関与していると思います。欧米諸国の人たちは、痛みに非常に耐えにくいという感じがします。従って、医療者側も患者の痛みをとるということに懸命になります。しかし、日本人の場合、少しぐらいの痛みであれば我慢したい、ある意味で痛みを我慢することがその患者さんのニードになっている場合もあります。しかし、私の短い経験からいえることは、やはり激しい痛みがあれば、その痛みが患者さんの精神状態を非常に不安定にし、痛みのことしか考えられない、すべてのことに優先して痛みをとってほしいという気持ちをもつ人がかなり多くあるということです。従って、末期の患者においては、かなり早期から、たとえば経口のモルヒネ剤（ブロンプトン・ミックスチャー）等をもっと積極的に投与していくべきだと考えます。

患者と家族をひとつの単位と考える

岡安■フロアーの方からの発言を求めます。

隈寛二 隈病院■私はターミナルケア（末期のケア）とメディカルトリートメント（医学的治療）は違うと思います。たとえば、私たちの病院では、患者さんが末期に近づけば、副作用の強い抗癌剤を用いず、できるだけ無害な、副作用のない抗癌剤を使います。また輸液も最小限にとどめ、痛みがあれば痛みをとるということに専心します。更に輸液の内容を説明し、患者さんが、のどのかわき等で輸液の増量を望むならば、それに従いますし、痛み止めの注射等もできるだけ、医師が指示するのではなくて、患者さんの要求に合わせるという努力をしています。

岡本祐三 阪南中央病院内科■ターミナルケアを考える時に、勝利する医療と負けの医療の両方を考えなければならないと思います。医学教育の中で勝利する医療の側面をたたきこまれた医師は、患者が末期の状態になった時にどうしたらよいかわからなくて、勝利する医療のパターンをくり返してしまうわけです。しかし、この時に医師の立場の転換ということを考えねばならないと思います。それは治療者（healer）から失敗者（failure）への立場の転換です。たとえば、私の場合考えてみますと、大学病院で手術を受けて、もうどうしようもないので、どこか近くの病院で治療を受けなさいといわれて紹介されて来た患者には、かなり踏み込んだケアができるのですが、発病当時から主治医として一環してかかわってきた患者のターミナルケアは、非常に心理的にむずかしい側面があります。これは自分が healer であった立場から、failure としての立場に転換せざるを得ないからです。このような意味で、治療者から失敗者へ変わざるを得ない医師の心理に対する理解をもっと深めなければならないと思います。

第二点は、ホスピスの考え方に対する疑問ですが、私は cure の中に care が包含されている、またされなければならないと思っています。cure から見放された人たちを一つのところに集めて care のみをしていくという考え方が本当に患者や家族のためになるのか、まだ私自身の中で整理がつきません。

季羽倭文子 日大訪問看護室■私は訪問看護の仕事をしておりますので、特にターミナルケアにおける家族への援助ということをいつも考えさせられています。今日のシンポジウムの題が「死にゆく患者と家族のケア」ということですが、やはりお話を伺がっていて、家族のケアというところになかなか話が及ばないもどかしさを感じていました。ターミナルケアにおいては、患者と家族をひとつの単位としてケアをしていくことが大切だと思います。特に家族がまず最初に癌の宣告を受けるわけですから、ある意味では患者よりも家族の方が先に苦しみ始めるという状況が日本ではあります。それゆえに、ドクターもナースも協力して家族のサポートということを、もっと考えなければならないと思います。

河内恵美子 京都第一日赤小児病棟ナース■私たちの小児病棟では、白血病の末期の患者をよくcareするのですが、その場合に、たとえば末期の患児に高カロリー輸液を始めるという判断を主治医がかなり独断的にする場合があります。そのとき主治医と他のドクターがどれくらい相談しているのか、また主治医が家族とどのようなコミュニケーションをもっているのかが、私たちナースにはわからない場合があります。そういう意味でターミナルケアにおいて、果たして医師の独断で様々ことかが決まっていっていいものかどうか疑問に思います。

家族と一緒に困ることも大切

辻悟 治療精神医学研究所 ■死という現実を医師が受けとめかねて、それを家族にバトンタッチしてしまっているという状況があるのではないかと思います。たとえば、癌であるということを家族に言って、その後そのことについてあまり話し合わないとなれば、完全にバトンを家族に渡してしまっていることになります。癌の宣告を家族にしてから、そのことを家族と共に医師が話し合うかどうかが大切です。そして家族が治療のことについて何でも相談して良いのだという雰囲気を医師が作りだしていくということが大切だと思います。もう一つ重要なのは、末期のケアに関してどうしていいかわからないという状況に立たされた時に、医師が自分もまた家族もわからないことをたくさんもっている人間同士だということを、家族と共にわかりあうことが大切だと思います。時には医師が「私にもどうしていいのかわからないのですよ」ということを家族に伝えることによって、一緒に困ることが大切です。一緒に困っているうちにどのようにしていけばよいのかおのずと結論が出る場合も多いのではないかと思います。

河野博臣 司会・河野胃腸科外科医院 ■死の臨床ということを原点にもどって考えてみますと、病気を持っている患者さんを総合的にみていく時には、勝ちとか負けとかは問題にならないと思います。死を迎えつつある患者さんは、人間関係がうすれていく中でその痛みが増します。ですから、痛みだけをcareするのではなくて、関係の中で患者さんを総合的にケアしていくということが大切だと思います。患者さんの心と身体を分離せずにケアをすることです。死のケアというのは、結局は患者さんをよりよく生かすための援助ということになるのだと思います。

cureからcareへの転換はいつ、だれが判断するか

建野正毅 神奈川県大和市立病院外科 ■私は外科の医者ですが、治療をどこで切るかということでいつも困っています。先程、医者は独断的であるという発言がナースの方からありましたが、私は医者は独断的であり、また孤独であると思います。癌の末期になっても外科医はどうしてもcureをあきらめることができません。しかし現実にcureをあきらめざるを得ない患者さんがありますが、患者さんが亡くなったあと、もう少し積極的な治療をしておればあの人は助かったのではないかという後悔がいつも残ります。cureを切るか切らないかを、だれがどう判断するか、これは非常に大切な問題なので、皆様方の意見を聞きたいと思い

ます。

福間■今のご質問の直接の答えにはなりませんが、二年前に私の家内の母が癌でなくなりましたが、その時の経験をお話ししたいと思います。発見された時にはすでに転移もおこっており、家族全体は苦しまないで死を迎える手助けをしようということに焦点をあてました。末期になって点滴が始まったのですが、本人がとてもいやがったために、主治医に頼んで一時点滴を止めてもらった時もあります。死亡する一週間程前に大量の下血をして、本人はその時自分の死を悟り家族に遺言を残しました。しかし、その時主治医は輸血をしました。その結果、延命効果があり、一週間死が延びました。ずっと付き添っていた家内は、この一週間は地獄だったともらしました。本人が死を自覚し、遺言もすべて済ませた時に死を迎えさせてやれたら、もっといいのにと今思っています。

柏木■単なる延命のための輸血や、また高カロリー輸液等は私は非常に疑問に思います。しかし患者さんの不快な症状をとるための点滴はやはり必要ではないかと思います。癌の末期の患者さんで特に消化器癌の患者さんの場合は、経口的に水分を摂取できないので脱水症状が起こったり、電解質のアンバランスで非常に不快な症状が起こることがあります。このような時には、適当な輸液がどうしても必要だと思います。イギリスのホスピスを五か所ばかりみてきた経験ですが、私は一度も患者さんが点滴を受けている姿を見ませんでした。正直いって、これには私自身も驚き、また抵抗も感じました。しかしイギリスの場合、消化器癌が少なく肺癌や乳癌が多いために、本当に末期になるまで、患者さんは経口的に水分の摂取ができるので、点滴をせずに済むのだと思いました。

河野■ターミナルケアを考える時に、確かにチームを組んでやるということは大切なことですが、チームを組まないとターミナルケアはできないというふうな考えが広まると非常に困ると思います。私自身は開業医ですが、全国に六万人の開業医がいます。そして、それぞれ工夫してターミナルケアをしているわけで、ターミナルケアにはいろいろな方法があることを知っておかなければならないと思います。

家族に見守られて死ぬのが「人間の死」

マラス神父 天理大学■私は医学の専門家ではありませんが、宗教家として人間の死に興味をもっています。人間の死をただ医学的な面からのみアプローチするのは危険だと思います。私たちは人間の存在をトータルなものとして考えなければなりません。そこで人の死を考える場合に、家族の問題が大切だと思います。私は二つのことを強調したいと思います。まず第一に医学はもっと社会にもどってほしいということです。私は宗教家として多くの死を看とってきましたが、その中でやはり家族の果たす役割は非常に大きいわけです。家族は患者の死を見送る人たちです。これに関連して第二にいいたいことは、死は病気ではないということです。死を病気としてアプローチするのは間違っている場合があります。病気にならないで死ぬ人もたくさんあるわけですから、死はやはり、人生の一つの出来事としてとらえる必要があると思います。従って、人間は家族の中で生まれ、家族の中で死ぬべきだと思います。しかし、最近自宅で死を迎える人が非常に少なくなっているのは残念なことです。家族に見守られながら死ぬということが人間らしい死に方だと思います。

金子仁郎 関西労災病院■私は良く死ぬことはよく生きることだと思います。皆さんの討論をききながらいろいろなことを考えたのですが、私はやはり癌であるとわかれば、私にもそれを告げてほしいし、私の家族にも本当のことを言ってほしいと思います。そして、なるべく痛くない苦しみのないような方法を考えてほしいと思います。またどこで死にたいかという問題に関しては、私はやはり子供や孫に囲まれて自分の家で死にたいと思います。私自身病院の院長をしておりますけれども、もし可能であれば、病院ではなく家で死を迎えたいと思います。死にゆく過程において何よりも大切なのは、苦しみを共にしてくれる家族や病院のスタッフが存在するということだと思います。

中川俊二 PL病院■癌の患者さんをケアしていく上で、その患者さんが今までどのような生活をしてきた人なのか、またどのような性格をもっている人のなかを知ることが大切だと思います。最近多くの研究者により、癌にかかりやすい人は、aggression（攻撃性）が強いといわれています。そしてこの aggression すなわち激しい批評を外へ出さずに内向させているという傾向が指摘されています。

家族と医療スタッフのコミュニケーション

森■家族の問題を考える場合に大切なことは、一体その家族がどの程度にまで医学や看護の分野に参加したいと思っているか、ということです。すべての家族がベッドサイドにいてケアの一端を担いたいと思っているわけではありません。患者のそばにくることさえしない家族もあります。スタッフにとって大切なのは、この家族がどの程度まで医療や看護に参加したいと思っているのかをまず知る努力をすることだと思います。

竹内■ソーシャルワーカーとして病院で働いていて強く感じることは、主治医やナースから家族に対していろいろな情報が十分に伝わっていないということです。たとえば治療の方針が変わったときには、その変わった内容について、家族に対して十分な説明をし、情報を流すことをもっと医師やナースは考えるべきだと思います。スタッフの側に家族に対して情報をわたそうとする姿勢が望まれると思います。

福間■家族のケアを考える時に、もう一つ大切なことは、家族は説明をきいて百パーセントは理解をしないということをスタッフが覚えていなければならないことだと思います。

私の経験ですが、ある脊髄脱の子供の母親に病気の性質を十分説明したつもりで、またその母親も十分理解したように思ったのですが、その母親があとになっては「先生のいわれたことが六か月たってはじめてわかりました」とおっしゃいました。

子供の先天的な奇型などを親に話す場合に、親はショックのためにほとんど医師の説明をきいていない場合があるということを考えておかなければなりません。それで、初めて説明をしてから数週間してもう一度、全く同じ説明をする必要があると思います。これは癌の場合にも同じだと思います。医師が家族に患者の癌の状態をかなり詳しく説明したと思っても、あとでケースワーカーがその家族と話をして、医師の説明をショックのためほとんどきいていなかったということがわかる場合があります。それ故に、くりかえし説明をしてあげるということを配慮しなければならないと思います。

患者と家族の立場に立つ医療を

長谷川千竹 愛染橋病院ナース ■私は二年前に母を癌で亡くしました。母が末期になった時に、主治医が母に対して「できるだけのことはしましたが、もうこれ以上打つ手はないので退院しなさい」といわれました。私はこの医師の言葉に非常にショックを受けました。しかし母は「先生も一生懸命してくれたんだから、そんなに腹を立てるのはやめなさい」といいました。それで泣く泣く家につれて帰って約一か月の後に母は家で死を迎えました。今日この死の臨床研究会に出席して、もっともっと患者の立場に立ち、家族の立場に立って医療や看護をしてくれる医師やナースが日本に増えていくことを望んでいます。

中山英男 関西労災病院外科 ■私は臨床の外科医ですが、先程から医者は独善的になりやすいという話がでていますが、このことは本当に医師として反省しなければならないことだと思います。しかし、医学に関して最終的な責任は医師にあるわけですから、医師は独善的になりやすい自分の傾向をしっかりと反省して、十分な責任を全うする必要があると思います。私たちの外科では年間一二〇人の人が亡くなられますが、その98％は悪性腫瘍の再発の患者さんです。私たちはこの癌の末期の末期の患者さんに対して三つのことを目標にして治療をしています。第一にはできるだけ長く生きていただく努力をすること、第二にできるだけ楽に闘病生活を送っていただくこと、第三に最後まで希望をもって入院生活を送っていただくことです。

河野友信 都立駒込病院心身医療科 ■死の臨床において家族のケアは非常に大切で、柏木先生の強調しておられるチームアプローチは患者に対してはもちろんのこと、家族に対して大きな力を発揮するものだと思います。家族に対するケアにおいては、精神科的な知識をもった医師が関与することが大切だと思います。たとえば家族のひとりひとり、特に患者に一番近い家族が、どのような性格をもった人なのか、またどのような生活歴をもった人なのかをケアにあたるスタッフは十分に把握し、それに基づいたケアをする必要があると思います。

樋口和彦 同志社大学宗教心理 ■死の臨床研究会の発表と話し合いをききながら、それぞれの学問の領域を離れて、医師、ナース、ソーシャルワーカー、宗教家、その他の人々が、本当に一生懸命話し合っておられる姿に感動を覚えました。そして、何より大切なことは、ここにおられる患者さんの立場を考えようとするその姿勢を、この死の臨床研究会がもっていることだと思います。

河野■死の臨床という大切な分野で私どもがしていることはほんの一部です。医療に従事している者は、一般の人々の声を聞く努力をしなければならないと思います。今日ここで話し合われたことを一つの出発点として、死の臨床についての様々なアプローチを今後みんなが力をあわせて進めていきたいと思います。

「死の臨床」Vol. 3 No. 1　一九八〇・十二

末期ガン患者のニードとホスピスの役割

ピーター・グリフィス*　季羽倭文子訳**

人類の疾病との闘いを書き残している最も古い記録の中に、末期患者のケアが、ある医師たちにとって、特に重要な関心事であったことが記されています。医療の関心が、死期の近い患者を除外した、別の方向に向けられ出したのは、今世紀に入り医療技術が爆発的な進歩を示してからのことです。

中世紀において、また約百年前までは、入院患者に死が訪れることは、決して驚くべきことではありませんでした。死は、今よりはるかに頻回に、またより若い年齢の人にも訪れ、その時代には医師もナースも疾病を治癒できませんでした。しかし医師およびナースは、慈愛のこもったケアにより、また報いのある死後の世界があることを、自信をもって死にゆく人々に伝えることにより、死に直面しやすくすることができました。

近年において、治療医学が発達するまでは、死期の近い患者は大切にされ、特権のある存在であり、多くの意味において、地域社会にとっても価値ある存在でした。なかでも、特に身近な人々に、他人に奉仕すること、また精神的成長の機会を提供する、という意味で重要な存在でした。

今世紀に入り、疾病を治癒する方法が発見されてから、このような心のこもった、愛に満ちた関心を死期の近い人々に持ち続ける、という態度は失われてしまいました。治る見込みのない患者は、その他多勢の患者の中の一人になってしまい、自分たちが患者を回復不能な状態にさせてしまったのだ、というふうに感じている、医師やナースから、失敗の結果としてみられたり、時には罪悪感のため避けられるようにさえなってしまったのです。

このような状態におかれている患者は、疼痛に苦しみつつ、多忙な病棟のはずれにある個室で、人々から見捨てられ、隔離さ

*Peter Griffiths, M.D., Consultant Physician, St. Christopher's Hospice, London
**日本大学医学部付属病院訪問看護室長

れ、また重荷を感じさせる存在である、というふうに患者自身が感じながら、死を迎えることが少なくありません。

数世紀前のフランス語のホスピスの語源には、慈善的な目的の収容所、すなわち地域の貧しい老人や孤児の世話をする〝ほどこしの家〟という意味があります。また一方では、空腹・疲労・病気の旅人や巡礼者の世話に当てられた修道尼院や僧院の一角も、ホスピスと呼ばれていました。そこに泊った人たちは、元気を回復し、病気が癒され、力づけられた後、それぞれの旅路に向かって送り出されたのです。多くの人々は、ホスピスをある特定の建物と考えることでしょう。しかしホスピスとは、ある種のケアについての概念であり、一般家庭においても、一般病院の病棟でもあるいは末期ケアの目的にあうよう設計された特殊ユニットにおいても、全く同様に当てはめて考えることのできる概念です。

ホスピスの概念は決して新しいものではありません。医学とほぼ同じくらい古い歴史を持っています。ホスピスとは、末期の病状にある患者とその家族に、温情のこもった、苦痛を緩和する、サポートする、ケアを提供することであります。家族全体がケアの対象として受けとめられます。可能な限り、家族もケア・チームの一員に加えられますし、また死別後の家族の気持ちを継続的にサポートすることも、ホスピス・ケアの、不可欠な部分と考えられています。

ホスピスは生きている人を、そして、ただたまたま死に向かいつつある状態の人を対象にします。死に向かいつつある人も、まだ人生の大事な部分を生きている人であることを、ホスピスは重要視しますし、また患者自身にも、そう感じられるようにします。

ホスピス・ケアの対象になる末期の状態とは、通常、進行した悪性腫瘍をいい、その病状の進行を阻止できず、悪化の一途をたどり、疾病の治癒を目的とした積極的な治療はもはや適当でない、という病状をいいます。しかしこれは、予後が二日しかない、あるいは三週間、また四か月である、ということを意味しているのではありません。効果的な症状のコントロールにより、日常生活の質が、五年間にわたりよい状態に保たれた、という場合があり、またそのようなことも決して少なくないのです。

このスライドの患者は（スライド省略）、乳癌からの骨転移による激しい疼痛のために、一九七五年に末期患者として、聖クリストファー・ホスピスに入院してきました。このスライドは、今年（一九八〇年）の初めに撮ったもので、今年の夏休みを外国で過ごそうと計画していることを、私に話しているところです。

〝末期〟という言葉にどんな意味が含まれているかといいますと、外科医はもう何も提供するものがなくなり、患者は最大許容量の放射線照射を既に受け、またよくあることですが、化学療法をもうこれ以上受けたくないと患者が拒否している、という状態を言います。患者や家族に、〝もうこれ以上、ほどこす手だてがない〟と伝えられるのは、通常このような状態の時です。しかし、このような言葉は決して話されるべきではありません。それは、それが決して本当のことではないからです。常に、何かもっとできることがあるにもかかわらず、この短い言葉を告げてしまうことにより、病気の患者や看病している家族を、憂うつな気持ちにさせ、希望を否定し、他の人から隔離された感じをもたせてしまうことを、私たちは、みなよく知っているはずです。

医療技術の急速な進歩は、その多様な動きの中から、何かしなければいけないという圧力を生み出しています。例えば、最新の治療を試みてみようとか、それを最後までやりつづけよう、という動きを作り出しています。

もし私たちが、常にこのような圧力にこたえようとすれば、それが家族の心配をなくすために努力することであったり、また医師が治療をあきらめてしまったなどと感じさせないためにしていることになり、患者自身のニードそのものを忘れてしまう、という危険性が出てくるでしょう。

進行した悪性腫瘍の治療において、病状改善のわずかな可能性と、不快感の増加や苦痛の発生とを、対比させて考えなければならない時期が必ずくることを、私たちは十分よく知っています。その不快感や苦痛は、最も大切に扱わなければならない人、すなわち患者に加えられるものなのです。

不適当な治療をしないと決断することは、患者の側からみた場合、何もしてもらえなくなるということや、見放されてしまう、ということにはならないし、医師の側にとっても、敗北を意味することになるのではありません。まして、患者にとっても、医師にとっても、〝あきらめる〟ということを意味するものでは決してないのです。何もしないということとは、全く反対のことなのです。もし医師およびそのチームメンバーが、疼痛の緩和やその他の問題を解決する、という役割を遂行すれば、患者には自分自身の生活上の問題に取り組む機会が与えられるでしょう。

もうほとんど治療不可能であることが明らかな場合でも、その患者にとって近代医療が失敗したとして、あきらめられてしまうことはありません。ケアが、続いて行われます。

このような場合のケアの目的は、特殊な病棟においても、また家庭でも、症状の緩和におかれるべきで、死が訪れるまで患者が生き続けられるようにすること、また同時に安らかに死を迎えることができるようにすることにおかれます。症状の緩和により、患者は家族の一員として生活することができますし、しかも患者本来の人間性が変化してしまうような過度の鎮静状態に陥ることなく、苦痛を感じない状態にすることが可能です。

末期ケアは、死そのものに焦点を当てるのではありません。生命の質に重きをおきます。しかしケア・チームにとって、そのような判断をすること、また他人のために判断することは、常に困難が伴います。

効果的な症状のコントロールは、患者が症状を感じなくなるようにするだけでなく、症状を忘れて、何かほかのことに気持を向けることができるようにするものでなければなりません。症状コントロール有効性の基準は、身体機能が低下しているにもかかわらず患者がどんな行動ができるか、ということにおかれます。私たちがこのようなことを知っていれば、従来、ともすれば死にゆく患者について抱いていた〝失敗した〟というイメージを一掃することができるでしょう。

しかし、これは決して生やさしいことではありません。それぞれの患者は、医療上の、また看護に関しての、あるいは心理的・社会的・宗教的な各種の解決を必要とする問題を、各人各様のあり方で示すでしょう。

この多様な問題に対応するのは、末期におけるケアの基本的課題であり、患者および医師の両者が当面する課題でもあります。患者や医師の中のある人は、その課題を受け入れるでしょうが、なかにはそれを激しく回避する人もあるでしょう。

私が、今日みなさまにお伝えしたいメッセージは、今述べた課題を達成することが可能であるということです。つまり、悪性腫瘍末期における大半の症状はコントロールでき、しかも患者の身体的・精神的・情緒的能力がどれほど限られたものであっても、患者の精神状態を活発に保ち、楽しく過ごせるようにできる、ということです。このような症状コントロールの方法は、使える薬を、正しく、効果的に使用することによってのみ可能であります。

私たちが当面する症状の中で、最も重要なのは、疼痛です。なぜかといいますと、一般の人々の心の中に、癌と疼痛が連想してとらえられ、癌に対する恐怖が、広く、多くの人の心の中に育ってしまっているからです。身体のどこかに、かなり悪いところがありそうだと気づいても、早期に受診することをためらうのは、この恐怖心によることが少なくないのです。

末期患者の施設で働いている職員は、そこに送られてくる以前の、患者のひどい疼痛や身体的苦痛を知り、いつも悲しい思いをさせられています。次第に、この分野に対する関心や働きが増加してきてはいますが、より多くの患者の苦痛の軽減がまだ不十分であるという事実は、私たちに末期癌患者の疼痛のコントロール法および疼痛の性質を、再度研究し直してみる必要があることを示しています。

疼痛体験全体の意味するもの (Total Pain)

私はただ単に、〝疼痛〟そのものだけについて話しているのではなく、患者が体験している疼痛体験全体について述べているのです。疼痛のある患者に私たちがかかわっている時、覚えていると便利な、精神面に関するチェックリストがあります。すべての患者が、身体的・精神的・社会的・霊的の四種類全部の疼痛をもつというわけではありませんが、もし私たちが患者の疼痛体験全体を治療したいと思っているなら、これら四種類の疼痛の存在を認識できるような感受性を、十分持ちあわせていることが大切です。

身体的な疼痛には、急性および慢性の疼痛がありますが、この

疼痛閾値を緩和する因子

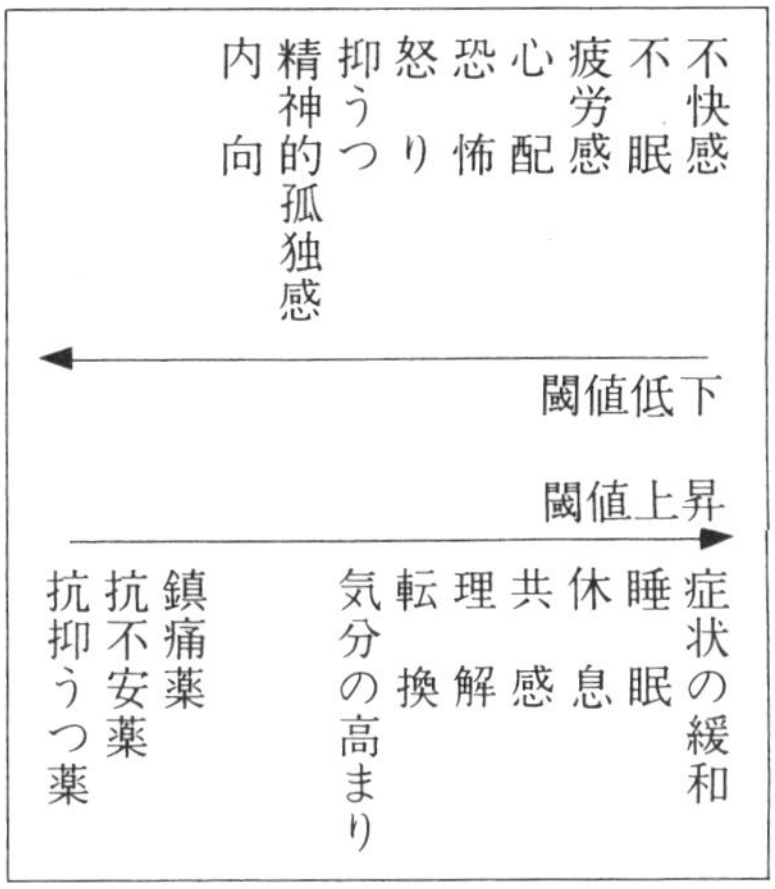

両者の疼痛の相違は、急性腎不全と慢性腎不全の関係にみられる相違とは異なる性質をもっています。疼痛コントロールを成功させたいと思うなら、急性の疼痛と慢性疼痛に対するアプローチは、それぞれに対して異なった方法により行われなければなりません。

急性疼痛は、手術後、あるいは外傷時、また心筋梗塞を起こした場合、更に金槌で自分の拇指を叩いてしまった時などに、経験します。通常、急性疼痛は、その発生が急で、集中的であるという性質をもち、しかし持続期間が短いことは、みなさまもご存知の通りです。その原因から考え、理想的な鎮痛法は、効果的な鎮痛剤を、標準量、経口的あるいは筋注により、患者の要求に応じて与えることです。この場合、鎮静剤が必要とされることがよくありますが、疼痛コントロールのための補助的与薬を必要とすることは、通常ありません。

これに反し、末期患者のもつ慢性疼痛は、突然発生するものではありません。疼痛が強まるまでに、時間がかかります。また、いつ疼痛が止まるか予測することは、不可能です。通常、慢性疼痛は、消退するより、むしろ次第に増強する傾向があり、そのような痛みの存在は、患者にとって、全く無意味に思えます。しかも、患者の全神経が痛みに集中してしまうほど、疼痛が強くなることが多く、そのため患者に恐怖心を起こさせ、その苦しい状態に、患者の心がとらわれてしまうことが少なくありません。このような慢性疼痛には、各患者別に決められた量の鎮痛剤を、できるだけ長期間にわたり、定時的に、経口的に、投与することが最もよい方法です。

鎮静剤の使用は、慢性疼痛に対しては、通常不適当で、成功の〝かぎ〟は、注意深い原因分析と、熟練した補助薬剤の活用によります。

例えば、骨転移による疼痛のコントロールでは、非ステロイド性抗炎症剤――フェニールブタゾンまたはインドメサシン――を使用するほうが、オピアトや麻薬の投与量を増加したり、それらを継続的に使用するより、はるかに有効です。

この種の疼痛コントロールにおいては、〝請求されたら〟とか、〝必要時に〟という与薬の仕方を、考えるべきではありません。慢性疼痛の治療では、四時間ごとの与薬が必要ですが、これは大部分の患者が、四時間で大半の麻薬を排泄するからです。四時間投薬法が、血清中の薬剤濃度を適切に保持するための標準的な時間なのです。このような鎮痛剤投与法により、疼痛は追いかけられるというより、むしろ〝予測される〟のです。すなわち、各回の与薬は、前回投与した薬剤の効果が消失してしまう前に投与され、そうすることで疼痛が次回投薬時間までの間に現れてくるのを予防します。

疼痛に関する伝説を終える前に、私は広く信じられている鎮痛法に関する私の話をくつがえす必要があると感じています。それは、患者にとって、不必要な苦痛の大半は、医師が最も適切で、効果的で、自由に使える薬、すなわちオピアト（モルヒネまたは同類の薬剤）を、遅すぎる段階まで使うのを差しひかえることに起因する、ということです。薬の使用を差しひかえる主な理由は、〝オピアトが本当に必要になった時、それが効かなくなっている〟と困るから、ということです。更にこのような薬をあまり早期から使用することにより、薬に対する生理的依存性が増強したり、中毒になったり、また耐性をつけてしまうこともあるのではないか、という不安もあるからです。

経口的モルヒネ投与は効果があり、四時間ごとに投与されれば、薬剤の量は極めて少量ですむことを、私はみなさまにお知らせしたいと思います。私のホスピスでは、意識混乱や嘔吐、耐性増加、中毒、過剰鎮静などに関する問題は、全くありません。このことについて、私は講演の後で、どんな質問にも、喜んでお答えしたいと思います。

今まで病院でおこなわれてきたことと、ホスピスにおけるケアは、どう違うのでしょうか？

各種の重い症状をコントロールするために開発された専門技術と、非常にレベルの高い看護——これは患者対看護婦の人員の割合が、ホスピスではるかに高くなっていることから実施しやすくなっていると思いますが——この二つのことのほかには、主な相違は、全体の時間のかけ方にあります。〝時間をかける〟というのは、もう生きている時間が残り少なくなっている患者のために、十分な時間を使う、という意味なのです。患者が、自分のケアをしている人たちと、自分の病気や予後について、やっと話す気持ちになった時、話し合えるような時間を持つことが、絶対に必要なのです。

死期の近い患者が考えていることは、ほんの少ししかありません。自分の病気のこと、またその病状の意味するものについて、患者のすべての関心が集中しています。患者が疑問に思っていることについて話し合う必要がありますが、その際、こちら側からすすんで情報を伝えるのと、誠実に質問に答えるのとは、区別しなければなりません。患者の中には、真実のすべてを知りたいと思わない人もいます。しかし、どの患者も、自分の気持ちを言い表わす機会が与えられることを喜びますし、そのチャンスが訪れるまでの間、患者は〝いつかはききたい〟と思っていることについて、ずっと考え続けています。

大半の患者にとって、自分のもっている疑問に関心を示したり、それを話し合う時間を十分もっていて、急がず、しかも患者の求めに応じて何回でも話し合ってくれる人に出会うのは、多分はじめてのことでしょう。

必要な時に、使える時間を最善に活用するということは、末期ケアの基本です。あなたの全神経を、一分間集中することによって、患者のベッドの足もとに五分間ぼんやり立っているより、はるかに多くのことを、患者にしてあげることができるでしょう。

このスライドは、全神経を集中して、患者の話すのを聞いていることをよくあらわしています。末期ケア・チームの中で、最も重要な人物が、その最も重要な人と話しているのです。すなわち、患者と看護婦です。

ホスピス活動の発達

死期が近い人々およびその家族のもっている特別なニードに対する認識が増加するにつれ、ホスピス活動が発達してきました。ホスピスとは、末期ケアにおける、あらゆる種類の問題に対するアプローチを包括している言葉です。英国にあるホスピスは、国の保健医療制度（NHS）に位置づいているものと、全く民間経営によるものとがあります。しかし、そのどこでも、患者自身がそこで受けるケアに対し、費用を支払うことはありません。

英国の癌救済協会（NSCR）は、癌患者救済のためにお金を集める慈善団体です。すなわち、癌の研究費を集めるのでなく、癌にかかっている患者そのものの救済につとめます。癌救済協会は、英国各地に二五床のベッドをもつ病棟を建設するための資金提供を、度々行っています。病棟は、通常、大きな一般病院の敷地内に建てられます。病棟が完成した後は、その病院を管理している地方保健局が、運営費を支払います。

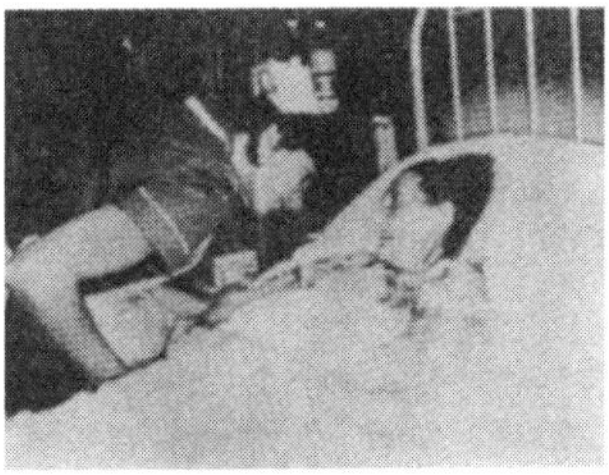
患者の話を聴くナース

また、このような二五床の病棟建設が、余り適当でないと思われる地域には、癌救済協会は、ホームケア・サポート・チームを派遣するための、経済的援助を提供します。チームは、医師一名と二、三名のナースからなり、家庭医の依頼により、あるいは家庭医との密接な協力のもとに仕事をします。チームメンバーは患者の家庭を訪問し、症状のコントロールがうまくいっていない時などに助言します。

これは私の個人的な意見ですが、ホームケア・サポート・チームは、困難な問題が生じた時患者をあずかることができる、自分たちのベッドを常に持っているべきだと思います。急性期患者のためのベッドはいつでもふさがっている、という英国の現状では、末期患者のために、必要に応じて臨時にベッドを借してくれるよう内科あるいは外科病棟部長の好意に依存することは、ホームケア・チームにとっても、また受け入れ側の病院にとっても、好ましいことではないと思います。

しかし、ホームケア・チームが、どうして予備の入院ベッドをもつ必要があるか、疑問に思われるかもしれません。

末期患者を十分にみとり、また心からケアしようとする家庭医は、家庭医としてよい医師であり、事実、家庭医の中には、よくケアしようとするタイプの医師が非常に多数います。しかし、私たちの社会には老人が多くなっており、一九九〇年までに、全人口の25％が65歳以上になると、その方面の専門家が話していいます。そのような状態においては、進行した悪性新生物疾患をもつ患者もまた多くなることでしょう。従って、年老いた夫または妻が、低下した能力で、病気の家族のもつ問題に対応しなければならなくなるでしょう。すなわち、このような状況は、地域看護婦の能力や家庭医の専門的能力に関係なく発生するのです。

末期患者のもつ症状がコントロールされないとき、また家庭がくずれかけたり、時には家族が旅行に出かけたいときでさえ、ホスピスは患者をあずかるために必要なベッドを提供します。患者の症状が、家庭医およびチームメンバーにより、在宅で適切にコントロールされている場合、その患者にはホスピス・ケアあるいは、ホスピスからのホームケア・サポート・チームは必要としません。

もし、ホームケア・サポート・チームの援助が求められた時には、決して患者を〝ゆずり受ける〟形になったり、従来からの家庭医と患者の間の人間関係を妨げるようになってはいけません。そのような場合のホームケア・サポート・チームの存在は、この段階の患者の病状にとって従来からの家庭医のサービスに加えて必要とされる、別の援助資源と考えるべきでしょうし、それは一般病院に入院した時提供される援助より、患者にとって望ましいものでしょう。この場合の家庭医は、当面している問題の解決法を既に身につけているチームの人たちと共同して働きます。

前述のように、最後まで患者を家庭で診つづけよう、また診つづけられると思っている家庭医は、最もよいケアをするタイプの家庭医であることが多いのです。しかし、次のスライド（スライド省略）が示すように、ホームケアが不適当であるか、不可能になる場合もあります。

この老人は、気管切開をしていますが、それが度々つまり、また胃瘻もあります。一度、病院から自宅へ退院しましたが、身体の弱い、年取っている妻は、とても怖がり、夫の世話をすることが全くできませんでした。

この女性は50歳で、中耳に癌ができました。彼女は、自宅で姉の手により看護され、また地域の看護婦もそれを援助しました。このスライド（スライド省略）は、ホスピス入院直後にうつされた写真です。

これは61歳の喉頭癌の患者です。喉頭摘出後、放射線療法が行われましたが、その二年後に、頸部にできた腫りゅうを切開し、瘻孔ができ、それが急速に大きくなってしまいました。現在、食物を摂取できる唯一の方法は、えん下動作をする間じゅう、厚く重ねたガーゼの束で瘻孔を押さえ、食物がこぼれ出るのを防ぐというやり方です。つい最近まで、彼女の食欲は良好でした。

このような患者は、専門的看護およびホスピスで開発されている薬剤使用法を必要とします。

ホスピス・ケアのために、独立した建物を使っていても、また病院の一画を使っていても、あるいは急性疾患用病院の一病棟においても、また更にホームケア・チームあるいは病院のチームによって行われているものでも、ホスピス（ケア）には、これから述べることが、必須要素です。しかし、これらの必須要素の中のあるものは、医学あるいは看護の分野で、ごく一般的にみられるものです。なかにはホスピス独自のものもあります。これらの要素は広く応用することが可能ですが、それが用いられる文化的背景や地域社会に適合するものでなければなりません。

多様な患者グループを歓迎すること

アメリカにおけるホスピス・ケアについての現在の関心は、主として死期が近い癌患者とその家族におかれていますが、多様な患者からなるグループは、より自然な生活共同体であるし、より強い安定性をうみ出します。

聖クリストファー・ホスピスの患者の10−20％は、運動ニューロン病（註：筋萎縮性側索硬化症、進行性筋萎縮症）の患者です。入院期間の長い、非悪性腫瘍疾患患者は、友人を作ることができますし、ほかの患者やその家族をもサポートします。また職員に対しても友情を示しますし、職員の志気を高めるうえに不可欠な因子である継続的なつながりといたわりの気持ちを提供します。

予後二、三年ある患者のほうが予後数週間あるいは数か月の患者より、処理困難な問題をより多くもっている場合が多いのを、私たちは忘れてはなりませんし、そのような患者は、地域における適切なサポートやホームケア・チームの援助を、より多く必要としているといえましょう。

テッド・ホールデンは、運動ニューロン病患者で、全く動けず、話すこともできませんが、知的には何の障害もみられません。彼は苦労して、次のようなメッセージを、ごくわずかな頭の動きを使って機械（ポッサム）を操作し、タイプに打ちました。

〝このホスピスには、ケアをしている、また生活している、という雰囲気があるのですが、このような雰囲気があるということを、もっとほかの人に知らせる必要があります。私たちは死ぬためにホスピスに入るのではなく、生きるために、また私たちに残されている時間をできるだけ幸せに、また十分に生きるために、ホスピスに入ってきたのです〟

この患者は、四年間も私たちのホスピスにいます。

患者とともに家族も援助すること、すなわち患者と家族をケア対象の一単位ととらえること

患者が死を迎えるということは、家族的な出来事であり、またそうあるべきです。

満足している家族には、満足している患者のできる可能性が高

くなります。ホスピスでは、家族を歓迎しますし、家族の問題も話し合われます。

時々家族に看護の方法を教えますし、病棟看護チームの一員に、家族も加えられます。末期状態の患者に、何か家族が援助できることがあると、それが患者の苦痛軽減に役立ちますし、家族がケアに参加していれば、週末の外泊や、より長い期間、家に帰るチャンスを多く作ることができます。

ホスピスでは、まるで規則は破られるために設けられているみたいですが、しかしそれにより、だれ一人として、より悪い状態になっているとは思えません。

熟練し、深い経験に裏づけられたチーム・ナーシング

よいチーム・ナーシングのためには、主任看護婦の自信にみちたリーダーシップが求められますし、またチームの看護婦間、更に患者のケアに参加している、医師、ソーシャル・ワーカー、PT、OTなどとの間に、よい人間関係が、容易に作りやすいことが必要です。

良い看護は、ホスピス・ケアの基礎であり、病棟主任看護婦は、患者のベッド・サイドで指導性を発揮します。椅子に腰かけ、机の上で記録を書きこみながら指導するのではありません。

ホスピスのナースには、一般病院の場合より、物事の判断において、より重い責任が与えられています。すなわち、実施する技術の熟練度に強く依存するだけでなく、ナースの認識力や臨床的判断力にも多くを期待しています。

このような種類の仕事では、職員が自分の持っている問題や困難を、お互いに分かち合うことができるよう、サポートされていることが大切です。責任を分かち合ってケアすることは、一人だけですべてをしょいこんでしまうより、耐えることができ、適切にケアができ、情緒的障害も少なくてすみます。

経験を積んだ、総合的な、多職種からなる臨床チームによるアプローチ

多職種からなるチーム・アプローチが各種疾病の早期において必要であると同様に、進行した癌の治療においてもそれは重要なものです。チーム・アプローチは、毎日、具体的な技術的実践活動とともに患者のもつ情緒的な面にも対応しなければならないような仕事をしている職員のために、特に大切なことです。チームには、広い範囲の、多様な経験をもっている人々が含まれるべきでしょう。すなわち、癌の専門医だけでなく、放射線治療医、神経ブロックにすぐれている麻酔医、精神科医、またソーシャル・ワーカーや牧師も加えられます。

病棟のオーダリーや雑役婦、またポーターなどが、患者にとって最も容易に助言を求めやすい人である場合がよくあります。これらの人々による援助が、過小評価されたり、無視されたりすべきではありません。

末期癌患者の治療における困難な問題の決断にたった一人で取り組もうとするのは、現在、もう適当ではありません。たとえ、今まで、あるいは今でも、多くの患者が自分自身の家庭医だけにより、単独に問題が処理されることを求めていても、また今

までそれでうまくいっていたとしても、今はもうその時期ではありません。ホスピスあるいはホスピス・ケア・チームの専門医を、特別の人的資源として活用することができるでしょうし、一方、患者はそのまま、家庭医のケアを受け続け、また時には発病初期の段階から治療にあたってきた専門医の診療も受け続けることができるのです。

専門家による、各種症状とくに多様な疼痛のコントロールに対する熟練した対応

症状コントロールの要素は、今まで述べてきたホスピス・ケアの要素の中に述べられていると言えます。すなわち、末期ケアに関するすべてのことが、そこに関連しているからです。保健医療従事者の間で、また死あるいは死期の近い状況の患者にかかわりを持つ仕事をしている人々の間で、患者の心理的・情緒的問題が多く取り上げられている反面、身体的安楽については、あまり十分取り上げられていないように思います。医師およびナースは、疾病の末期に、患者の毎日の生活に強い影響を及ぼす症状や各種の不快感を、緩和あるいはコントロールするために必要な技術の開発に、もっと多くの関心を払う必要があります。末期ケアを専門とする部門は、このための技術について研究を進め、そこで開発した知識を、他の人と分けあわねばなりません。

もし患者が多くの症状に苦しみ、それに対する適切な処置を必要としている場合（これは、ごく一般的な疾病の場合でも必要なことですが）、患者を看とる医師やナースは、〝この程度の症状のコントロールは必ずできる〟という自信をもっていなければなりません。しかしそのためには、薬剤の使用法についての新しい知識を進んで学ぼうとすること、および時には通常あまり用いられていない治療法も試みてみようとする意欲が求められます。

最近、しだいに、腫瘍学の一部門として、末期ケアが認識されるようになってきていますが、症状のコントロールや、進行癌の化学療法時に必要とされるサポートについては、必ずしも常に認識されているとはいえません。

治療のこの部分について注目することにより、あらゆる職種の職員を、他から隔離された状態におかれている患者に近づけることができるし、それが患者がきわめて必要としている、個人的サポートを与えることにもなります。

また、末期ケアを行っていても、常に、必要時〝急性期の治療〟体制（註：疾病の治癒を目的とした集中的治療）に戻るチャンスが開かれていなければなりません。

多種専門職で構成されたひとつのチーム

専門職チームには、OT、PT、ST、ソーシャル・ワーカーも含まれます。ホスピスに送られてくる患者の大半は、大病院のベッドで、何週間か寝たきりの状態で過ごした後、送られてきます。病院から退院後、第一週目の終りまでに、患者が家で達成しなければならない現実的課題は、多分、自宅の階段を六段まで登れるようになる、ということでしょう。

ホスピスのOTは、時間をかけて患者と話し合いながら、患者

が昔関心を持っていたことを思い出し、また新しく関心を持てるものが見つかるように、努力します。OTがそれに成功すれば、気晴らしに何かすることにより、患者の心全体を占領している病気のことから、患者の注意を幾分かそらすことに役立つでしょう。

聖クリストファー・ホスピスには、うまくいっている作詩グループがあり、今まで全く詩を作ったことのない患者の心をひきつけています。作詩グループの患者には、毎月曜ごとに、作詩のためのある範囲の題が与えられ、その週中、詩に書き表わすことを、考え続けます。臨床的観点から興味のあることは、この方法で注意が作詩に集中している患者は、鎮静剤の要求が減少する、ということです。

同様な効果をあらわしているものに、絵画教室があります。

言語療法士は、運動ニューロン病の患者に働きかけますし、脳神経損傷の結果、言語障害を起こしている患者にも働きかけます。

医療ソーシャル・ワーカーは、病院と地域のソーシャル・ワーカーとの連携を保つ上に大切な存在で、既に今まで多くのことに苦しんできている患者の肩から、経済的な、また社会的な問題の重荷を取りはずしてくれます。

ホームケア・サービス

ホスピスのホームケア・サービスは、それぞれの地域にあったもの、すなわちサービスが提供される地域社会とその文化を考えてなされなければなりません。

現在英国にある、ホスピスのホームケアは、それぞれの活動の仕方において非常に多様でありますが、どのホームケアも、それぞれの地域に既に確立している地域の各種サービスと、十分に連携しています。ホスピスあるいはホームケア・サポート・チームの引受ける仕事が各ホスピスそれぞれに多様であっても、援助は一日二十四時間、また一週間のうち七日間、患者のもっている問題、また患者の家族のことを知っている人によって、提供されなければなりません。

ホスピス・ホームケア・サービスによる援助は、家庭医が責任をもって自分の患者を診つづけながら、同時にホスピスを、有用な資源と考えて活用している場合、その家庭医の要請にこたえて提供されるものです。

症状がコントロールされると、入院患者は、通常、家に帰りたいと言います。もし家族に不安があれば、自信をつけるため、週末に外泊した時効果的に家庭訪問をすることにより、援助します。外泊中、何も問題が起こっていなければ、家族とホーム・ドクターによりケアされるよう、退院が決定されます。現在、ホスピスでは、少なくとも約半数の患者が、自宅でケアを受けているようです。

しかし、次のような条件がととのわなければ、患者は退院させられません。

i　患者の症状をおさえることができていて、与薬の仕方を家族および患者が理解している。

ii 患者のことをよく知っているホスピス・ケア・チームのだれかと、二十四時間いつも連絡可能であることを知っている。

iii ホームケア・チームからの電話、訪問、あるいは患者自身が外来受診に来ることにより、ほとんど毎日のように、外来患者としてサービスを受けられる。

iv 事態が悪化した時、入院できるベッドの確保が保障されている。

このような点が実施されていれば、患者は投げ出されてさまよっている、というような感じを持たないし、家族も見捨てられたと感じないでしょう。家族の不安や心配が緩和されれば、より長く、患者と家族が一緒に過ごすことを可能にするでしょう。家族によっては、〝計画的な再入院〟という方式を用いた方がやりやすいようです。〝計画的再入院方式〟では、患者はホスピスで二週間すごし、その後、家庭で三週間すごす、という方法を繰り返します。

家族には患者が再入院する期日が知らされております。このような方法を用いることにより、家族が患者にしてあげられるケアの量をふやせることがよくあります。

死別後のフォロー・アップ

家族の苦しみは、患者が末期になった場合に生じる苦痛の中に含まれるべきもので、家族は、その苦しみから回復しなければなりません。死別後のフォロー・アップは、患者が死を迎えた時から始まるのではなく、家族と患者が、ホスピスにはじめてやって来た時から始まるのです。ホスピス病棟やホームケアを行っているチーム・メンバーは、患者のホーム・ドクターの求めているニードに気づき、密接な関係をホーム・ドクターとの間に保ちつつ、働かなければなりません。また患者や家族が必要としていることに気づき、その援助のために、地域にあるサービスやサポートを見つけ出す必要があります。

親切な隣人、ソーシャル・ワーカー、牧師、また家庭医が、長年にわたりこの役割を果たしてきています。時間をかけて話をきくこと、特に自分が同様の体験を持ち、病気の間じゅう、また死を迎える時まで家族の死を看とったことのある人が死別後の悲しみの中にいる家族の話をよく聞いてあげることは、とても役立つことです。そのようなことが、死別後の家族が病的な精神状態になるのを防ぐ上に有効であると、いくつかの研究にも示されています。

規模の小さい施設では、玄関から最近亡くなった患者の家族が入ってくるのを職員が見た瞬間、この家族には特別なケアが必要だという特別な役割意識が、そこの職員に認識されるでしょう。その際必要なことは、家族に何気ない歓迎の言葉をかけるだけでいいかもしれません。

しかし、なかには数か月以上にわたり、このような自然の形のサポートを必要とする人もいるでしょう。また時には、もっと特別な方法を計画して精神的サポートをする必要のある場合もあるといわれています。

整った記録とその分析の必要性

意図的な記録とその分析は、各臨床体験の評価を可能にしますし、正しい根拠に立脚した実践活動を確立します。過去五十年来おこなわれてきた、語りつがれた経験をもとにしたアプローチは、次第に分析的なアプローチにかわってきています。このような傾向は、〝やさしい、愛情のあるケア〟だけが必要とされるすべてのもの、と信じ続けてきた人々にとって、大きな課題になるでしょう。もちろん〝愛情のこもったケア〟は、末期の症状にある患者のケアにおいて、現在でも不可欠の要素です。しかし、一九八〇年代においては、ケアを有効なものにするための努力を払わなければならないと、私は思います。そして、もし私たちが一連の有効なケア行為を提唱しようとするなら、成果があった試みから引き出された事実や数値でもって、その有効性を支持できるようにすべきでしょう。

末期ケアのすべての面に関する教育の必要

末期ケアの学習のためには、病棟での体験が絶対に必要です。私たちは、ベッドサイドで学び、患者こそが私たちの真の教師です。有効な症状コントロール法は、英国でまだ広く一般に実施されているとはいえません。従ってどのホスピスにとっても、主要な目的は、正確な鎮痛剤の使用法やその他各種の補助的治療法に関する新しい知識を、どんなものでも他に伝えるということです。

執筆、講義、セミナーなどによって、家庭でもまた病院でも活用できる方法を伝えなければなりません。学習されたことは、継続的教育計画により、定期的に、繰り返し、再学習されなければなりません。また医師やナースだけでなく、医学生や看護学生も、その教育に参加させなければなりません。

見学希望、連携活動、講義、教育のための病棟カンファレンスなどに対する要請の多さに、時に聖クリストファー・ホスピスの職員が圧倒されてしまうことがあります。私たちの仕事の約30％は教育活動にあてられますし、一年間に約五、〇〇〇―六、〇〇〇人の見学者が世界中から訪れ、多様な研修コースに参加します。よく設備のととのった教育のための研修センターがあり、また四―六週間滞在する学生のための宿泊施設を私たちがもっているのは幸せなことです。

優れた、親しみのもてる中央管理部門

有能で近づきやすい管理部は、どのような分野の人々にとっても必要不可欠のものです。有能とは、患者および心配している家族の両方に、なぐさめと安心感を与えるという点においてです。有能な管理により、ホスピスは適切な人間的なケアを、重症な状態の患者に提供できますし、同時にそれが経済性も高い方法でできるようにします。この経済性が高いというのは、〝収支をあわせる〟ということを意味します。利益を上げるの

ではなく、赤字を作らない、ということです。

モントリオールのロイヤル・ヴィクトリア病院〝症状コントロール病棟〟では、患者の症状に対して、もはや不必要と思われる高価な検査類を排除することにより、患者数に対して他よりより高い比率の看護婦数の確保が可能であることを証明しています。

建築物の想像的な活用

聖クリストファー・ホスピスの建物は、その目的に合わせて建てられたものであり、光と空間があるという感じを与え、プライバシーを守る設備があり、病棟から離れ、庭に出て外の空気に触れる機会がもてる構造に作られていることは幸いです。大半の人は、四人部屋で看護されますが、なかには個室の必要な人もいます。英国の他のホスピスでは、古い面と新しい面を組み合わせて建物が作られています。つまり、患者、家族、職員のプライバシーが守られるような部分と、それと同様に重要な、開放性と地域性をもつ部分を組み合わせるのです。

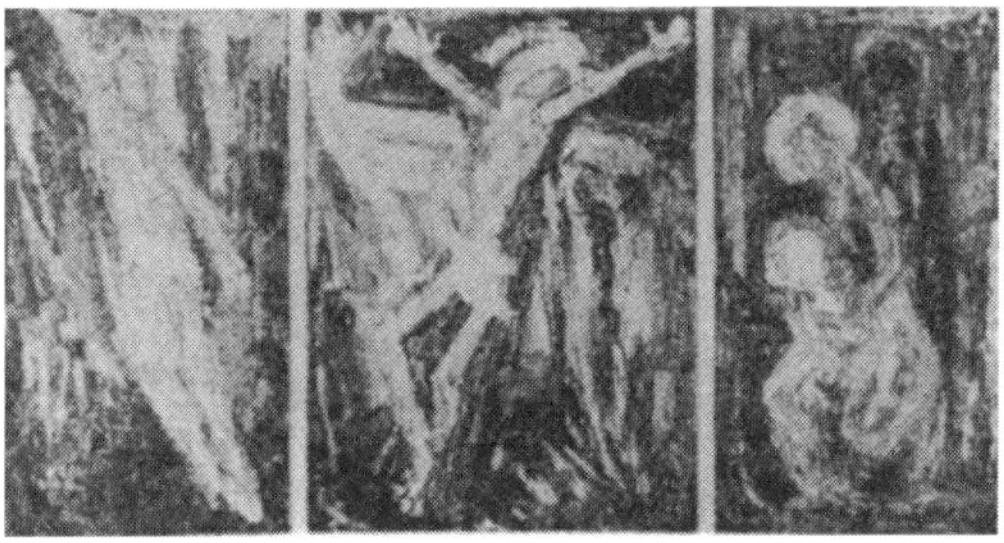

左からキリストの昇天・十字架のキリスト・聖母マリアと幼な子イエス

家庭的な雰囲気は、業務遂行上の能率性や容易さを損なわずに作り上げることができます。

責任と代価の意義の探求

死が差し迫っている人、また最近家族と死別した人の近くにいるということは、犠牲を伴います。また、同じ仕事をしている仲間が問題をもっていそうなことに気づき、そこへ働きかける必要性を感じとる感受性が、非常に要求されます。更に問題をもっている仲間を援助しようとする姿勢や、援助を提供する能力も求められます。

この種の仕事には、それぞれの人の上にかかってくる身体的・精神的・情緒的要求のために、負担が伴います。従って、進んでこれらの要求に当面しようとする気持ちは、仕事がなされていく上において求められる基本的態度です。

チャペルにかけられている上の三枚つづきの絵は、私たちが対応する問題を、私たちがどのように考えているのか、みなさまにご理解いただく上に役立つかと思います。これは右の絵から、家族、苦しみ（受難）、そして希望を描いています。

おわりに

〝ホスピス〟の概念に反対する意見の多くは、間違った情報に基づく批判によるものです（このような意見が、医療専門職の中から出されることは少なくありません）。批判をする人は、ホスピス・ケアがどのようなことを実践しているのか、理解していない人たちです。

よい末期ケアが、その地域なりにもっている可能性に応じて、提供され得るものと思います。しかし、どこにも提供不可能な場所があってはいけません。

末期ケアの有効性を理解することは、私たちが対応する進行性疾患患者、あるいは機能障害のあるすべての患者に対する、私たちの重要な責任であります。

今まで述べてきたフィロソフィーに基づき、患者や家族と一緒に問題状況に当面し、それに対処する援助能力のあることが、現代のホスピスに積極的でまたダイナミックな雰囲気を与えています。

質疑応答

司会　岡安大仁　日本大学医学部教授

司会■グリフィス先生、どうもありがとうございました。実はグリフィス先生にお願いして、このあと質問の時間をとってございます。また、もし柏木哲夫先生のご質問やご意見を伺いたいというふうなことがあれば、その旨お教えいただきたいと思います。

では、少しの間、私が司会させていただきます。フロアの方、どうぞ遠慮なくご質問ください。どのようなことでも結構でございます。

質問■日本では今までホスピスについてはあまり知られていなくて、このたび、これほどまでに細かく、いろいろ内部についてその設立の概念その他、私たちが教えられたのは多分初めてじゃないかと思います。大変参考になり、また私たちもターミナル・ケアについて考えなければならないとつくづく知らされてたいへんありがたいと思いました。

ただひとつお伺いしたいんですが、英国のああいう状態と、日本の現在の状況と考え合わせますと、まずワンポイントは、患者さんが〝ガンであるということを知っているかどうか〟あるいは〝ガンだというふうに告げるかどうか〟ということだと思います。患者さん自身がガンであるということを知っている、自分自身がやがては死ぬ運命であるということを知っているということが、こういうホスピスをやっていく上での必須条件ではないかというふうに思うわけですけれども、そういう点についてどういうふうにお考えでしょうか。

それから日本の場合には、今までほとんどが、ガンの患者にはガンである、つまりターミナルのガンである患者には、ガンであると絶対に告げるな、知らせるな、医師も家族もすべて患者さんには最後まで嘘をつく、そういう状況についてどういうふうにお考えになりますか。

グリフィス■この問題は日本だけのことではなく、末期患者を扱っている医師に共通してみられる世界的な問題ということができると思います。これはコミュニケーションの問題だと思いますが、闘病生活を通しての不十分なコミュニケーションが、病気そのものからくる苦痛よりも、患者にとってより強い苦痛になっていることがしばしばございます。

この場合のコミュニケーションとは、医師・看護婦・患者の間のコミュニケーションだけでなく、病気である妻、または夫とその配偶者との間のコミュニケーションも含んでおります。例えば結婚生活において数十年来、秘密ひとつ、また嘘ひとつついたことのないような夫婦間でも、病状、また病名を知らせないということによって新しい秘密が生まれてしまう、これはお互いを傷つけないために行うことではありますが、このことによって患者が病気以上の苦しみを持つことがあります。

ホスピス内でもすべての患者が病名を知っている、また予後を知っているというわけではありません。

ホスピスの患者の中には病名、予後を知らず、また知りたくないという人もいます。なかには病名、また予後という話になりますと、顔をそむけて窓の外を見てしまう患者もあります。そのような場合には、それ以上強要せずにそのままそっとしておくようにします。

入院時に患者の妻が、〝夫にどうぞ病名のことをいわないではしい。病名を言えば生きる活力がなくなり、死んでしまうかもしれないから〟ということがあります。

また、患者のほうが、〝どうぞ私の病名を家内にはいわないでほしい病名を聞いたら妻は非常にろうばいしてしまうから〟と、病名に気がついた患者がそう言うことがあります。

私たちはこのような夫婦間の嘘の伝達者にはなりたくないと思っております。例えば患者の妻に対し、無理して患者に病名を知らせることはしないから、心配しないようにと言いますが、そうであっても、患者が医師の目を見つめて、なぜ自分の体重が減り続けるのか、なぜよくならないのか、またほかの人が私の病気の話をなぜしないのかというようなことを真剣に問い続けるのであれば、これ以上嘘をつくことは、かえってこの人の知性、人格に対する侮辱になるものであると考え、一度ではなく、二回三回にわたり、徐々に許容し得る程度の情報をその都度与えていくようにします。更にまた話をした翌日にはもう一度この患者に会い、それ以上質問がないかどうか確かめることをします。

多くの場合、むしろ患者の方から私たちに、病名や予後を告げてきます。

患者は、手術後に化学療法を行い、また放射線照射をすれば、毛が抜け落ちるだろうとか、それが何を意味するかについて、患者側に知識があり、かえって患者側からそのことについて話してくることがあります。これは〝ガン〟という病名を知らされていなくてもです。

文化的な相違により、患者に対するコミュニケーションの方法が違ってくるという先ほどのコメントは、私も同感です。

このような文化的背景の差異はあるにしても、先ほどのご質問は、英国内のどのような町でも、また世界のほかの国でも、このような講演を行った場合、かならず尋ねられる質問です。

しかし私どもが実際にホスピスで仕事をしている上で、この問題は、あまり重大な問題にはなりません。

司会■次の質問いただきましょうか。

質問■ホスピスでは、最後にいよいよだめだといわれるような時期に至った場合、あまり点滴したり、レスピレーターをつけたりというようなことをやらないということを、なにかで読んだように思いますけれども、前の日まで絵を描いていたとか、そういうような症例が今日の講演でも二例ほど紹介されたように記憶しておりますが、そういう患者さんの場合、最後にもう少し点滴などをやれば、もう少し生きられたんじゃないかという気がしますけれども、実際はどうですか。

グリフィス■私どものところでは、寿命（ライフ・スパン）の中で症状を緩和する、ということを考えているわけです。点滴をしないのは、点滴静注を行えば、かえって患者に苦痛、または不快感を与えるからで、自分の人生の最後の数日を、点滴の針で患者をベッドにクギづけにするような、そういうことはしたくないというのが私たちの考えです。

ロンドンのあるティーチング・ホスピタルでは亡くなる患者の血液は、すべて正常な生化学検査値を示している状態で死亡していますが、こういうことではいけないと考えております。

先ほどの点滴のことですけれども、例えば前立腺ガンを持ち、骨転移を起こしている状態であり、しかし痛みは緩和されており、脱水症状はなく、最後まで食物を食べられ、その翌日死亡する、ただごくゆるやかに体力が低下していく場合、最後の瞬間に点滴して延命をするということにより、かえって不快感を与えたりすることにどのような意義があるとお考えか、私のほうから質問者にお尋ねしたいと思います。

質問■ライフ・スパンの考え方が違うんじゃないかという感じがするんですけれども、ライフ・スパンということは、結局人間らしく生きることができる状態の時間というものをライフ・スパンと考えるんでしょうか。

グリフィス■その通りでありまして、ライフ・スパン、寿命ということは、その人が幸せに過すことができる寿命でありまして、単に延命するという寿命ではないわけです。そのように考えています。

スライドの中に出ておりましたけれども、症状を緩和することによって寿命自体も長くなると考えます。痛みがなくなり、また嘔吐をしなくなったような患者は、それだけで寿命自体も延びることがあります。

司会■司会者のほうからで申しわけないんですけれども、いまの問題は、比較的重要なことではないかと思いますので、柏木哲夫先生（淀川キリスト教病院精神神経科部長）に少しご発言お願いしたいと思います。

柏木■ひとつの具体的なことですけれども、イギリスのガン患者さんと日本のガン患者さんと、ガンの発生部位が非常に違うということが、具体的には大きな差異になると思います。私自身、イギリスのホスピスを五つほど見る機会が与えられたんですけれども、男性、女性にかかわらず肺ガンが非常に多いです。

女性の場合は乳ガンが非常に多いです。そして子宮ガンが多いです。ですから、最後まで点滴なしで、飲めるわけですね。液体を飲める状態で最後を迎える患者さんが非常に多い。
しかし、日本の場合は、ご存じのように胃ガンが非常に多くて、最後まで水分を摂取するということが非常に難しいです。ですから、これは、私たちの病院の経験でもあるんですが、肺ガン、また子宮ガン、乳ガンというふうに胃腸系に障害が及ばないようなガン患者さんの場合には、点滴の必要が非常に少なくなると思います。しかし、例えば食道ガンの末期の患者さん、胃ガンの末期の患者さんで全然水分をとることができないようになった場合に、いわゆる脱水症状で患者さんが非常に苦しみます。それから電解質のアンバランスが起こります。そういう時には私は、症状をコントロールする意味での点滴というのはどうしても必要になると思います。それによって延命をはかるという意味ではなくて、患者さんの症状をコントロールする、その結果、患者さんがよりよい死を迎えることのできる手助けとしての点滴ということが、やはり胃腸系のガンの末期の患者さんにはどうしても必要になると思うので、その点をグリフィス先生はどういうふうに考えておられるか、私自身がさっきから質問したいと思っていましたので、答えのような、質問のような変な形ですけれども、グリフィス先生にその点をお伺いしたいと思います。

グリフィス■柏木先生がイギリスから間違った印象を持ち帰られたのではないことを望みますが、なにも私どもは患者に対して必要な手段をとらないということではなく、もちろん輸血もいたしますし、飲みこめないような患者の場合には経鼻的に胃チューブを入れ、それを一年以上患者に対して行うことがもちろんありますし、また食道瘻を作り、首からチューブを胃まで挿入し、患者が自分で食物を注入できるような処置をとることもあります。
ただし、ある進行癌患者の場合、脱水ではなく、〝喉が渇いている〟という症状だけが強く現われることがありますが、これを緩和するためには、点滴をしなくても、砕いた氷を口にふくませることによって症状が緩和されることも多いのを見逃してはならないと思います。

司会■では、時間も過ぎましたので、もうおひと方かおふた方。

質問■柏木先生に対する質問ですけれども、これからの我が国の新しいホスピスに関しては、いろいろな新しいアプローチも使うでしょう。先ほども文化的な相違点も指摘されました。それはイギリスと日本だけでなく、イギリスとほかのヨーロッパと、アメリカの国の間にも、そういうことがあると思います。私はちょうど今年の三月、コロンビア大学で行われた、三日間のホスピス・コングレスに参加しました。その時もアメリカで勉強した方式と違うアプローチを使いたいと感じました。これからの日本のホスピスに関して、主にどの点で違う活動をしようと計画しているか、ちょっとお聞きしたいと思います。

柏木■大変大きな、また難しい質問で、どのようにお答えしていいか、戸惑っているんですけれども、その前にひとつ、私はイギリスのホスピスのひとつの統計をお話ししたいと思うんです。

イギリスでは四三のホスピスがあります。そして平均ベッドは二〇床です。そして全ベッド数が七三九です。イギリスの中でガンで亡くなる患者さんの中で、一年間に約一五万人。一五万人のガンで亡くなる患者さんの中で、ホスピスでケアを受ける人が七三九人。これは砂浜のひと粒の砂のような働きなんです。しかし、その働き自身がアメリカに渡り、またカナダに渡り、また日本にも渡ろうとしています。そういう意味で、このターミナル・ケアというのは、私自身いちばん大切に考えているのは、老人産業とか、また死にゆく人びとを金儲けに使うとか、そのような形で進んでは決していけない、ということを強く強く思っています。

ひとつ大きな問題は、ここ数年以内に二〇〇ないし三〇〇のホスピスがアメリカで林立しています。それが本当の意味でホスピスとよべるものかどうか非常に疑わしいと思います。そういう意味で、またドクター・グリフィスのコメントもいただきたいと思うんですけれども、日本で決して産業的なホスピスができてはいけない、姥捨山的なホスピスができてはいけない、と強く思います。日本には日本に合ったやり方があると思いますけれども、ケアリング・スピリットだけは、どうしてもイギリスから輸入する必要があると思います。そして、ホスピスというのは大規模に、どんどんやるというものでなくて、本当に手づくり的な小さなユニットから箱庭的につくっていくものではないか、これは私自身の全く個人的な考えですけれども、そういうふうに思っております。

そして、もうひとつ日本でイギリスやアメリカと違う大きな点は、やはり死ということに対する考え方が、日本人と西欧諸国の人たちでは随分違うと思います。イギリスへいった時に、〝Death is natural〟という言葉を非常によく聞きました。死というのは自然なものである。人生のひとコマである。ですから、私たちは死を恐れる必要はない、死にゆく人々をほんとに一生懸命ケアをして向こうの岸に渡す、あの世に送るという意味ですけれども、そういうことをケアリング・スピリットをもってすればいいのだという、そういう考えがホスピスの中に行き渡っています。

しかし、日本においては〝忌む〟という言葉がありますように、死を忌み嫌うという伝統的な考えがあって、やはりホスピスというものが死に場所というふうな形で日本で定着しますと、それは非常に大きな問題になります。あそこへ行くのはだめだ、あそこは死に場所なんだ、死ぬために行くんだ、そういうふうな考えが、ホスピスというもののイメージにつきまとうということが、私は非常に恐ろしいと思います。

ですから、そういう意味ではまずホーム・ケア、訪問看護と結びついたような形で、決してホスピスというのは死ぬ場所ではなくて症状をコントロールし、やがてホーム・ケアに退院して、そこで命が続いていくものなんだという工夫がいると思います。

それから、先ほどいいましたように、その中にやはり慢性の疾患を持つ患者さん、モーターニューロン病を持っているような患者さんを含めることによって、暗いイメージを防ぐという工夫もいるでしょう。それからまずなによりも、その中で、これが経済的に可能かどうかということは非常に大きな問題ですけれども、多くのナース、ソーシャル・ワーカー、医師、そういう人たちのチームをつくることによって、アクティブなケアをする、非常に積極的なケアをしていって、そこで患者さんがよき生を全うできるような場所としてこれが確立していけば、日本におけるホスピスというものはすばらしい発展を遂げていくんではないかと思います。

いいことばっかり言いましたけれども、そのためには非常に沢山の問題があります。そして、なによりも経済的な問題がいちばん大きいと思います。いくらスピリットがはっきりしていても、経済的な保障がなければこの運動は進むはずはないわけですから、その点での経済的な問題をどうするかということが、今後の、ある意味での最大のホスピス運動の課題になるように私は思っています。そのことに関する回答を私はいま持っておりません。

司会■今回の講演会も、いま柏木先生がお話しになったような趣旨に基づいて催されたものであるというふうにご理解いただきたいと思います。

グリフィス先生、なにかつけ加えられることございますでしょうか。

グリフィス■いろいろな国にまいりますと、確かにその国特有の問題がありますが、そういう点を強調しすぎるきらいもなきにしもあらずと感じます。ですから、これら財政的問題とか、政治的・行政的、そして死に対する恐れの概念という問題は日本だけではなくて、いろんな国でも聞いております。

英国におきましても、ファミリー・ドクターまたは専門医がホスピスの概念に反対している人が多いわけですから、英国でホスピスがもう確立されたものであるというふうにはお取りにならないでください。このホスピス概念の普及、そして確立は、いわば坂道を長い時間をかけて登っていくようなものです。

先ほどの話の中でも申し上げましたように、ホスピスの概念がよく理解できなかったり、またその他の理由や偏見等にもより、医師やファミリー・ドクターは、ホスピス概念を否定する傾向がまだございます。

ホスピスに対する最もよく聞かれる批判は、ホスピスがいわば死を迎える場所であるというイメージ、すなわちホスピスに入るのは死ぬためであるというようなイメージがあることです。このような、理解を示さない人々の考えを変えさせるには、まずホスピスは死ぬための場所でなく症状を緩和する場所であるということを伝えることだと思います。症状が家庭で、またほかの病院で緩和することができれば、ホスピスにくる必要はないわけですから、ホスピスというのはどうしようもない、重度の疼痛を持っている患者の症状を緩和する場所であることを知らせることです。

ホスピスでの治療により、症状が緩和され、その結果、退院する人が多くできれば、例えば退院率が40%であることを、一般の人に知らせられるでしょう。すなわち、それは、ホスピスが症状緩和というだけではなく、退院まで持っていくことができる、死にゆくところでなく、全くその逆の場である、ということもいえると思います。

ホスピスでは症状の緩和に主力をそそぎます。それによって末期患者が一般病院ではあり得ない退院ができるリソースともなるわけです。

司会■まだご質問のある方がおられると思いますが、定刻をだいぶ回りましたので、このへんで講演会を終わりたいと思います。

「死の臨床」別冊 No. 1 一九八一・五

一般演題

座長　河野博臣　小松玲子　武内昶篤

1　クリティカル・ケアとターミナル・ケア

京都第一赤十字病院脳神経外科　福間誠之

クリティカル・ケアというのは、クリティカルな状態にある疾患や外傷患者の事故現場、運搬、病院内での蘇生や救急医療、及び長期にわたるクリティカル・ケア・ユニットにおける内科及び外科的集中治療を含んだものであると定義され、インテンシブ・ケアよりもより広い意味に用いられている。クリティカル・ケアを主として行うＩＣＵ（集中治療室）の目的は「持続的な包括的な観察と詳細な集中的なケアを、同情と理解の環境の中で必要とする患者に対して高水準の nursing care を行うこと」とされている（Kellog Foundation Report 1961）。そしてＩＣＵに入室させる患者は、〝回復可能性のある生命の切迫した疾患〟ということに基づいて決められている。

一方ターミナル・ケアは、Cicely Saunders によると「患者の疾患に対するすべての治療が患者の真のニードには無効であり、不適切となったときにターミナル・ケアの時期となる。ターミナル・ステージは誰かが〝これ以上何もすることがない〟と言って、患者から引き下がりはじめたときに始まると定義することができる」と述べている。

以上のようにクリティカル・ケアとターミナル・ケアとは全く正反対のものであると考えられるが、実際の臨床の場面では、どこで境界線を引いてよいのかわからないようなことがある。回復見込みのある重症患者としてＩＣＵに入室させ、あらゆる医療機器を用いた治療を開始したが、次第に回復の望みが少なくなって来て、医師の治療への熱意もうすれてくるが、ターミナル・ケアもできないという状態になることがある。

実際にあった一例を紹介してみると、症例は61歳の女性で、広範囲心筋梗塞のためにICUに入室した。血圧が60㎜Hgとショック状態であったため、直ちに点滴静注が開始されたが、血圧上昇がみられないために大動脈バルーンパンピング（IABP）が開始され、呼吸はベンチレイターで管理された。第三病日に突然心室細動、意識喪失、けいれん発作があったが、DC、心マッサージで回復した。

この頃からカテーテルの入っている右下肢の変色がみられ、第六病日にカテーテルを抜去したが、左下肢は壊死に陥った。

第十一病日に突然心停止が生じ、直ちに蘇生術が行われ、心臓、血圧は回復したが、意識は昏睡状態となる。第十九病日には昏睡状態であったが、感染防止、DICの進行阻止の目的で右下肢切断が行われた。呼吸状態は次第に改善しベンチレイターもはずされたが、昏睡が続いて長期間になるため、第四十病日に一般病棟に移され、家族が付添うようになった。しかし、かなりのとまどいがあった。第四十三病日に心不全、腎不全があらわれ、第四十九病日に死亡した。

この症例は内科医、麻酔医、外科医が治療にあたっていたが、そばから見ていると、起こったことに対してはそれぞれ適切な治療を行っているのだが、患者全体をながめて、低酸素による脳障害をもった患者に対する治療として適切であったのか疑問に思われることもあった。死亡したあとでの症例検討会で話し合った時には、ここまでやるべきではなかったのではないかという反省の声も聴かれたが、実際に治療を行っている時に、それを中止することは困難で、しかもいつ中止するかむずかしい問題である。

またICUのベット数に限りがあるので、重症患者が多くなった時にどの患者を退室させて一般病棟に移すか問題となる。助かる見込みのなくなった患者を出して、助かる見込みのある患者を入室させるべきであるが、なかなか割切って考えられない。それには家族への配慮も十分しなければならない。ターミナル・ケアのつもりで一般病棟へ移しても、そこでは、急変が起こればクリティカル・ケアが行われる可能性があり、付添っている家族も不安になるようである。

アメリカで「生死の決定」というテーマで討論が行われ、次のようなことが取り上げられている。

① 病院に入って来た患者のうち、どの患者には集中治療をはじめてはならないか。

② 集中治療を開始した時、患者を暗号化されるか否かにせよ、どのように分類されるべきか（治療内容による分類か）。

③ 生命維持装置が開始された時、もしあるとすれば、どの症例を中止すべきか。

このことについて、小児科医、内科医、新生児科医、脳神経外科医、倫理学者、法律家がそれぞれの立場から議論しているが、なかなか一般化した結論は出ないと思われる。

このような問題解決への方法の一つとして、個々の症例について、単に医学的な検討だけでなく、医師、看護婦、ケースワーカー、家族、宗教家などが入って考えるべきであり、それから次第に一般的な原則ができてくることを期待するものである。

2　在宅ケアとミニ・ホスピス

——三年間のターミナル・ケアの実践から

東京・鈴木内科医院　鈴木荘一

私は一九七七年、他の実地医家の先生方と共に、英国ロンドン郊外にある聖クリストファー・ホスピスを訪問し、ホスピス運動の指導者であるソーンダース女史に会い、親しく懇談し、また病棟を見学し、ターミナル・ケアの真髄をこの眼で見てきた。帰国後、西洋人と精神的土壌の異なる日本にどのようにしてホスピスやターミナル・ケアを実践するかを考えていた。

このことは「病院37巻」と「人間の医学85号」のおわりに、「国民が、医療担当者と共に、死に臨みどのようなケアを望むか、換言すれば、どのようなケアが人間として望ましいか、日本人ひとりひとりが問い直すことから始めるべきだ」と記してきた。そして「死への対応」は科学技術の進歩と異なって、土着文化と密度が濃い。これはアメリカの社会学者オグバーンの主張した culture lag の意味とは異なるが、現代日本の医療をみると、末期医療も無魂洋才の技術主義に走っていることは否めない。

そこで今回、この国情の中で、しかも当院の少ないマン・パワーの中で、自分の力が及ぶ範囲内で、模索し実践した末期医療三年間の成績を報告する。

患者は総数四八名（在宅三九名、入院九名）で、男計二六名、女計二二名であった。

表1　The Causes of my patients' death

	1977年	1978年	1979年	Total
1) at Home	12	13	14	39
Apoplexia	2	5	7	14
Malignant Neoplasm	3	4	2	9
Heart disease	3	2	3	8
Didbets mellitus	1	0	0	1
Respiratory disease	2	0	0	2
Renal disease	1	1	1	3
Parkinsonism	0	0	1	1
Suicide	0	1	0	1
2) Admission to my clinic	1	4	4	9
Apoplexia	0	1	0	1
Malignant Neoplasm	1	3	3	7
Heart disease	0	0	1	1
3) Admission to other hospitals	10	11	8	29
Apoplexia	2	1	0	3
Malignant Neoplasm	5	7	6	18
Heart disease	1	1	2	4
Respiratory disease	2	1	0	3
Cirrhosis of the Liver	0	1	0	1

当院は都内域内の大田区にあって、東海道線西側の山の手にある商業地域と住宅地域の接点にあり、消化器をサブ・スペシャルとした内科有床診療所である。マン・パワーは、常勤医師は私一人、非常勤はT大学より消化器専門医一人であり、看護婦は三人、他は受付事務、保険事務、調剤、厨房などに計六人がおり、手の足りない所、及びメンタル・ケアの中心に私の家族が加わってケアを行っている。特にケアの第一は、患者をよく看とり、訴えを静かに聴くことであるので、これには医師やナースの他の従業員も同様な態度で相接し、何時でも精神的ケアができるように指導しているが、行き届いたケアを継続するためには、これだけのスタッフではケアする側が過労に陥りがちであり、この方面に生き甲斐を感ずるスタッフの増員やボランティアの参加が望ましい。また出来る限り宗教的関係者と連絡をとり、ケアに協力していただくようにお願いし、今までに仏教、天理教、金光教、そしてキリスト教の方に参加していただいた。さらにまたターミナル・ケアには患者の家族の参加が最も必要であり、家族（同居者だけではない）らとの一体化したケアこそが、最も充実したターミナル・ケアの果実を得ることができる。

さて、ターミナル・ケアにおける中心点は、多くの方が指摘されるように、㈠身体的、㈡精神的、㈢家族ケア、があり、更に宗教的ケアも必要である。

当院の三年間の成績は表1に示すように、全死亡者の在宅比率は50％であるが、脳卒中患者では在宅比率は78％であるのに対して、癌患者のそれは26％である。癌患者も残余の貴重な時間を愛する家族と共に過すように、在宅でケアを継続したいが、

㈠　医学的理由　疼痛管理、腹水貯留、栄養補給、出血対策、そして呼吸管理の面で不完全なことが多い。また

㈡　社会的理由　病状が悪化に向かって長期に継続するために介護人が心身両面で疲労し、サポートする人が得られないこと、さらには兎小屋と呼ばれる狭い住宅事情も在宅ケアを阻んでいる。また日本の国情では、癌宣告が本人ではなくて家族のみに行われていることが、家族に二重の精神的重荷を与えているためでもある。

なお、当院の三年間の癌患者総数は一六名、在宅九名、入院七名であって、その疾病分類では、消化器系一〇名（胃四名、結腸二名、直腸一名、膵二名、胆管一名）であり、非消化器系六名（肺三名、子宮一名、腎一名、副腎一名）であった。この中で入院死亡の癌患者は計七名（胃二名、結腸一名、膵一名、肺一名、子宮一名、腎一名）である。入院理由は、疼痛による者二名で、経口薬摂取可能な時期には塩モヒ30～60㎎／dayを内服させ、不能となればインダシン坐薬を使用させた。二名ともブロンプトン・カクテルは好まなかった。さらに疼痛が強い場合には、ジアゼパムやソセゴンの注射を行い、なお効果のない時には麻薬注射を日に一～三回行った。

しかし、疼痛よりも腹水による入院の方が多く、三名おり、明らかな癌性腹膜炎のために穿刺が必要であった。また肺癌の主訴は呼吸困難であり、長期にわたる酸素吸入が必要なため入院させた。また

家庭事情のために収容した腎臓癌のケースは、尿毒症から昏睡となり亡くなった。米国では英国と異なっていろいろなスタイルのホスピスが試みられているが、我が国のホスピスは、有効な医療資源の使用方法として地域と密接し、近接性のある有床診療所や中小病院が利用されるべきであり、そのスタッフがターミナル・ケアに燃えてほしいと思う。

3　福岡バリント・グループの死の臨床に対するとりくみ

北九州市立小倉病院　永田勝太郎・池見酉次郎
九州大学医学部心療内科　山崎美佐子・西明美
久留米大学医学部付属病院　日吉キクエ・堤ムツ子・藤丸千尋
済生会八幡病院　塚本保子
国立病院九州ガンセンター　熊谷裕子
日本心身医学協会会員　池見葉万代・宗長助

昭和五十五年五月に福岡市で、ジョン・P・キルダール博士の「死の臨床とカウンセリング」という講演が行われた。米国においてすら、死の臨床は医療者個々人のパーソナリティに依存するといった域を超えていないことがわかり、これをきっかけに、「バリント方式により死の臨床を考える会」をつくろうという提案がなされた。

昭和五十五年七月より月一回開かれ、順調に活動をひろげている。

バリント方式とは、ロンドン大学のMichael Balint によりはじめられた患者理解の方法で、患者の訴える身体症状を、bio-psycho-social な多方面から分析し、参加者全員で自由な討論をするというものである。我々は臨死場面における我々自身の感情を尊重し、それを表出し、患者理解を深める場として、バリントグループを活用しようと思い立った。

方法としては、参加者がもちまわりで症例（Problem case）を準備し、約一時間討論し、約一時間抄読会等の勉強会を行っている。これまでの四回の総括を以下に示す。

I、癌告知の問題

㈠　ことばの問題　誤解・ムンテラ・暗黙の共謀。

㈡　病気の部位・治療方法によりおのずと癌と知れる場合　放射線療法・喉頭癌・乳癌の場合の説明の仕方、病名と治療の関連性に患者が不審を抱く場合。

㈢　告げた後のケア：告げた直後の急性うつ状態への対処、患者グループによる支え、死期の説明の仕方。

㈣　告知したあと治療に積極的になりうる。

II、末期患者のケアについて

㈠　一般的ケア：病院という場の特殊性、訴え・わがまま・甘えの対応の仕方、意識状態とケア、患者のもつ三つの顔（医師、ナース、患者どうしに対して）

㈡　痛み：コミュニケーションとしての痛み（いたいという言葉のもつ多くのニュアンス、生きてきたように痛む）、実際の痛みと増幅された痛み（痛みのもつ心理社会的背景・医療不安）、十円玉によるいたみの部位の feed back、「痛み」の解放→人間性回復→コミュニケーションの回復→いたみの分析→患者自身の痛みの治療への参加、「痛み」を分かち合う（医療者・家族の役割：さわる、ふれる）、鎮痛剤（プラセボ、ブロンプトンカクテル、鎮痛剤に対する誤解）。

(三) 患者のもつ人生の意味に対するアプローチ　退行から脱出せしめ、生の充実をはかる唯一の方法か。社会的役割（生きた証し）、上手な死なせ方との関連。

(四) 死の恐怖・不安に対して　心理的防衛機制、癌センターという名称、ムンテラ、死の恐怖→生のエネルギー。

(五) 家族の役割・つきそい　基準看護と家族に看とられる死との間の矛盾、医療側と家族のコミュニケーション、家族に積極的に働きかける看護体制、付き添いも治療チームの一員に加えるような上手な配慮・教育、つきそいの功罪。

III、治療者の死生観

(一) 治療者の死生観がそのまま医療に反映する　治療者自らの死生観の確立

(二) 職業としての死への導きと、人間として（私として）の死への導きの間のジレンマ　慣れ、病院という特殊な場。

(三) 治療的自我は、死生観の確立の中からうまれる。

(四) 死を忘れた現代日本の文化

末期患者のケアには、bio - psycho - socio-ethical な考え方が特に必要であり、この ethical（生命倫理）は、死の教育、つまり医療者の死生観の確立の中ではじめて芽生えるものと考えられる。バリント方式は、そのためには最も卓越した方法である。

死の臨床を考えるということは、どうよく生かすかという日常の臨床の充実を意味し、多くの未解決な問題をはらんでいる。と同時に、医療者のもつ統合的な治療的自我をぬきにしては語れない。これを科学化することはきわめて困難であるが、臨床という現実は常時このような二面性をもち、死の臨床を科学の領域までひきあげることが我々の責務と考えられる。バリント方式は、その有効な手段と思われる。

今後この会をさらに発展させ、ひとつでも多くの問題に我々自身の解答をつくり、展望を広げてゆきたい。

なお、このグループにいつも惜しみない援助を与えてくれる日本心身医学協会に深謝いたします。

4　晩期癌患者は何を訴えるか
——実際例を通して

神戸・河野胃腸科外科医院　河野博臣

私はベッド九を持った胃腸科外科で、心身医学を専門にやっている開業医です。心身医学とは病気を心と身体の両面より検査し、治療を行う医学です。癌を心身症と考え、心身医学的なアプローチをやっています。癌患者と出会い、診断し、手術、化学療法、免疫療法などと同時に、癌患者を集めてグループのイメージ療法をやっています。そして、このグループから再発などして、再び入院あるいは在宅で晩期の癌の時期を迎える患者の治療とケアーを行っているものです。もちろん看護婦と協力しながら行っています。即ち癌患者と初めて出会い、最後の死まで一緒に付き合っているといってよいと思います。

私のアプローチは医師としての治療が中心だと思います。手術も薬も効果のない患者に治療はあり得ない、care だけしかないと思ってきましたし、死の臨床はまた手術も薬も効果のないとき、人間として何が出来るのかがテーマでした。医学的に薬が効果がなくても、心身医学的なアプローチ、即ち出来るだけ可能な心理療法を基盤にした治療はありうるのではないかと思うようになりました。医師は癌患者に対してはあまりにも早くあきらめ、生きることの希望を失ってしまうのではないかと思うからです。患者が生きる希望を持っている以上、医師は希望を捨ててはいけないのではないでしょうか。

私は二〇日前に、40歳の女性の癌患者の死を体験しました。この患者には3歳の男の子があり、年下の夫がいました。三年前に胃癌になったとき生まれたばかりの赤ん坊がいたのです。手術の前日、夫は患者の妻に〝先生が胃癌だといった〟と告げました。大変気丈夫な人でしたので表面では耐えましたが、谷底に突き落とされるような体験をしながら、手術にも耐え、術後は夫婦と赤ん坊の三人ですばらしい生活をおくりました。

二年という時は矢のように過ぎて、風邪を引き嘔吐を繰り返すようになりました。術後には癌のことは頭にありませんでしたか、と尋ねたわたしに、〝頭の片隅に、生活が楽しければ楽しい程、大きな重荷がありました〟と告げています。この患者はすばらしい人で、医師や看護婦は患者やその家族を治療し care しながら教育していくものと思っていたのに、この患者は医師のわたしや、家族（主人）を教育してきたのです。

一度に末期癌患者が四人にもなり、私が疲労のために往診に行くのが大変つらくなりました。風邪を引き喘息様発作が私に起こると、いつの間にかそれを理由にして、患者のもとに行くのを延していました。そんな私をこの患者はみて、腹痛と嘔吐に苦しみながら〝先生、私の最後まで希望を失わないで下さい。先生が希望を失ったらわたしは生きられません〟と訴えるのです。わたしはハッとしました。医師としてのわたしは逃げていたし、患者の病気と闘っているのではなくて、患者とわたしは闘っているのに気付かされたのです。こんなにやせ細り、腹痛と嘔吐、身動きも出来ない状態をみていると、無意識に〝こんな状態で生きていて何の喜びがあるのだろうか、死ぬことの方が患者にとっては幸福ではないのか〟と思うようになっていたのです。医師として希望を失っていることを指摘されたのです。そして、〝先生、わたしにとって腹痛も嘔吐も耐えられないような苦しみです。しかし、先生と話をし治療をしてもらうとまたすばらしい時が持てるのです。わたしにとって、痛みも苦しみもそれは充実した生きた時間なのです〟と告げます。わたしの心を、ガラスばりの中をのぞくようにすべて見抜いてしまっているのです。

健康者は、安定した不安のない、もちろん痛みなどない時間こそが充実したすばらしい時間であると思いがちです。しかし、この患者のいうように、〝苦痛があるからこそ充実した時間〟というのは、病気を持った人間だけが言える言葉ではないでしょうか。患者中心の医療といいながら、治療者は自分の側に立って治療を行っていることを知らされます。care という言葉はすばらしいけれど、実行することのむずかしさを知らされます。

この患者が死の二週間前に、〝どうしても、うにのニギリが食べたい〟といいます。〝よし、明日は必ず買ってきて食べさせてあげる〟〝先生がいれば安心です〟と眼を輝かせます。連休でうには手に入らなくて、巻きずしとバッテラを買ってきました。それでも喜んでバッテラ半分と巻きずし半分を食べました。〝おいしい、おいしい〟を連発しながら次のように言ってくれました。〝先生、昨晩は一晩中楽しい思いをさせていただきました。にぎりのこと、自分でスパゲティーを料理して子供や主人に食べさせていること、おいしそうに食べる主人や子供をみている自分を夢でみました。本当に楽しい晩でした〟と。病人にとって食べることは生きがいです。いくら吐いても、腹痛があっても、一瞬のおいしさは生きているという実感を与えてくれます。吐くから食べるな、痛むから食べるな、というのは健康者の論理なのです。この日はすしを食べたあと八時間は痛みませんでした。食べて楽しい話ができたせいです。

この患者について感謝し、申し訳ないと思うことは、常に私の健康を心配していたことです。死の病人から医師が心配されるなど治療者としての資格のないことだと思います。「先生の身体が心配です。夜寒いときに先生を起こすのはつらいです。どうか身体を大切にして下さい」と出会うたびに言われました。患者は医師に病気されたら困るから必要以上に心配しているのだと思っていた私は、死の三日前までわたしのことを心配してくれる患者にまいってしまいました。苦しい患者ほど、医師や看護婦のことを心配しているのではないでしょうか。自分が苦しければ苦しいほど、生きることの尊さを知らせてくれているものです。治療者は常に患者によって教えられ、患者によって高められるものであることを知らされるのです。

死の臨床研究は、患者から学び、患者から離れない臨床によって成立するものであることは始めも今も変わらないと思います。ホスピスとは末期の患者さんを収容する施設のことではなくて、末期の患者さんが残された時間を充実して生きるための、あらゆる援助に外ならないと思います。それが定められた特定の施設であれ、病院であれ、在宅であれ同じであると思います。ホスピスすることこそが、ホスピス運動こそがその本質であろうと思います。それ故に患者から学び、教えられることによって充実していくものと思います。Dr.グリフィスはイギリスのホスピスは完成しているものではないと言われています。今後患者より学ぶことによってcareは向上するものと思います。

5　予後不良児を持つ母親へのアプローチについて

京都第一赤十字病院小児病棟　河内恵美子

はじめに

小児病棟において、予後不良児を持つ母親に対する看護婦の役割は大きな意味を持ちます。今回、脳腫瘍の再発のために入院してきた子供の母親へのアプローチを通して得られた体験を報告します。

患者紹介及び経過

10歳の男子、脳腫瘍の再発、予後不良の診断を受け、今年の二月二十二日脳圧亢進症状で再入院してきました。42歳の母親は働きに出ているため、62歳の祖母に育児と家事をまかせる中で、子供に対しては、看護婦の目から見れば、異常と写るほど甘えさせていました。脊髄への転移による全身の痛みがあり、内服薬、坐薬、温湿布、入浴などで緩和をはかりました。

この頃家族に余命六か月と告げています。患児の希望で出来る限り外泊させる方向にもっていき、入院と外泊を約二か月繰り返すことが出来ました。症状の悪化があり、外泊が出来なくなった時点で、基本的な日常生活の援助を母親に指導し、ケアに参加させると共に、急変時における心の準備へのアプローチをしました。六月五日永眠。

アプローチの実際と考察について

子供とべったりした生活から、母親の自立という大きな目標に向かって、私たちはその**第一段階**に苦痛の緩和をあげました。

①　再入院の時点から、スタッフが問題意識を持って毎日のカンファレンスをしたことは、アプローチの統一性や経過のとらえ方の一致に役立ちました。そして現実に生じている患者の苦痛の緩和に全員が結集したことは、母親との信頼関係が深まり、その後の事柄をスムーズに運ばせたと考えます。

②　病棟内カンファレンスにとどまらず、院内でのターミナル・ケア・カンファレンスに症例を呈示した結果、アプローチが多面化し、実際的な効果が得られたこと、またそれを契機に主治医・看護婦・母親が一体となり病状を認識しあったことは、母親自身にも苦痛の緩和に積極的に関与するという変化がみられました。

③　痛みの情報を母親から得るのではなく、子供の口から得るように心がけたことは、母親を通しての子供ではなく、子供を中心にスタッフも同じ距離の存在であることを母親に認識させました。そのことは、母親の精神的な負担の軽減や、共に考えてくれる相談相手としての信頼につながったことと考えます。

第二段階には母親の役割をあげました。

外泊を拒否した母親と、今出来る母親の役割は何なのかを何度も話し合って外泊をさせました。その後、子供のケアに積極的に参加し、子供にとって一番良い方法は何かを母親自身が考え、行動してきたことは、母親が役割を十分認識したと考えていいのではないでしょうか。またその役割のみを強調するのではなく、個室に移った時点で、母親の疲労が目立ち始め、特別に二人の付き添いを許可したり、ケアを私たちと協力し合ったりして、母親のニードに敏感に対応したことが、**第三段階**の死の受容にむりなく移っていくのに役立ったと考えます。

見た目に重症感のある栄養チューブやバルンカテーテルの挿入は、母親の希望をとり入れてぎりぎりまで行わなかったことはよかったのではないのでしょうか。

死亡二日前に、母親から死体の取扱いについての質問があり、子供の死を冷静にとらえていることを確認しました。

死後約一か月して、母親が病院に置き忘れていた子供の茶碗とはしを取りにこられました。私たちがその遺品をすでに処理した後でした。このことから、死後という認識が、遺族と私たち他人とでは、異なることを十分考えなければならず、一般病棟においても、これからの看護は、死後への配慮が必要になってくるということです。

おわりに

小児病棟の看護婦は、母親の持っている能力を信頼し、彼女自身が子供の死を受容出来るように、サポートする役割があります。

今日ホスピスということが注目されていますが、一般病棟において、意識的にこの問題にとり組むことが大切ではないでしょうか。そして一つ一つの実践を考察する中で、アプローチがうまく受け入れられているかどうかを絶えず確認することが、次の看護に役立つのではないでしょうか。

最後に、この場をかりて、御指導いただきました福間先生、ターミナル・ケアのメンバーの皆様、そして病棟スタッフの皆様に心からお礼申し上げます。

6　一九七〇年代における疼痛のケアの動向

東邦大学医学部付属大橋病院　渡会丹和子・梅田嘉子

癌末期患者の訴える痛みは、終わりのない痛みであり、一日一日と痛みが増強し、鎮痛剤を大量に使用しても、その緩和を図ることが困難な場合が多く、その除去、緩和の方法はないかと、日夜頭を悩ましているのが臨床の現状である。そこで私たちは、癌性疼痛のケアのあり方を検討するための一歩として、過去十年間における文献のなかで、癌性疼痛のある患者のケアに焦点をあてている事例研究を、看護関係誌一三誌より四〇編収集した。それらの文献に示された疼痛のケアの動向には四つの特徴がみられた。

第一の特徴としては、鎮痛剤使用によるケアのあり方であった。鎮痛剤使用の工夫としては、注射使用の間隔、注射時間の工夫、薬品の選択と薬品の組み合わせなどであった。また注射と併用して、身体面へのケアが多数なされていた。身体面への具体的なケアとしては、体位の工夫、マッサージ、罨法、清拭、食事の工夫などであった。さらに注射時間の予定表を患者に作成させたり、また注射による患者の生活のリズムのくずれを防止するなどの試みがなされていた。

第二の特徴としては、患者の心理面へのアプローチに工夫をしていることであった。患者と共通の話題を見つけて話し合うことにより、不安や不満を表出させたり、慰め、励ましながら、時には強い口調と態度で接するなどの工夫もみられた。さらに、患者との信頼関係を生み出す手段として、ベッドサイドにじっくり座り、手を握りながら会話を交わしたり沈黙することが、痛みの軽減につながったとしていた。また、食事、排泄、治療などのあらゆる場面をプロセスレコードし、その分析により、どのような心理的アプローチが効果を奏するかを査定している事例もみられた。

第三の特徴としては、患者の家族に対する援助のあり方であった。援助の例としては、家族の苦痛を看護婦が受けとめ、励ますこと、また患者への身体的ケアを共に実施したり、ケアを依頼するなどして、家族に無力感を抱かせないよう配慮することなどであった。

第四の特徴としては、患者の気持がとかく痛みに集中しがちなので、気分転換及び注意転換を図る工夫であった。その工夫としては、車椅子でロビーに移送すること、テレビ鑑賞、編物のすすめ、さらに患者の生活習慣をできるだけ変更させないためと、気ままにさせて痛みを緩和させる方法として外出、外泊、散歩、仕事の打ち合わせなどを許可していた。

第五、その他の特徴としては、癌性疼痛のある小児の看護に関するものであった。四〇編中三編と少なく、しかも成人と目立って異なる看護を見い出すことができなかった。

全体的にみると、事例研究の内容は充実されつつあるが、検討されていない部分があると考えるので次にそれをあげてみる。

第一に、痛みのケアを行うには、過去に体験した痛みに対する対処方法、性格特徴、生活信条などを情報収集し、現時点の痛みに対する受けとめ方と比較する必要がある。しかし、それらの情報をふまえた疼痛のケアを見い出すことができなかった。

第二に、清原が「痛みと闘う」の中で示唆しているように、痛みという感覚は千差万別であり、かつ主観的データであることから、患者が訴えようとすることは、患者の「ありのままの言葉」の中から分析していくことが重要である。しかし、過去の文献においては、患者の表現を極端に要約したり、客観的データとして表現しているものが多かった。

第三に、いろいろな場面からプロセスレコードすることは大切であるが、それを経験や思いつきで分析し、自己満足のケアを実施することがないようにしなければならない。そのためには看護婦以外の医療従事者の参加、特に精神科医、臨床心理学者らの専門的な指導を受けることが重要である。加えて、例えばマッカフェリーの「痛みをもつ患者の看護」などの文献を活用し、客観的な分析も同様に重要となる。

第四には、痛みに対する医師の見解が文献にほとんど提示されていないことであった。看護婦が葛藤し、ケアの工夫をするのみでなく、医師に積極的に働きかけて、患者の痛みに対する方針を説明してもらわなければならないと考える。柏木が提唱しているように、痛みのケアにもチームメンバー全員による総合的判断に基づくチームアプローチが重要である。

第五に、科学で救えない痛みには、対話が真の治療の基盤であると言われており、収集した文献の中にも、対話の重要性を考察しているものが多かった。しかし看護婦のコミュニケーションの学習は、個人の経験にゆだねられているのが現状である。今後、患者への心理的アプローチができるようになるためには、臨床心理学、精神分析などをとり入れた教育プログラムを作成し、それに基づく専門看護婦の育成ならびに患者、家族に直接関わる保健医療チームメンバーのコミュニケーションの訓練をすることが急がれる。

今後の課題としては、痛みのある患者に対して我慢させることの検討である。果たして注射への依存性が高まることと体力消耗の点からのみで、患者に痛みを我慢させることが妥当であるかということである。また英国のソンダースらによって始められ、非常に効果をもたらしているブロンプトンカクテルは、日本においても徐々に使用されつつあるが、看護婦サイドでも事例の検討をしていかなければならない。さらに、癌末期患児の痛みに対しては、未検討部分が多いため、事例を積み重ねていくことが望まれる。

7　ホスピスと無常院

滋賀県立短期大学看護部　藤腹明子

はじめに

日本におけるホスピスの精神基盤をめぐって相反する二つの論があるように思われる。そのひとつは、「日本安楽死協会」が提案した「宗教ぬき」のホスピス構想であり、今ひとつは、西欧の宗教的精神をとり込んだホスピス構想である。ところで、ホスピスには看病から看死へという一連の機能が要請されている。今、この両者のホスピス構想に共通して欠落しているものは、生死観に対する関心ではないかと考える。西欧のホスピスが西欧の生死観に拠っているように、ホスピスの精神基盤は特定の民族の固有の歴史に根ざした生死観にこそ、その中核をおくべきであると考える。

日本古代の無常院

ところで、わが国においても過去の歴史の中にホスピスと類似性をもつ宗教的医療施設が存在している。古代の〈無常院〉がそれである。わが国では古来、死にぎわを重視する傾向が顕著であったことは歴史的に明らかである。この傾向を仏教的に論拠づけ儀礼化したのが臨終行儀である。この臨終行儀について最初に明記したのが源信の『往生要集』（九八五）である。往生要集にはいかにすれば浄土に往生できるかということが中心として書かれているが、ここでは大文第六別時念仏の第二、「臨終の行儀」（日本思想大系『源信』所収）に着目し、その中の〈無常院〉の記述に焦点をあて私見をのべたい。

当時の仏道修行者、念仏行者が病気になり、その病が重くなると、彼らは無常院という往生のための場所へ移された。そこには金色の阿弥陀像が安置され、病者は像の手から垂らされた五色のはたを持ち、仏に導かれて西方浄土に往く思いを起こした。一方、看病人には、病者のまわりで香を焚き、花を撒いて病者の身辺をかざり、病者が嘔吐すれば吐物を除去し、また病人の下の世話や身体を清めるなどの世話が義務づけられていたことが知られる。更に、病者の不安を軽くするために、共に経文を読んだり、念仏を唱えるなど、精神面への配慮をも重視している。

この〈無常院〉は、当時の病院もしくは病室であり、極楽往生を願う病者と往生を助けようとする看病人の関係は、まさに今の病院における病人と看護人とみることができる。

死後の世界に対する人間の不安と期待は、死が極めて普遍的なものであるにもかかわらず、その民族の文化の歴史の中で固有の生死観を形成し、それがまた、看とりのありようにも影響をあたえている。しかし、西欧のホスピスと日本古代の無常院を比較してみると、そこにいくつかの類似性をみることができる。

ホスピスと無常院の類似性

それはまず、両者の起源が寺院、教会と密接な関係があり、いずれも宗教的精神基盤の上に成立した施設であるという点である。つぎに、そこでは看とる者も看とられる者も、ともに死にゆく存在であることをみつめ、それを受け容れようとする姿勢がみられる。つまり、「死の共有」を実際の看とりのなかで体験している点である。

第三は、死は終末ではなく別の世界への移行であるという思想をもっている点である。彼らは、死を天国もしくは極楽への通過点として考えており、その意味で両者は単なるメカニックな場としての医療施設ではなく、〈聖なる場〉なのである。たとえばホスピスにはキリスト像が、無常院には阿弥陀像が置かれ、それぞれ神の愛や仏の慈悲が病者に語りかけられるような配慮をしている。つまり、そこでは〈死の向こう側の世界〉についての答えが準備されており、看とる側には病者を昇天もしくは往生させたいと願う心があり、看とる者と看とられる者の間にあたたかな交流がみられる。

当時の人びとは、宗教的精神を基盤にして、親しい仲間に看とられながら、新しい世界へ移行するという通過儀礼によって死を受容していたのである。

無常院に学ぶホスピスの精神基盤

このように、ホスピスと無常院とに類似性が認められるのであってみれば、無常院はわが国のホスピスのありかたに何らかの示唆を与えてくれるであろう。ただし、ここで時代社会の差による宗教意識の変遷そのものを看過することはできない。今、現代人が無常院に学ぶべきは、看病―看死―葬送という一連の無常院の機能であり、それを要請した当時の人びとの生死観である。それは、基本的には「臨終」の格別の重視であり、信仰によって死に対する理念をもち、看とり、看とられる者の連帯意識の中から自己の生死観を形成し、現代人よりはるかに乏しく死を受容していた点である。

おわりに

以上のことから、今後の日本のホスピス構想の精神基盤として、日本古来の文化的、宗教的背景を検討し、古代の日本人の死に対する態度や姿勢を顧慮する必要性を感じる。

8　癌末期患者の家族に対するケアについて

大和市立病院中央手術室　轟庸子・建野正毅

私どもの勤めております病院の外科病棟は、常に入院患者のほぼ半数が悪性疾患で占められており、年間を通して臨死患者が絶えることがありません。〝死を看とる〟ということを意識せずにはいられない状況に置かれているといえます。患者さん自身は自分が癌だと知っている、明らかにそうわかっていながら、尋ねられればドギマギして苦しい言いのがれでとりつくろう日々。看護者としてこのような態度に異和感をおぼえるようになりました。

このような時に、一冊の本に出会いました。河野先生の「死の臨床」です。この本から数々の教えをいただき、どうやら患者さんと〝死〟を話題にすることが出来るようになりました。苦しんでいる患者や家族を避けて通るのではなく、苦しみを少しでも知ろうとする態度から、看護への手がかりを得ることが出来るようになってまいりました。

すでに多くの方々が言っておられるように〝死への過程〟にある患者さんに対する看護は、医師、看護婦、家族がチームを組まなければ成功しないことも十分認識しました。

このような背景のもとに経験した二症例の家族への援助について報告させていただきます。

症例Ⅰ　53歳女性　病名　総胆管癌

S52・11　肝管空腸吻合術施行
S53・6再入院、腎空腸吻合術
S53・9　末期状態で二人部屋へ入院

衰弱著明なため、家族の面会は随時としました。個室転床後、家族の付添いを開始。姉妹ともよく看病し、特に次女は母親の看病に専念したいからと退職しました。病状が一層深刻になってくると、母親の枕元で読経している姿を見かけるようになりました。このような娘たちに父親は批判的で、時には病室で口論にさえなりました。家族と我々の間で、この件につき数回話合いを持ちましたが、娘たちが看護を通して安定してきたのに比べ、父親はますます動揺してくるようでした。患者の状態が予断を許さぬ状態になると、今度は創価学会による葬儀はしないと主張し、娘たちと対立しました。患者死亡後、予想通り父親は葬儀のことにこだわり、娘たちも対応に困る状態でしたが、自治会の会長に参加を願い、皆で相談した結果、ともかく意見の一致を見ることができました。

患者死亡後二か月余り経た頃、娘さんたち二人が挨拶に見え、間をおかず父親も来院して下さり、今ではこだわりなく仲良く暮らしているということでした。

症例II　47歳男性　病名　胆のう癌
S53・6　Virchowリンパ腺触知、精査及び化学療法のため入院
S53・12　腰痛、黄疸強く再入院

この症例は初回入院時から早い転帰が予想され、私は初対面の時に妻の心労をねぎらい、どの程度お手伝い出来るかわからないが何でも相談していただきたい旨告げました。再入院に際しては、妻がどんな形で看護に参加するか十分話し合いました。入院当初は食事への援助をポイントに置き、積極的に参加してもらうため、面会を随時としました。患者の状態は悪化する一方でしたが、年末には外泊することが出来ました。

その後間もなく、息子に真実を知らせたい、是非主治医から話して欲しいと妻から申し出があり、妻、息子、主治医、私のメンバーでその場を持ちました。母親と協力して父親の死を看とって欲しいことをお願いしました。大きな動揺がみられましたが、医師として自分も辛いのだと話す主治医の話を素直に理解してくれ、それ以後は一層母親を助け、父親の死の看護に参加してくれました。

初回入院からわずか八か月で死亡、予想通り早い転帰をとりましたが、親子力を合わせて十分看護を尽し、その時間のなかでこれからの生活への覚悟もされ、悲しみの中にも納得して患者さんの死を看とりました。この方からは、現在でも、相談、報告と内容はさまざまですが連絡があります。

症例Iは、死後、父娘で喧嘩することなく葬儀へとはこぶことが出来たものの、最後まで妻の死を受容出来なかった夫の反応について、援助するところまでいきませんでした。妻や娘たちも入信させ、二十年余りもよりどころとしてきた宗教を否定するということが意味するものを、残念ながら見抜くことが出来ませんでした。

症例IIは、〝死の看護〟を意識するようになって初めてその全経過についてかかわりをもつことが出来た症例です。初対

面の時、意識的に家族に接していったこと、以後は機会ある度に声をかけ、意思の疎通がとれていたことが家族の信頼を得たものと思います。

患者さんたちは、住みなれた家で気心の知れた家族に囲まれて〝死〟の時を迎えることを望んでいます。患者にとって病院での生活が、日常の生活環境に近い条件であるように、あらゆる角度から見直しをしなければならないように思います。規則でしばるのではなく、その中でどう自由に過してもらえるのか、視点の転換を迫られております。

9　死の転帰をとった白血病患者へのソーシャルワーカーのアプローチ

日本大学板橋病院医療相談室　荷見千草・古屋克巳・小川敬
日本大学板橋病院　岡安大仁・馬場一雄

現代の医療は、高度に機械化・専門化が進み、その発達ぶりには目ざましいものがあります。しかし一方で、死というものは、いかに医学が進歩しても避けることのできない現象であり、現実であります。悪性の疾患の患者及びその家族がいかに死を受け入れ、治療を受けていくか、死に至る過程をどのように過していくか、人間らしい社会生活を営んでいけるか、ということに我々医療スタッフは無関心であってはならないと思います。むしろ積極的にアプローチしていくことが重要でありましょう。

E・キューブラー・ロスは死に至る人間の心理を次のように示しています。

第一段階として否認と隔離があげられています。悪性疾患の報せに対する当初否認は、これらの患者が長期にわたって、その中で生き続けなければならない不快な痛ましい事態に対する健康な対処方法である、といっています。

否認という第一段階が維持できなくなると、怒り、憤り、羨望、恨みなどの諸感情がこれにとって代わり、この怒りの段階は、家族及びスタッフの立場からして実に対処がむずかしい。ここでの問題は、孤立化した患者の立場になって、この怒りがどこからくるかを考えようとする人がきわめて少ないということである。

第三段階の取り引きの段階は、あまり知られておらず、かつまた期間は短いが、患者にとって同じように助けになる。

第四段階の抑うつは、過去の喪失に対する反応抑うつと差し迫った喪失を思い悩む準備抑うつがある。悲しみに沈む人に対して私たちの最初にできることは、気を引き立て、物事をそう暗く絶望的に見ないように言ってあげることである。ところが抑うつが、病人の愛の対象一切の近づく喪失へ心の準備をするための防衛機制として用いられている場合は、励ましも力づけもあまり役に立たない。この抑うつ段階のとき悲しむなとしつこくはいわず、ただ黙ってそばにいてくれる人たちに、患者は感謝することができる。

第五段階の受容では、彼は、自分をとりまく多くの意味深い人々や場所などをもうすぐすべて失わなければならないという、その嘆きも悲しみもし終え、ある程度静かな期待をもって、近づく自分の終焉を見詰めることができるようになる。この時期は、患者自身よりは、家族がより大きな助けと理解と支えとを要する時期でもある。

次にリンデマンは、患者の死後、その家族は、三つの悲嘆の段階を経験すると述べている。

第一段階は、ショックを受け、死を信じようとしない状態で、一般に軽度の非現実感、他の人たちとの情緒的距離がますます増大していく感じ、亡くなった人のイメージに強くとらわれていく気持が強まってくる。

第二段階では、失った者をいつまでも、またあくことなく思慕する気持が強いために、心痛や絶望感がつきまとい、パーソナリティの崩壊が生じたりする。

第三段階では、喪失感が解消されることによって、悲嘆作業は完了し、失った者のイメージから自由になり、そして新しい対象関係が形成されるのに伴って、再組織化がなされるといっています。

症例は、入院当初より面接を開始し、死亡に至るまでフォローを続けたケースであります。患者は、18歳の女性で急性骨髄性白血病で、昭和五十一年一月より五回の入退院を繰返しています。五十一年二月六日病棟看護主任より面接の依頼があり、主治医からは、本人には紫斑病と知らせている等、病状について説明を受け、またバイオクリーン室にて面会制限があるため、話し相手になってほしいとの申し入れがありました。患者は、密室ともいえるバイオクリーン室の中の自分を、動物園のクマのようだと話しながら、一日があったという間に過ぎてしまう青春のまっただ中にいるのに、毎日がなすこともなく終わってしまうと訴え、また、ドクターの「なんでもないな」という言葉に対し、「そんなこと言って陰で母だけにあと三か月ですなんて言ってるんでしょう」と応じるなど、退院に対しても期待と不安が交錯していました。外来通院中は、お茶を始めたり、母親と北海道旅行をしています。

昭和五十三年一月二十八日、患者は二年間の闘病を終え亡くなりました。母親は、葬式の後、京都や大島へ行った、死のうと思ったりもしたが、それではいけないと思った、長いことお世話になりました、と語っています。

今日、悪性疾患の患者及びその家族に対して、医療スタッフのチームアプローチが非常に重要であることはいうまでもないことですが、我々ケースワーカーも医療スタッフの一員として、さらに発展的理論の枠づけを考え、実践の中で、この問題に取り組んでいかなければならないと考えます。

10　末期患者の宗教心

都立駒込病院心身医療科　河野友信

はじめに

死の臨床において、患者のニードの一つは宗教的ニードであるといわれている。

このことを臨床の場で確認したかったことと、未信者ながら悪性リンパ腫の末期患者が、大学時代のカトリック神父に会いたいと熱望したことから、末期患者の宗教心について、その実態と臨床上の問題点を知りたいと思い、この点について若干調査したので報告する。

末期患者の宗教心について関心を抱くきっかけのあとの一つは、信仰にある人の感動的な死の過程の生きざまを聞いたことにある。

それは、長崎大学病院の久松看護部長から聞いた、故永井隆氏と故渡辺豊輔氏の臨終のさまと死までの生き方である。永井氏は長崎で被爆した長崎大放射線科の教授で、昭和二十六年白血病で亡くなるまでに、ベストセラーになった著作などを通して衆知の人である。カトリックの信仰と神への感謝の日々のうちに最期のときを迎え、「イエズス、マリア、ヨゼフ」と大声で叫んで、祈りを求めながら、息をひきとられたという。病をおして被爆地の診療奉仕をされているときの姿にも、死をおそれぬ信仰にある人の生きざまをかいま見ることができた。

渡辺氏は長崎大学の病理学の教授であったが、敬虔な仏教徒で、癌という病名を知りながら、決して取乱すことなく、他への配慮を忘れず、出会う人ごとに謝辞を述べておられたという。死の十八日前からは、最後の勇気をふるって、歎異抄の講話を口述で妻に筆記させ、死後、お世話になった人への感謝の気持として、それを印刷配布されたのだった。

この二人に共通するのは、二人とも宗教はちがえ、熱心な信仰をもつ医者であり、死の病であることを知りながら、その事実を受容して、淡々として生き、感謝のうちに最期を迎えたことである。

次に、症例と末期患者の宗教心についての調査結果について述べる。

末期に神父に会うことを希望した悪性リンパ腫患者

患者　Y・I　25歳　女性　会社員

診断　悪性リンパ腫（Stage IV）

経過　S五十五年四月発症

化学療法を始め、あらゆる治療にもかかわらず効なく、八月十六日死亡。

患者は治療の過程で精神的に不安定になり、治療拒否、脱院、自殺念慮や自殺企図などがみられ、心身医療科のコンサルテーションを受けた。大学時代に話を聞いたカトリック神父に会うことを強く希望した。患者は未信者で、両親が離婚したために不幸な生育歴を背負い、屈折した気持で生きてきた人だったが、増悪する病の床で宗教心がわき上がってきたのだった。

末期患者の宗教心

三つの病院で末期患者の宗教心について調査した。

① 都立駒込病院内科の悪性腫瘍患者についての調査。

二八名（男性一六名、女性一二名）。宗教のあるものが九名（32%、~29歳三名、30~59歳一名、60歳~五名）、宗教は創価学会四名、日蓮宗、キリスト教、浄土真宗、立正佼成会、真如苑各一名で、病前からの信者が七名であった。病後神に祈る人はこの中に九名あり、宗教の話を聞きたいという人が四名いた。つまり二八名中二二名に何らかの宗教心がみられた。

② T市S病院の老年病患者について八名調査して六名が創価学会で、病前からの信仰は一名だけであった。五名はつき添い婦の影響による入院後の入信だった。

③ S市N病院のじん肺患者について重症じん肺患者一〇名のうち、一名だけが信仰があり（創価学会の熱心な信者）、あとの九名は無宗教であるが、ときに応じて神・仏に祈るものが六名いた。

以上、対象数も少なく、地域差、年齢、教育、知能、疾病などの違いを無視した調査であるが、特定の宗教の信仰をもつものは少ないこと、宗教はなくとも信仰心、宗教的ニードが多くの末期患者にはあること、病院とくに公立病院では宗教活動が拒否されていて、患者の宗教的ニードを満たす配慮が全くなされていないこと、などが調査の結果指摘できた。

痛みのコントロール

司会 岡安大仁
通訳 柏木哲夫

国立がんセンター病院 水口公信

1 麻酔科の立場から

がんの診断・治療に大きな進歩をとげているときに、晩期がんの痛みにどのように対処すべきかを検討することは重要な課題である。がんに起因する痛みは、腫瘍の直接浸潤、圧迫、破壊、がんの治療に関係した痛みと、がんに対する不安、切除、切断、死を迎える情動的な痛みに分けることが出来る。従って治療には身体的な痛みと身体が醜くなる不安、死に対する恐怖、財政的問題、家族の問題まで十分な配慮をしなければならない。

最近ブロンプトン・ミクスチャーであるモルヒネの経口投与ががんの痛みに有効であることが報告され、我が国においてもいくつかの研究成果がなされている。モルヒネは脳幹を含む脊髄レベルの下行性抑制系を刺激し、痛みの信号を遮断し、あるいは変調するといわれている。一方、不安や絶望感を柔げ、痛みの反応を変化させるので、がんの痛みに対してもっとも合理的な鎮痛薬ということができる。今回は麻酔科領域で行われている治療法について述べ、皆様の御批判を受けたいと思います。

まずがんの痛みがどのくらいの頻度で起こっているかを調べてみました。子宮頸がん、肺がんのうち放射性療法、化学療法のみを行った各五九例ずつを対象に、入院期間中の痛みの訴えの程度及び鎮痛薬の使用状況から三群に分類した。一群は初診から死亡まで痛みを訴えないか、ほとんど鎮痛薬を用いない症例、二群は鎮痛薬のみを服用した症例、末期にあたり高度の痛みのために連日鎮痛薬を用いた三群に分類した。各群の生存期間、死因、剖検所見は病歴によって調査した。肺がんの多くは前胸部、側胸部、項部、頸部、上腕、前腕、腰痛、下肢痛、子宮がんの多くは腰・仙骨神経叢の直接浸潤、圧迫で腰、背、大腿、下腿の痛みを生ずる。また肺がんでは呼吸困難、咳嗽、喀痰、頻脈などの身体症状と上肢の浮腫を起こす。子宮がんでも下腿浮腫、知覚異常、運動障害を起こす。共通していることは三群に若年者が多く、老年者ほど痛みの軽いことが判明した。

初診から死亡までの期間をみると、肺がんでは強い痛みに悩む期間は一か月であり、子宮がんで二～三か月である。痛みと剖検所見との関係をみると、肺がんでは三群の57%が腫瘍の直接浸潤、肝転移、骨転移に多いことがわかる。子宮がんでは三群の80%が骨盤内浸潤であり、肺転移、骨転移が多いことがわかる。死因については、二群では肺がんは出血や心不全である。子宮がんは呼吸不全、腎不全が多く、早期に死亡する症例が多いことがわかる。

以上の結果から、肺がん、子宮がんは高年令層ほど軽く、痛みのない症例は全体の25%にすぎない。軽い痛みは、肺転移による呼吸不全、出血、心不全によって死亡するものが多い。従って痛みの軽度な場合、患者は十分に自己制御が可能であり、活動的な日常生活を送ることができる。この期間では疾病に対する不安や恐怖を除くことに主眼をおくべきである。放治のときの痛みは神経ブロックによって短期間除くことができる。この時期にはトランキライザー、心理療法、バイオフィードバック療法もよい適応になる。一方末期の激しい痛みに対してはくも膜腔へのフェノールグリセリン、アルコールブロックが有効である。しかしこの時期においては、痛みの場所は広範囲で、不定愁訴を伴いやすいので麻薬系鎮痛薬を用いることが多い。

最近硬膜外腔モルヒネ注入が末期がん患者の除痛にしばしば用いられ、著効を得ることがある。対象は難治性痛みをもつがん患者一九例である。穿刺部位は原疾患部位に応じて決定する。持続硬膜外ブロック施行と同じ方法を行い、カテーテルを挿入する。次いで局麻薬により麻痺部位を確認したのち、塩酸モルヒネ2～5 mgを生理食塩水5 mlに混じて注入する。その後モルヒネ1～2×一日を朝夕に注入する。モルヒネは五～十分たつと鎮痛作用を認める。知覚異常、運動麻痺、血圧低下、呼吸抑制は一例も認めない。モルヒネの依存性、耐性は軽度であり、死に至るまで継続した症例が半数以上を占めている。

本法の利点は注入回数の少いこと、合併症の少いことがあげられる。本法の作用機序に関しては、いまなお不明であり、麻薬受容体が脳、脊髄に存在することが確かめられている。硬膜外腔への注入は脊髄の後角（Lamina I～III）に特異的にモルヒネの受容体に作用して、痛みを消失することが考えられる。排尿障害はモルヒネにより外膀胱括約筋の緊張を高める作用があるためであり、排尿障害には導尿が必要なことがある。最近硬膜外腔へのモルヒネ注入によって、知覚、運動、学習に及ぼす影響をみたところ、中枢、手の協調運動はモルヒネ4 mgで障害をうけることが判明している。

以上我々麻酔科で行っている除痛方法を紹介した。

2　ブロンプトン・ミクスチャーの使用経験から

国立療養所東京病院　間瀬美知子

はじめに

末期癌患者の疼痛は持続性であり、持続的鎮痛が必要である。経口的モルヒネの四時間毎の定時投与を中心とした、いわゆるブロンプトン・カクテルは、疼痛の再来を予防し、疼痛の記憶を消し、しかも意識清明で、耐性、依存性による人格破壊もなく、末期癌患者にとって望ましい鎮痛剤である。

歴史的には、八十年以上前、英国の Herbert Snow が末期癌患者にモルヒネとコカインを投与し、三十年以上前に、英国のブロンプトン病院の外科医、J.E.H.Roberts が、開胸術後の疼痛に対してモルヒネ・コカイン混合液を用い、ブロンプトン・カクテルと呼ばれるようになった。一九六二年、英国の Cicely Saunders らによって、セント・クリストファー・ホスピスや、セント・ジョセフ・ホスピスにおける予後三か月と診断された癌末期患者九〇〇例の使用経験に基づく研究をもとに使用法が確立され、その有効性が発表され、その後世界的に普及した。

一九七三年の Britisch Pharmaceutical Codex には、ヘロインまたはモルヒネ、エチルアルコール、シロップ、クロロフォルム水の混合液として記載されているが、最近、Twycross らによって二重盲検法による対照試験が行われ、コカインを加えても、鎮痛と意識状態において、モルヒネ単独と差がないことがわかり、コカインを加えていない。

国療東京病院では、一九七五年五月より一〇六例に使用し、その有効性が示されたので報告する。

四時間毎の定時投与

ブロンプトン・カクテルは四時間毎の定時投与を原則とするが、モルヒネの経口投与では、鎮痛効果が二分の一になるのは四時間後である。(Goodman and Gilman の pharmacology より) したがって、四時間毎の定時投与を繰り返せば、常に一定の鎮痛効果を得ることができる。有痛時投与では、鎮痛効果発現までに時間を要し、患者は有痛と無痛を交互に経験し、再来する痛みの恐怖におびえることになる。

対象としての肺癌と疼痛

一〇六例中肺癌が八六例(81%)、消化器系の癌一四例(13%)、その他の癌六例(6%)である。

(a)　肺癌の疼痛部位(七二例中)

前・側胸部五三例(72%)、背部二九例(40%)、肩一六例(22%)、腰一六例(22%)、下肢一五例(21%)、上肢一二例(17%)、その他腹・頸・臀・頭など。

(b)　疼痛の原因

胸背部痛は胸膜・肋骨への浸潤・転移、肩痛は腕神経叢・肋骨・頸椎への転移、腰痛・下肢痛は腰痛、骨盤への転移、上肢痛は腕神経叢・頸椎への転移が主な原因である。

(c) 疼痛と肺癌の進展

疼痛の原因が隣接臓器への直接浸潤によるもの六六例中三六例(55%)と高く、遠隔転移によるもの二〇例(28%)、両者によるもの一〇例14%であった。

(d) 疼痛の範囲

疼痛部位を頭・頸・背・腰・腹・臀・左右の(以下全て)肩・前側胸部・上腕・前腕・手・大腿・膝・下腿・足の二十四分画に分けると、三か所以上が54%と癌末期には疼痛部位が広汎に及ぶ。

方法

(a) 上記の一〇六例中より、鎮痛効果判定の対象として、次の四条件をみたす五六例を選んだ。

肺癌四七例(84%)、その他の癌九例(16%)

① 中等度以上の疼痛を有する者(Keele の分類)

② 一日三～六回の定時投与がなされた者

③ 先行する麻薬系及び非麻薬系鎮痛剤の注射依存性がない者

④ 使用開始後七日以内に死亡や退院をしない者

(b) 処方内容(一回量)

主剤として

塩酸モルヒネ3mg以上何mgでも可

塩酸コカイン5～10mg(または無し)

矯味料として

ジンまたはワインまたはエタノールを1～3mlまたはレモン液0.5～1mlに、単シロップ2mlに水を加えて全量10mlを一回量とする。初回量としては塩酸モルヒネ5～10mgが多く、30mgまで増量の経験あり。

(c) 投与方法

① 強い痛みには四時間毎の定時投与。中等度の痛みには六～八時間毎で良い場合もある。有痛時投与は避ける。

② 鎮痛が得られ、しかも傾眠に至らないモルヒネの一回量を決定する。

③ 鎮痛効果増強と制吐作用のためフェノチアジン系薬(ウィンタミンシロップ等)5～15mg／回と併用する場合あり。

④ 便秘予防のため緩下剤併用、カマ約1.5g／日。

(d) 鎮痛効果判定基準

+++(著効)他の鎮痛剤を全く必要とせず無痛状態

++(有効)軽度な疼痛は残ったが、他の鎮痛剤不要

+(やや有効)他の鎮痛剤(注射薬)を併用したもの

－(無効)効果が全くなかったもの

結果

(a) 鎮痛効果(図1参照)

満足すべき鎮痛効果を得たもの89%、効果不十分なもの11%と高い鎮痛効果を得た。しかし、満足すべき鎮痛効果を示したもののうち九例(16%)は、嘔気・嘔吐のため中止しており、ブロンプトン・カクテルのみでコントロール可能であったのは73%となる。27%は神経ブロックや

図1　鎮痛効果

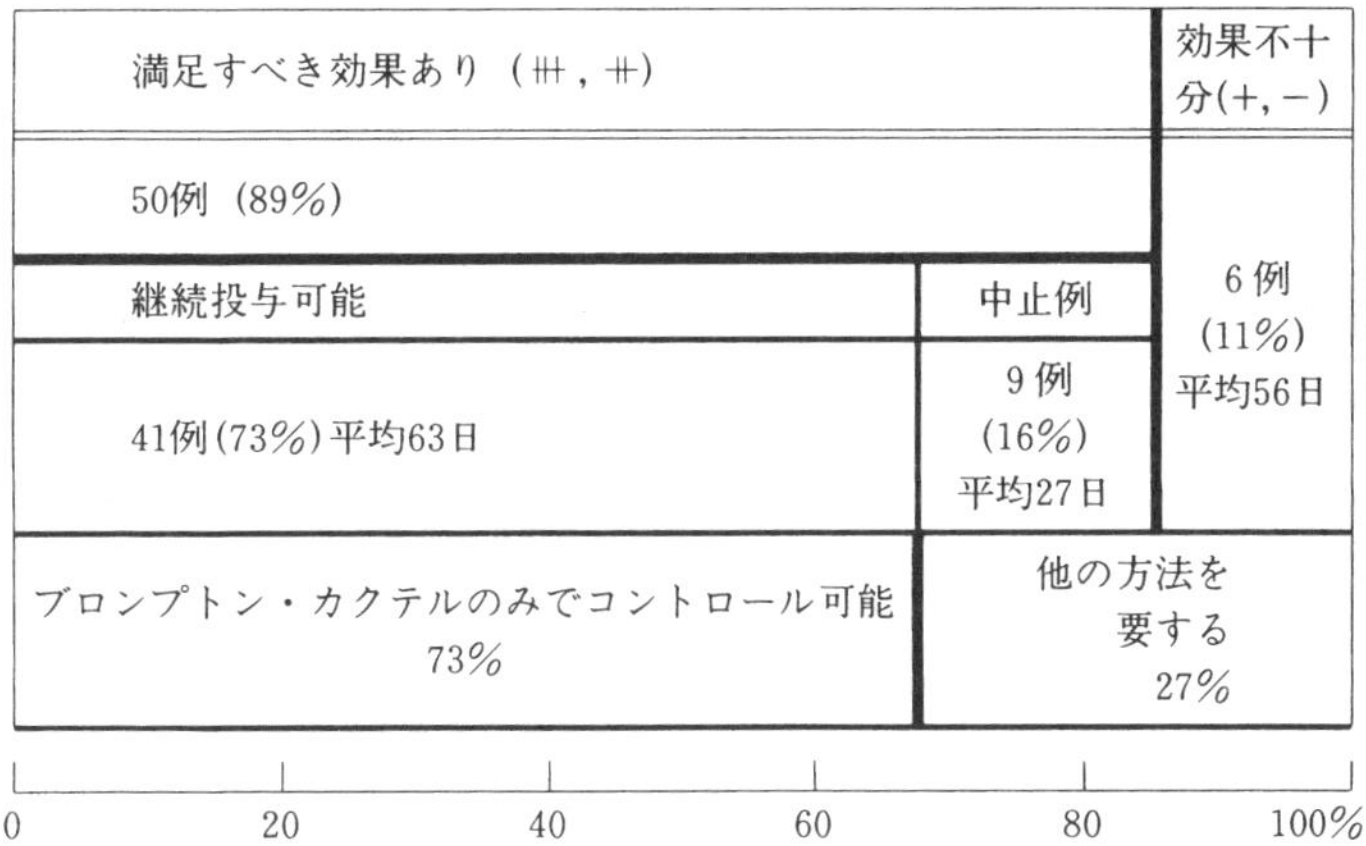

麻薬系鎮痛剤の注射等の併用を要した。

(b)　効果不十分の症例（表1参照）

症例1~3はモルヒネの増量にもかかわらず十分な効果が得られず。症例1は、嘔気のためこれ以上の増量は不能。症例2は、なぜこれ以上増量しなかったかは不明。症例3は、病名を知らず痛み止めを頻回に使うことへの不安をもち、痛み止めだけでなく、早くなおして下さい、と要求し、治療に不信を持って自己退院。Total Care の必要性を示す症例であった。症例4は、気管支喘息合併のためモルヒネの増量ができず。症例5は、軽度の嘔気があったが、制吐剤併用や、痛みの強さにあわせて、モルヒネ量や投与回数を増すなどの使用上の努力がなされなかったもの。症例6は、麻薬と知り〝自分に合わない〟と主張し、軽度な副作用、嘔気、腹満、便秘、眠気を強調したが、緩下剤の併用も拒否し、心理的抵抗の強い症例であった。

(c)　副作用（一〇六例中）

便秘三五例（33%）、嘔気・嘔吐二七例（25%）のうち継続投与可能例13%、投与中止例12%、傾眠、眠気一〇例（9%）、幻覚四例（4%）、患者の心理的抵抗による服用困難六例（6%）のうち継続投与可能例五例（5%）、中止例一例（1%）排尿困難三例（3%）、ふらつき二例（2%）、呼吸数減少三例（3%）、興奮一例（1%）、口内炎のため口にしみる、舌のしびれ、咽頭のピリピリ感、目がチカチカする、などが各一例（1%）ずつあった。なお副作用対策としては、嘔気にはフェノチアジン系薬の併用、幻覚や舌・咽頭・目の刺激感には、コカインを抜く、嘔気や心理的抵抗には矯味料を変更したり、しばらく中止後再開するなど使用上の工夫が必要である。

また生体に及ぼす影響を調べる目的で、投与初期において、投与前後一時間における血圧・呼吸数・動脈血ガス・分時換気量を測定したが統計的有意差はなかった。

(d)　投与開始時期と投与期間

肺癌では疼痛出現から平均三、四か月は非麻薬系の経口薬や坐薬を用い、非麻薬系の鎮痛剤の注射連日開始から死亡までが平均二・八か月、麻薬系鎮痛剤の注射連日開始から死亡までが一・八か月となっているので、プロンプトン開始時期として、従来非麻薬系の鎮痛剤の注射連日

表1　効果不十分（＋、ー）の症例

	性	年齢	病名	痛みの原因	効果	モルヒネ一回量×回数（一日）	期間	併用鎮痛薬、その他
1	男	52	肺癌	腕神経叢転移	＋	30mg×4	125日	肩甲上神経ブロック　クモ膜下フェノールブロック
2	男	51	肝癌	パンコースト型	＋	25mg×4	79	オピアト4本／日
3	男	58	肺癌	パンコースト型	＋	30mg×6	24	オピアト0.5時々
4	男	55	肺癌	パンコースト型	＋	10mg×4	75	ペンタゾシン　気管支喘息あり
5	男	65	肺癌		＋	5mg×3	20	オピアト　ペンタゾシン
6	女	57	肺癌	胸膜浸潤	－	10mg×4	10	コントミン　看護婦で麻薬と知る

開始頃が適切と考える。実際の投与期間は、順調な継続投与可能であったものは、平均二、三か月で最終投与より死亡まで平均四日であり、その間は麻薬系鎮痛剤の注射投与が行われた。最長期間は十か月であった。

考　察

ブロンプトン・カクテルは非常に有効な鎮痛剤であるが、癌性疼痛には、肉体的、精神的、社会的、宗教的痛みがあるといわれ、それらを含めたTotal Careがなければ十分な効果は得られない。効果不十分例、投与困難例に心理的抵抗のある者がみられ、特に病名が知らされず、病状の悪化とともに予後への不安が高まる頃、本剤が開始されると、その不安を薬に向け、小さな副作用が強調されて服用が困難になり、病名告知への配慮をも含めた全人格的ケアが必須である。また、患者側の心理的抵抗のみでなく、医療者側にも麻薬を投与することへの根強い抵抗がある。「強い痛みはあってもまだ食事もでき、動くこともできるから、麻薬を投与するのはかわいそうだ。麻薬を投与すれば衰弱を早め、傾眠状態になり死期をはやめる」と。そして強い痛みにもかかわらず、鎮痛剤は制限され、たとえブロンプトンを投与したとしても、モルヒネをごく少量、投与回数も少なく、鎮痛を得る必要量を投与しないで「効果なし」と判定する。そういう医療者の態度は患者の気持ちにも反映し、ついに服用を拒否するようになる。末期患者に対するモルヒネの規則的経口投与は、全身衰弱や人格破壊を与えることもなく、意識明瞭で痛みから解放し、残された大切な一日一日を有意義に生き

る可能性を与えるものである。

Twycrossはホスピス・ケアの十か条で「麻薬を投与することを恐れてはならない」と述べ、またウィリアム・オスラーは、自ら死の病と戦った時、モルヒネの一服に深く感謝をしている。モルヒネは、人間が死という最大の試錬・痛みを前にして、「決して耐えられない試錬にあわせられない」と聖書の中で約束された神から人間に与えられた最高の薬として正しく用いるならば、痛みに苦しむ人間への大きな救いとなることを強調して稿を終えたい。

3　精神科医の立場から

自治医科大学　平山正実

精神医学の立場から痛みについて考える場合、身体的基礎に基づくと思われる痛みと、精神的な痛みと考えられる不安、恐怖、孤独などに対する痛みの感情とが考えられます。

第一のいわゆる生理的痛みは、末梢の痛覚受容器から大脳に直接伝達されると考えられています。この場合の痛みは、生体の組織の損傷や機能不全といった生理的レベルの原因によって引き起こされると考えられます。

しかしこのような生理的痛みであっても、心理的要因や社会的要因と全く無関係であるかというと、必ずしもそうではないと思われます。たとえば、戦争で負傷した兵士と一般市民との間で鎮痛剤の使用量を比較したところ、前者より後者の方がずっと多かったという報告があります。その理由として、兵士の場合、痛みが残っていた方が、激戦地から安全な地域に移される可能性があるといった疾病利得が考えられるのに対して、市民の方はそのような利得がないため、純粋な災難と受けとり、一時も早く痛みを除去し、痛みから解放を願うために多量の鎮痛剤が求められるのであると考えられます。

このように痛みは、その時の状況に応じて、微妙に変化するといえましょう。この場合痛みは人間にとって身体言語としての役割を果たしているといえます。

次に、精神的痛みの感情について考えてみましょう。すでに述べたよむうに、精神的痛みとは、死に対する不安や恐怖、孤立感などを指します。このような痛みが人間をどんなにむしばむかということは、われわれ臨床の場にあるものは嫌というほど体験しています。われわれの大学でも、最近白血病に罹患したレジデントの医者が、自分の病名に気づいて、大学病院の庭先の松の木に首をくくって自殺した事件がありました。また、長年人工透析を受けていた末期患者が、看護婦や家族に対して悪口雑言を吐き、ときに暴力的になった例もありました。

これらの事例は、極端なものかも知れませんが、死に瀕している患者は、多かれ少なかれ、いろいろな欲求不満や精神的葛藤をかかえていることの現れであろうとわたくしたちは考えています。

近年日本でも、ホスピスや臨死患者のケアということがよくやく問題にされ始めましたが、その根底には、これらの患者の苦しみにどう対応するかということが大きな問いとなっているように思います。つまり、このような死の危機に瀕している患者に対して、安楽死を促進させたり、死に場所を提供するといった暗いイメージを与えるのではなくして、いかにかれらの精神的苦悩を和らげ、気持をなごませ、生活を豊かにさせ、休息と安らぎを与えるかということに、われわれ精神科医は心をくだかなければならないと思います。たとえ残された期間が短くとも、患者が精神的に充実した時を持つことができれば、われわれの使命は全うされたといえるでしょう。

それでは、精神医学的立場からみて、患者の精神的苦しみを少しでも軽くしてあげるために、われわれはどんなお手伝いをしてあげられるでしょうか。

そのためには、まず第一に、われわれが患者のそばに座って、かれらの訴えをよく聞くことが大切であると思います。傾聴と受容は精神療法の基本であります。それによって患者は、自らの内的苦悩を外に吐き出し、精神的に安らぎを得ることができます。これは、なにも精神科医だけでなく、専門医、看護婦、家族、ケース・ワーカーなどにも同様なことが言えると思います。特に、患者と家族との面接時間は十分に与える必要があるでしょう。

ターミナル・ケアにおいて、医療技術的接近が優先しすぎ、人間的接触時間が少なくなったことによるさまざまな弊害は、すでに多くの方々によって指摘されています。

その他、催眠療法やバイオフィードバックや自律訓練療法なども、精神的・身体的痛みに対して試みる可能性もひらかれていると思います。

ところで、このような末期患者の精神的苦痛を軽減するために、外部環境を整えることも大切であると考えます。欧米諸国のホスピスなどの報告を拝見して感じることは、この点の配慮が実に良くゆきとどいていることです。広い窓、美しく広々とした庭、十分スペースをとった病室、室内の壁やカーテンの配色などに対する心にくいばかりの気のくばり方などが印象的です。

その他、精神の安定を促すようなバックグラウンド・ミュージックを流したり、心の和らぐ風景パネルを飾ってみるのも一法でしょう。また、室内を病院独特のクレゾールやその他の医薬品など不快なにおいで一杯にすることは避けたいものです。その意味で、適当な除臭剤を散布すると共に、微量の香料を置くことも考えてみる必要があるでしょう。

いずれにしても、われわれは、ターミナル・ケアを行う際に十分環境面にも留意する必要があると思います。それがまた精神的苦痛を軽減する一つの要因となると考えます。

次に、患者にとって残された寿命を意義あるものとするために、かれらの生活を豊かにするよう努力が払われる必要があると思います。このような配慮がなされないと、患者はしばしば死への恐怖や不安、あるいは絶望感や孤立感に襲われる可能性が高まります。

われわれ医療従事者の目的が、このような患者の精神的苦痛を少しでも軽減させることにあるとするならば、われわれは、この点についていろいろな面で工夫を加えなければなりません。たとえば絵を描かせたり、美しい音楽を聴かせるのもよいでしょう。まだ本を読む力のある人には読書をさせたり、詩や日記を書かせるのも一つの方法だと思います。

このような行動を通じて、自己の精神的苦痛をカタルシスさせ、自分の気持を整理させることも可能だと考えます。また最近は、ヴィデオなどが比較的簡単に利用できるわけですから、このような機械を使って、患者のニードに答える番組を編成するよう工夫してもよいと思います。要は、患者にとって、死を迎えるところがジメジメとした暗いものになってはならず、最後まで、人間としての尊厳を失わず、豊かな生を送れるように、われわれが配慮する必要があると思います。

また、この他に重要と思われるのは、末期患者同士が共に集まれる機会がもてると良いと思います。もちろんその中に医療従事者も入ります。このような試みは、よく精神病の患者に対して集団精神療法と称して行われるわけですが、このような方法は、末期患者においても効果があると思います。そこで、かれらがお互いに悩みを分かち合い、励まし合うことができ、医療従事者からも適当なコメントが与えられるならば、大きな成果が得られるものと考えます。

最後に、死自身の克服という実存的問題について考えてみたいと思います。われわれは、これまで、いわゆる臨死患者の精神的苦痛を軽減するための方法として、傾聴、環境の調整、日常生活を豊かにするための手法について考えてきました。これらの方法で、患者の精神的な痛みはかなり軽くなるものと予想されます。

しかし、どうしても死を克服できず、死への焦りと不安から、抑うつ気分や自殺念慮、悲哀感、絶望感、罪責感に襲われる場合があることも事実です。このようなケースの場合、精神科医は、宗教家と手をむすび、協力して治療にあたる必要があると考えます。昨日の柏木先生の講演にも出てまいりましたが、欧米諸国のホスピスには、必ず教会堂がそなえられています。これは意味のあることだと考えます。たとえば、死期の迫っていることに感づいている患者が、家族や知人、親戚などに対して、強い罪責感をいだいている場合や、憎悪や恨みの感情に苦しんでいるときには、その発生の起源と生活史の上から解明し、患者に洞察を与え、お互いに和解するように労をとる人が必要でしょう。そうすることによって、患者が平安を得ることができれば幸いです。また家族や財産からの分離不安や、未来に対する漠然たる予期不安に対して、われわれがどう対応するかということも問題になります。

そもそも人間は、はじめからの母子統合状態から分離と統合を繰り返しながら、漸進的に生長・発展する存在であります。人の一生を横断的にみていきますと、生誕以前は、子宮の中で胎児は母子一体のうちに安らいでいます。そして生誕と同時にかれは母体から分離することになります。しかし、一歳頃までは、万能感と母との基本的信頼感に見守られて生長します。

また、母親の免疫機能が体内に残っているため、病気に対してもかなり抵抗を持っています。このとき母子関係が崩れますと、後に様々の精神的変調をきたすことが明らかにされています（例えば maternal deprivation など）。しかし、二〜三歳頃になり第一反抗期を迎えると、除々に母から分離し、やがて父の胸をかりて育ってゆき、ついに父親からも独立・分離し、新しい異性との合一が始まります。

このように人間は、一生のうちで分離と統合を繰り返しながら、均衡を保ちつつ漸進的に発達していきます。つまり人は分離・統合を経て、健全な精神的発達をしていくといえましょう。

このような法則をふまえて、臨死患者の実存というものをもう一度考えてみたいと思います。かれらは、親しい友人、家族、財産、名誉など、この世の豊かなものからすべて分離せざるをえないことを知ります。それ故、かれらは「死にたくない」と訴えるのだと思います。そこで新たな統合への模索が無意識の内に始まります。この場合、ある人は、新たな統合の対象として、自然との一体感を見い出し、心の平安を得るかもしれません。またほかの人は、ユダヤ、キリスト教の信仰に基づき、死後の再生への希望を信じ、安心立命の境地に至るでしょう。

いずれにしても、人は人生最後の分離から統合へと志向することによって、精神的苦痛から解放されると考えられます。この場合、先に申し述べたように、精神的苦痛の癒しをめぐって、いわゆる精神医学と宗教とが学際的立場に立って、患者の救済に参与する道が残されているように思われます。

4　看護の立場から

日本大学医学部付属板橋病院　福田幸子

私は日本板橋病院の内科病棟に勤務して八年目になります。その間多くの痛みを持つ患者と接してきました。なかでも癌末期の患者の痛みは、私たちの想像を絶するものであり、痛みのために眠りも防げられ食欲も低下し、患者は痛み以外のことは何も考えられなくなったりします。

私たち看護婦は、痛みに苦しむ患者に少しでも安楽をうる手だてがないものかといつも悩んでいます。

そこで今日は癌末期の患者の痛みのコントロールを考えた場合の看護婦の立場について話すとともに、ターミナルケア・ミーティングでとりあげた、癌末期の痛みと闘うケースを通して考えたことを少し話してみたいと思います。

患者が痛みを訴えると、まず看護婦は、痛みの強さ、部位、持続時間、それに伴う症状などを観察するとともに、患者が痛みについてどのように思っているのか知ろうとします。その上で痛みに対処しようとします。患者の訴えをうけとめて何かしてあげなくてはと思い、湿布を行ったり体位を換えてみたり、マッサージを行ったりして、また患者の訴えをよく聞き、話し相手になることによって、痛みから気をそらそうと努力したりもします。

看護婦である私たちが独自に判断できることはそれぐらいのことで、もともと痛みが弱いとか、腫瘍の部位によっては、体位変換によって圧迫がとれ、痛みが軽減するということもありますが、そういうものでの効果は限られているように思います。癌末期の患者の痛みそのものを根本的になくしてしまうことは、看護婦としては何もできません。患者の訴えを直接聞く立場にある看護婦にとって、それはとても辛いことです。

癌末期の患者が痛みを頻回に訴えるようになると、医師より鎮痛剤の指示が出されます。しかし、それは患者が痛みを訴えた時に飲ませたり注射をすることが多く、そうでなければ鎮痛剤を一日に三～四回まで使ってもよいが、その場合、六時間の間隔はあけるようにといったかたちで医師より指示をもらうのではないかと思います。一度注射すると、次に患者が痛みを訴えても時間がこなければ鎮痛剤をあげることができません。それでも冷汗や顔面蒼白がみられたり、その他にも患者が痛みをがまんできない状態であると看護婦が判断すれば、すぐに医師に連絡して鎮痛剤の指示をもらうようにしています。

しかし、患者の表情も普段とそれほど変化がなく、看護婦と話している限り、痛みが増強したり息苦しさなどの他の症状の変化がみられなければ、医師と相談して安定剤や眠剤を鎮痛剤と鎮痛剤の間に使うこともあります。痛み止めをあと三十分我慢しましょうね、と働きかけたり、看護婦が患者の傍にいて時間を引きのばすかたちをとることもあります。

私たち看護婦は、患者に我慢させなければならないという問題があります。その役割をほとんどの場合看護婦がとらなければならないということです。医師は患者の傍を離れることができても、看護婦は患者の傍から逃げられないのです。医師より手だてがもらえない時、看護婦は患者の痛みに対しては、一番辛い立場にあるといえるのではないでしょうか。この辛い立場を医師と共有することができれば、と思います。

痛みは現実にあるんだし、それを解決する方法が欲しい、解決することがむずかしいのであれば、それをいっしょに医師に担っていってほしいと思うのです。

今までの痛みのコントロールにおける看護婦の立場を話してきましたが、整理してみると、

(一)看護婦の立場は痛みに関してあまり方策を持たない弱い立場であること。

(二)それでいて、第一線で患者の痛みの訴えを受けとめなければならない辛さがあり、患者の気持ちを医師へ返してあげなければならない立場であるということ。

以上のような看護婦の立場を問題提起するとともに、看護婦や医師は末期患者の疼痛の軽減に協力して出来るだけ積極的に行うことを提言したい。

日大板橋病院においてターミナルケア・ミーティング（TCMと略す）を始めてから約三年になります。看護婦・訪問看護婦・内科医・精神科医・小児科医・ケースワーカー・薬局長などが月一回集まり、お互いの意見を聞いたり情報を交換して、現在入院中の末期患者のニードに出来るだけ答えていこうという会合ですが、これから紹介するケースも、痛みのコントロールの方法を話し合いの中でみつけ実際に行ってみて良い結果を得ました。

一　患者紹介

患者　＊水＊之、39歳、男性
病名　肺癌（腺癌）癌性胸膜炎、骨転移
主訴　腰部～左大腿部の疼痛
職業　会社役員
家族構成　妻（39歳）と6歳と4歳の男子の四人家族
性格　明るい性格で、その反面神経質で気が小さい。
経済状態　社会保険本人、実家が開業医で援助も可能。
既往歴　25歳の時坐骨神経痛

二　経　過

昭和五十三年八月頃背部に鈍痛が出現。十月頃腰部痛増強し近医整形外科受診、椎間板ヘルニアと診断される。
昭和五十四年一月初旬　左大腿部にも鈍痛出現。
二月頃、起立時足のしびれ感出現。
二月二十六日　某病院二週間入院。
三月十三日　日大病院に転院（6B病棟）。
三月二十日　ペインクリニック受診、硬膜外カテーテル挿入1％カルボカイン注入開始。
三月二十六日　ブロンプトン・ミクスチャー服用開始。
四月三日　モヒアト使用開始。
四月二十日　パーマネントブロック施行。
五月七日　6Bより6C病棟転入、起立できなくなる。
五月二十二日　アナフラニール60mg開始。
六月十六日　アナフラニール90mgに増量。
六月二十日　O_2吸入開始、胸水認められ胸水穿刺800ml
六月二十八日　ろれつ緩慢、もうろうとした感じ出現にてアナフラニール中止。
七月十一日　意識レベルの低下がみられブロンプトン・ミクスチャー中止。
七月十二日　痛みの訴えはなくモヒアト中止。
七月十三日　死亡。

三　看護計画

疼痛に関する問題点　腰部から左大腿部にかけての疼痛の訴えが頻回となっている。

疼痛への対策
① 疼痛について性質・部位・程度・持接時間を客観的に観察する。
② 疼痛について患者がどのようにとらえているか情報収集する（患者の言葉で記載）。
③ 重量的な面を考慮し離被架、タオルケットを使用する。
④ 体位の工夫をする。
⑤ 不安からくる疼痛も考え、マッサージをしながら患者の訴えを聞く。
⑥ 疼痛のフローシートを作成し記載を徹底。
⑦ 鎮痛剤使用前後のバイタルサインのチェックをし、一般状態の観察を細かく行う。
⑧ 精神状態の変化（興奮・不穏・幻覚・幻聴の

有無）を観察する。

⑨　危険防止のためベッド柵を取りつける。

⑩　時間外の面会を許可するとともに、疼痛から気をまぎらわし気分転換をはかる。

⑪　ターミナルケア・ミーティングで検討してもらう。

四　TCM

医師が常に病棟におり、痛み止めをすぐに注射してもらえるということで6C病棟に移ってきたわけですが、6Cに来てから鎮痛剤（カルボカイン注入、ソセゴンやモヒアトの筋注）の要求が減って来ています。看護婦が患者の鎮痛剤の要求をチェックしていくうちに、痛みの訴え方に気になる状況があって、TCMにとりあげて検討してみようということになりました。

鎮痛剤はこんなにも効力がないものでしょうか、という質問が医師より出され、薬局長より、普通はこれだけの鎮痛剤の量を使っているのであれば、眠くなるなどの薬の効果が何かしらあるはずですが…。精神科医からは、そのような痛みの訴え方は、おそらく痛みそのものが起こって来てそれが抑えがたくて痛み止めの要求が頻回になるというより、違うことによって起こって来るのではないだろうか、という意見が出された。その時に看護婦が観察したことを出し、この患者の疼痛には抗うつ剤が有効ではないかというアドバイスをもらいました。主治医も話し合いの中で考え実際に抗うつ剤を使用することになりました。

五月二十二日よりアナフラニール60mgを使用し、鎮痛剤の使用回数がぐっと減って痛みが和らいできています。六月十三日頃より再び鎮痛剤の要求が多くなって来たので、話し合いの結果90mgに増量しています。六月二十八日中止になりましたが、それまでの抗うつ剤の効果は十分にあったと思われます。

以上述べて来ましたが、先に問題提起したように、看護婦は患者が頻回に痛みを訴えた時の痛みを受けとめる立場にあったということです。このケースの痛みに関する問題はチームアプローチで解決されたわけですが、ある意味では、その場合の基本的精報提供者としての役割を看護婦が果たしたと言えるのではないでしょうか。

このケースを通して得た教訓としては、痛みのコントロールに関しては、それぞれの背景の違う立場から、情報を十分出し合って話し合いの中から対策をたてていく必要性と、その時の観察の重要性というものを学びました。癌末期の患者においてさえも、痛みは我慢させられる問は我慢させるという考え方が基本的にあるので、痛みを我慢させるのは医師として看護婦として恥だということではありません。しかし痛みを感じさせるような状況にして置くのは、ある意味では医療の失敗という人もあります。私たち医療従事者は、末期癌患者に痛みを感じさせないように、今後患者の状況に応じながら、多様なアプローチをしていかなければならないのではないでしょうか。

5　特別発言

聖クリストファー・ホスピス医師　Dr. Peter Griffiths

現在マスコミは、末期患者のケアに関するキャッチフレーズとして、尊厳ある死ということばを用いています。ターミナルケアということを専門にしている医療従事者にとっては、この尊厳ある死というのは、すべての点において、患者から痛みを取ることを意味します。自分の生涯の中で、初めて他人に頼らざるを得ないということによって、患者さんに対して屈辱感を与えるような、さまざまな問題を解決することであり、また患者さんが恥ずべきだと思う症状、したがって隠さねばならないと感じるような症状を取ることだと解釈できると思います。これは、有効な症状のコントロールということを意味し、それは薬物を正しく効果的に用いることによってのみ達成することができます。

ターミナルケアのための施設で働いている者は、患者さんが入院してくる前に、痛みや他の身体症状に悩まされていることを知って、いつも悲しい思いをいたします。ターミナルケアへの関心が高まり、多くの働きがなされておりますが、多くの患者さんが十分な助けを得ていないので、末期癌における痛みや他の症状の性質や、その緩和に関して再検討しなければならないと思います。モルヒネのような麻薬を大量投与することによって、われわれの目指すものとは少し違う痛みのコントロールができます。

患者さんの意識を鮮明に保ち、しかも身体的、精神的、情緒的な能力を最大限に生かして、残りの生活を有意義に過ごすことができるようにするのは、とてもむずかしいことです。これは、大きな挑戦であります。しかしやはりなされるべきことだと思います。

ほとんどの人は、痛みは癌が持つ最も重要な症状と考えます。なぜならば、一般の人々の心の中には、癌が痛みの強い病気で、やがて死に至るものであるという観念があるので、早い時期に診察を受けようとしないのです。悲しいことは、この種の痛みは、全く不必要な苦痛だということです。なぜならば、正しい方法で対処されれば、ほとんどすべての痛みはコントロールされ得るからであります。これから述べようとしている痛みは単なる痛みではなくて、慢性の痛みであると共に全体的な痛みの経験だということです。

痛みに苦しんでいる人々をケアするときに、このことを頭に入れておけば、その痛みのコントロールがうまくいくと思います。

全体的な痛みというのは身体的な痛み、精神的な痛み、社会的な痛み、宗教的な痛み、この四つの痛みを意味します。もし、正しい方法が用いられれば、ほとんどの身体的な痛みはコントロールできます。しかし、全体的な痛みの経験を緩和することに成功するかどうかは、その患者さんが、ある特別の状況において、その人に痛みを与えている多くの要素を解決できるかどうかにかかっています。すべての患者さんが、四つの痛みを示すとは限りません。しかし、私たちが患者さんの全体的な痛みの経験をうまく緩和しようとするなら、この四つの要素が存在するということを敏感に感じとっておくことが大切です。

身体的な痛み以外の痛みという概念は、皆さんにとっては耳新しいことかもしれません。宗教的な痛み、霊的な痛みというのは、恐らく最も定義しにくい痛みです。

以前には、固い信仰を持っていた人が、運命のいたずらによって、何度も打撃を受けてその信仰を失ってしまう場合、ひどく元気をなくしてしまうばかりでなく、余りにもひどいことが私に起こるというような気持ちを持ってしまう場合が、それです。

たとえば家庭内にいろいろな問題があって、自分の奥さんが蒸発して、子供が交通事故でけがをし、その上自分が癌になってしまったような場合です。善良で真面目で、強い信仰心を持って生活してきた患者さんが、その人生の最後の段階で、このような苦しみをなぜ与えられるのだろうかと、神様の恵みを疑い始めるような場合です。

若いときにははっきりとした信仰を持っていた患者さんが、忙しい仕事のために信仰から離れ、そして末期になって信仰に立ち返りたいと思っているような場合もそうです。

私たちは患者さんの必要に敏感であればいいのであって、その必要を満たすことができるべきであると考える必要はありません。というのは、このような場合には、もっと適当な資格を持った人に連絡をすればいいからです。

次に社会的な痛みについて話を進めますが、たとえば、一人の青年が家族から完全に離れて一人で住んでいる時に、ホジキン氏病になるような場合です。社会的な痛みのもう一つの例は、不快なにおいを発する癌とか、顔貌が変わるような癌などによって引き起こされる痛みです。顔の形が変わってしまって、それによって他の人々にいやな感じを与えるのではないかと思っている患者が持っているような痛みです。

第三番目の痛みは、精神的な痛みです。ケアが不適切なために、痛みがコントロールされないままに取り残されているような患者さん、また、だれも大切な問題について話し合ってくれないので、家族や医療従事者によって見捨てられてしまったと感じている患者さん、また自分が重病で、家族と別れなければならないことを知っている患者さん、このような患者さんは、精神的な痛みを持ちます。

自分の若い頃に、こういうことをしておいたらよかった、またこうであったらよかった、ああであったらよかったというような後悔を持っている人、いやすことのできない傷を持っている人、どうしても奥さんに連絡がとれない患者、また遠くにいて、どうしても様子を知ることのできない娘さんがある患者、また全然関心を示してくれない息子さんを持つ患者、このようなことが精神的な痛みを起こします。

そして、それはうつ状態や不快や欲求不満、恐れや悲しみや悲嘆と相まって、患者さんの全体的な痛みの経験に結びつきます。精神的な苦痛と、ごく当然の悲しみと、また治療が必要であるうつ状態を区別することは非常にむずかしいことです。

ターミナルケアの分野で働いている多くの人々には、実際の臨床的なうつ状態を見ることは少ないという点で、意見が一致しているのは興味深いことです。もし本当のうつ状態になり、抗うつ剤を用いて治療をすれば、抗うつ剤がその効果を発揮する時期である七日ないし十日のうちに鎮痛剤の量を減らすことが可能であります。

次に身体的な痛みということに関して、時には忘れられている、三つの大切な点について話をしたいと思います。

まず第一に身体的な痛みというのは、普通二つの痛み、すなわち急性の痛みと慢性の痛みに分かれます。この二つの異なる痛みは、急性の腎不全と慢性の腎不全が異なるように、全く違うのです。もし痛みをうまくコントロールしようとするならば、痛みの種類に従って、そのアプローチも変えるべきです。

急性の痛みというのは、たとえば手術の後であるとか、けがをした後、また心筋梗塞であるとか、時にはハンマーで親指をたたいてしまった、そのようなときに経験する痛みです。それは非常に急速に始まり、強い痛みですが、それほど長引きません。

末期患者の経験する慢性的な痛みというのは、急に始まるのではありません。痛みが発生するまでに時間がかかります。それは、いつ発生するかわかりませんし、よくならずに次第に悪くなる性質を持っていますし、全く意味のない痛みです。

そして、しばしば患者さんのすべての注意を奪ってしまいます。患者さんを脅迫し、孤独にさせ、自分の苦しみに全く心を奪われるような状態を発現させます。

二番目にお話ししたいことは、痛みの閾値を変えるさまざまな要素があるということです。痛みには二つの側面があります。一つは感覚を受け取るということであり、他の一つは痛みに関する患者さんの精神的な反応です。患者さんの痛みの程度は、患者さんの気分とか意欲とか、また立場などによって異なります。癌の痛みにおいては、この身体的な要素と精神的な要素が密接に関係しています。長期にわたる痛みを緩和するために、この癌という非常に発生率の高い疾患によく見られる、多くのいなや症状をカバーすることが大切になります。

自分の病気に積極的な意味を見出すことができない場合は、患者さんの痛みは増大します。しかし、痛みの原因になっていることを説明すると、おそれや不安が軽減します。さらに言えることは、患者さんを一生懸命援助しようとしているチームによって、よいケアを受けることによって、患者さんは意欲を増します。医師やナース、患者の関係がよくなると、ケアは非常に有効なものになり、患者さんは自信を増します。その結果、鎮痛剤やトランキライザーや、また鎮痛剤の量が減っていきます。

痛みに対してマイナスに作用する様々な要素があります。「不快」もその一つです。不快というのは、癌そのものの痛みからくるものではなくて、たとえば床ずれが非常に痛くていやだとか、身の置き場のないような、癌特有のいやな感じを指します。「不眠」というのは、たとえば直腸癌からの分泌物が非常に気持が悪くて、患者さんがそのために寝られないというような場合です。長いあいだ不眠が続きますと、全身倦怠感が起こります。「不安」というのは、なぜ私はよくならないだろうかという、そういう気持から起こります。病院に入院しているという環境から不安がおこる場合もあります。自分がだんだん弱っていくということに対して「怒り」を持つ場合もあります。家族から離れているということによって、非常に寂しい思いをします。「うつ状態」になると、精神的に非常に孤独な感じを持つようになります。これは、だれも彼の病気について話をしてくれる人がない場合に起こります。精神的に孤独になると、自分のからに閉じこもってしまって、だれとも話をしないという状態が起こります。

私たちのホスピスに他の病院から入院してくる患者さんで、うまく痛みがコントロールされていない患者さんがありますが、その時、以前その患者さんが入院していた病院に問い合わせてみますと、「その患者さんは、本当にやりにくい人でした。いろんな要求を押しつける患者さんでした」というような返事が返ってくる場合があります。このような患者さんに、私たちのホスピスで「いつでもあなたが必要とするときに痛み止めをあげますよ」と言いますと、とても信じられないというような顔をします。もし私たちが一生懸命この患者さんをチームとしてケアしていきますと、この患者さんはやりにくい患者さんでなくなります。

今まで述べてきた「不快」、「不眠」、「不安」、「怒り」、「うつ状態」などが患者さんに起こりますと、私たちは多くの鎮痛剤を用いなければなりませんし、また多くの鎮静剤を用いなければなりません。もし私たちが患者さんの不快な症状をコントロールし、直腸からの分泌物などをうまくコントロールし、患者さんの眠りを妨げている要素を発見して患者さんをうまく寝させてあげることができ、同情や親切な態度を持って患者さんに接して、患者さんの症状を私たちが一生懸命コントロールしようとしていると、そういう努力を患者さんに示しますと、いままで自分の病気のこととか、また自分の症状だけにしか心がいかなかった患者さんが、詩を書くようになったり、またいろいろな工芸品をつくるようになったり、自分の病気以外のことに目を向けることができるようになります。たとえば抗不安剤を用いて不安のレベルを下げたり、抗うつ剤を用いてうつ状態を改善しますと、患者さんの痛みの閾値が上がって、その結果として鎮痛剤の量を減らすことが不能になります。

第三にお話ししたいのは、定期的に薬剤を投与することについてです。ほとんどの鎮痛剤の血中レベルは四時間、またはそれ以下で有効濃度以下になります。このようにして血中濃度が低下しますと痛みが起こります。末期患者の慢性的な痛みに対処する場合においては、六時間ごとに薬剤を投与するとか、また必要時に投与するということは考えられません。末期癌の痛みのような慢性的な痛みを持つ患者さんの場合には、薬物は規則的に四時間ごとに与えられる必要があります。以前に投与された薬物が効かなくなる前に、次の薬物が投与されるべきです。こうすることによって、痛みがどうしようもないほど強くなるのを防ぐことができます。

このようにして痛みを追いかけるのではなくて、むしろ痛みの先取りをして、痛みを予防していくわけです。大切なことは、痛みに関しては、患者さんがその痛みをどう表現しているかということであって、われわれ医師やナースが、患者さんの痛みはこのようであるべきであるということによって支配されてはいけないということです。

ジョン・ヒントン教授（イギリスの精神科医）は『Dying（死にゆくこと）』という一冊の非常にいい本を書いています。これは日本語にも翻訳されています。「死とのであい」三共出版）この本の中でドクター・ヒントンは、もし適切な身体的なケアと共に、死にゆく患者のそばにだれかが共にいることができれば、患者の苦痛の多くは軽減されるであろう、といっています。症状をコントロールする試みは、それ自身大きなチャレンジですが、患者のそばにいくことによって、どれほど多くのことができるかを私たちは認識しないことがあります。たとえ、余り何もできそうにないとわれわれが感じても、やはり患者のもとへ行くべきです。患者が私たちに何を望んでいるかを常に理解することはできません。末期患者が真に望んでいることは、彼らに起こっている、とてもむずかしいことを取り去ってほしいということよりも、もっともっと現実的なことです。患者はわれわれの援助と関心を求めており、われわれは患者を人間として認識し、患者を見捨てることなく、たとえ余り言葉が交わされなくても、患者を訪れることがとても大切だと思います。

どうもありがとうございました。

討論

司会 岡安■では、四名のシンポジストの方に少しお話を伺ってみたいと思います。まず水口先生のご発言に対して、シンポジストの方で、何かさらに発言なり、質問なりありますでしょうか。

平山■バイオフィードバックを用いて痛みを取るということを試みられているようですが、その具体的な方法についてお教えいただきたいと思います。

水口■まずバイオフィードバックをどういう時期に行うかというのが一番先に問題になると思うのですが、非常に強い痛みのときにはむずかしいと思います。ですから比較的軽い痛みのコントロールのために用いるのがよいと教えています。

私は、現在筋電図のバイオフィードバックを使っています。それによって鎮静剤の量が減少するということはありません。ただバイオフィードバックによって、痛みに対するその人の考え方とか態度がかわります。具体的にいいますと、患者さんが痛いといってナースコールを押すわけですが、押したときに、すぐ看護婦さんが来てくれないと患者さんは非常にイライラして何回も押すというようなことがあります。そういうことがバイオフィードバックをすることで、だんだん少なくなってきます。ですから、これは痛みをとるというより不安を取るというようなことに役立つと思います。

司会■ありがとうございました。フロアーの方から発言がございますでしょうか。

――神経ブロックについてお聞きしたいのですが、肺癌の場合、特にパンコーストタイプなどは肩から腕にかけて強い痛みがおこります。ブロンプトンを用いても痛みの緩和がむずかしいと感じています。このような場合、神経ブロックはどの程度有効なのでしょうか。

水口■残念ながらこのような場合神経ブロックではあまり効果が上がらないことが多いと思います。ただ一つの方法としては、手が痛いというような場合には、星状神経ブロックが非常によく効く場合があります。

司会■ありがとうございました。次の間瀬先生のお話に対して、シンポジストあるいはフロアーの方の中で何かございませんか。

――私たちの病院でも、ブロンプトンはかなり使っていますが、患者さんには、その薬が何であるかということはだんだんわかっていくと思うのです。患者さん同士の話などで、あの薬を飲むと死が近くなるんだというようなことがうわさになる場合があるんですが、そのあたりはどうでしょうか。

間瀬■私はある患者さんにこう言いました。「麻薬は、たとえば法律の外で、悪い目的に自分勝手に使うときはとても悪い薬だけれども、病院で医者によく管理されて痛みなどに正しく使えば、とってもいいお薬です。決して人間的な悪い結果、不治の重体にはならないので、安心して飲みましょうね」ということを話したことがあります。そうしたら、その患者さんは、じゃあ先生にすべてをお任せしますから、ということで、安心してそのお薬を最後まで飲まれました。ですからケアの一貫として使う必要があると思います。しかも麻薬と知っても、なおかつ安心して喜んで飲んでいけるような、そういうケアをするのが一番いいんじゃないかと思っております。

司会■ブロンプトン・ミクスチャーについて、フロアーの方から何かコメントがございますか。

――先生はシロップだけでもお使いになっているようですけれども、私は塩酸モルヒネの粉末で使っても効果がありました。ですから、必ずしもカクテルにしなくてもいいのではないかと思います。薬理学的に考えれば、アルコールが入れば、それだけ吸収がいいという点はあると思いますが、しかし塩酸モルヒネだけでも定期的に飲ませるならば、私は効果があると思います。

間瀬■現在ではブロンプトン・カクテルの中のアルコールの示す意味はほとんどないと考えられています。というのは、非常に少量のものですし、それがモルヒネの鎮痛効果を増強させることは少ないのではないかと考えられます。ですから、私たちは、レモンシロップを使っていますが効果があります。

――グリフィス先生に二つのことをお伺いします。一つは、セント・クリストファー・ホスピスでは、ブロンプトン・ミクスチャーを飲んでいる患者さんが、それを一体どのように考えて飲んでいるのかということですね。もう一つは、薬理学的なことですけれども、塩酸モルヒネを粉末の状態で飲む場合と、水に溶かす場合と、アルコールに溶かす場合とで、一体効果が違うのかどうか。その二点についてお聞きしてみたいと思います。

グリフィス■これは日本に起こっているだけの問題ではなくて、モルヒネを使っている世界のいろんな場所で起こっている問題です。どのような病棟においても、一人や二人薬のことについてうわさをする患者さんというのは存在するようです。セント・クリストファー・ホスピスに来る患者さんは、入院してくる前に、いろんな種類の鎮痛の手段を経てきて、それでもやはり痛みがとれない、そういう患者さんです。患者さんの多くは、私たちのホスピスが症状をコントロールする専門の病院であることを知っていますので、ほかの患者さんの話を信じるのではなくて、われわれ医師やナースが患者さんに言うことを信じてくれるようです。もし、モルヒネ剤を飲んでいるということを、ある患者さんが知って、それを飲むのがいやだと、その患者さんが言えば、私たちには無理にその患者さんにモルヒネ剤を投与することはいたしません。もう一つ付け加えたいことは、私はモルヒネを注射の形で投与することはいたしません。必ず経口投与いたします。

錠剤の形のモルヒネもあることはありますが、非常に変質しやすいという性質があるので、私たちのところでは余り使っておりません。フランスとかドイツにおいては、モルヒネ剤が坐薬の形で用いられていて、かなり有効であるという報告を受けております。フランスとかドイツでは、いろんなほかの薬も坐薬の形で用いる場合が多いようですけれども、私たちは、いわゆる伝統的なブロンプトン・ミクスチャーのように、アルコールやその他のものを加えないで、クロロホルム水の中にモルヒネを溶かして用いております。それの一番大きな理由は、クロロホルム水を用いると、モルヒネが変質しにくいと言われるからです。患者さんがある薬剤を飲むことを怖がるという場合は、まず第一に医師と患者間のコミュニケーションがうまくいっていないところに原因するものと私は思います。多くの場合、患者さんが初めいやがっていても、このモルヒネ剤を飲み出して、それが確かに有効だということがわかった場合には、進んで服用するようになります。

司会■ありがとうございました。福田さんそれでは何かいまのことで……。

福田■ブロンプトン・ミクスチャーの場合、一応麻薬扱いですから、日大病院の場合ですと、二日分ずつ処方を受けてきて病棟で管理するということになっているのですが、東京病院の方では、どういう管理の仕方をされているのかを教えていただきたいと思います。

間瀬■処方は、初めは十回分ずつしかできませんでした。でも実質的に十回分ずつですと、一回は10 mlですから100 mlになります。一日六回投薬しますと、一日半しかもたないということで、非常に頻回に処方しなければならないのでとても煩雑でした。しかし、最近は二十回分ずつ処方してもいいということになっています。そうしますと二日間はもちます。それから、管理としては、各病棟に鍵のかかる倉庫を買ってもらって、そこに入れております。

司会■薬剤師の方、あるいは薬理学の専門の先生がおいでになりますか。先ほどのグリフィス先生のご発言の問題について、孝保先生どうぞ。

孝保文治日大病院薬局長**■**クロロホルムについてのお話がございましたが、クロロホルム水は、日本では局法にございませんから使っておりません。クロロホルムは防腐剤ということになっています。ブロンプトン・ミクスチャーの中のアルコールのことですが、これもやはり防腐剤ということになります。それともう一つは、散剤の問題ですが、これは日本独特の問題ではないかと思います。液剤と散剤の血中濃度を計ってみれば一番いいわけですが、効果の発現には多少差があると思います。四時間ごとに投与される場合には、それほど差が出ないのではないかと思います。飲みやすさということになりますと、やはり液剤の方がすぐれていると思います。しかし、管理の問題になりますと、逆に散剤の方が管理しやすいという意見もございます。

司会■ありがとうございました。グリフィス先生、何か御意見がございますか。

グリフィス■クロロホルム水を使うということについて、イギリスでは初めは抵抗があり、また反対がありました。日本で、いまクロロホルム水が使われないというのは、私の推測ですけれども、これに発癌物質が含まれているからという理由ではないかと思います。クロロホルム水というのは、2.5 mlを1 l に溶かすという非常に少量ですので、発癌ということは心配する必要はないと思っております。それから、イギリスのあるホスピスのドクター・トワイクロスは、クロロホルム水のかわりに普通の蒸留水を使っても、やはり同じだという研究結果を発表しています。もう一つ、私の言いたいことは、先ほどお話に出ていました法律の問題です。多くの国において、この法律的なことは大きな問題です。二日ないし三日の処方せんしか書けないと今お伺いしましたが、もしそうなら、訪問看護が非常にむずかしくなると思います。むずかしい問題だと思いますけれども、モルヒネを自由にターミナルケアに使えないというのは、法律が悪いということです。自由に使えるように、皆さんで努力されたらどうかと思います。

——私、ホームケアでは、何も二日分じゃなくてもっと長い間出します。もちろんターミナルケアの場合は、患者さん自身が薬を取りに来れませんから、家族が取りに参ります。それで十分管理しております。

司会■次は精神科医の立場から、平山先生のお話に何かございませんでしょうか。

萩原 松沢病院脳神経外科■先ほど、総論的に平山先生からいろいろお教えいただいたんですが、具体的に、ターミナルケアのチームがない病院の場合に、いうことがあったら、精神科医にぜひ相談したらいいということを教えていただけたらと思います。

平山■最近、日本の、たとえば精神、心理学会などでも、いわゆるリエゾン精神医学（liaison psychiatry）という部門が新しく取り上げられて脚光をあびています。一般の内科医や外科医が、精神的な痛みも含めて、痛みの問題に関して、精神科サイドのケアあるいは助けを求めるということが非常に少ないように思います。外国のいろいろな教科書を見ますと、精神医学的なケアというのに対して、一般の医者の関心がかなり高いように思います。しかし、日本においては、まだそこまでいっていないんではないか。これは今後残された問題であると考えます。パーソナリティーに問題がある患者さんなどは、やはり精神医学的なケアが必要だと思います。それから生活史上の問題がある患者さんも精神療法的な接近が可能なので、精神科医に相談されるのがよいと思います。自殺の危険がある患者さんも精神的なケアの対象になるのではないかと思います。

司会■ありがとうございました。一般の内科医あるいは外科医などが、もう少し精神科の医師をチームの中に入れたターミナルケアを考えていかなければならないだろうと私も考えております。

河野博臣 河野胃腸科外科医院長■平山先生にお願いしたいんですが、一つは、癌患者が、癌に限らず、その病気に対してどのような精神的な反応をしてきたかということは、実は、痛みに対しても関係があると思うんですが、それに対する先生の御意見をお伺いしたいと思います。それと第二は、自分が医者ですからよくわかるんですが、医者自身の痛みに対してどういう考え方を持っているか、それから看護婦はどういう考え方を持っているかによって、患者の痛み方がずいぶん違ってくるんじゃないかと考えますが、この点についてもお教え願えたら幸いだと思います。

平山■第一のご質問ですが、私がいろいろな方から依頼されて、癌の患者さんを診た経験を思い出しますと、患者さんは、余り深刻な哲学的な問題で悩んでいるなんていうことはあまりないんですね。むしろ、自分が痛みを訴えていることを、看護婦さんがちゃんと医者に伝えてくれないとか、いいかげんに扱っているとか、本当に身近なことをちゃんと取り次いでくれないということを訴えているように思いました。ですから、そういうささいなことから患者が傷ついて、精神的に不安になるのだと思います。ですから、身近なことでもおろそかにしてはいけないんじゃないかと思います。

それから痛みに対してどう感じるかということなんですが、私、精神科の医者と、内科や外科のお医者さんと、どうも痛み一つとっても態度が違うと思うんですね。内科や外科のお医者さんでは、縦関係で患者さんを封じ込むようにする。治してやるという縦の系列で治す。とにかく「痛いか、それじゃ治してやろう」ということで切り抜けていく。ところが精神科の医者というのは、むしろ受容するという点に非常に関心があるので、むしろ横の関係を重視する。そういうことで、一人の患者さんに対しても、そのかかわり方が少し違うと思います。その点、どう調整していくかというのがやはり問題であると思います。その背後には、やはり患者さんに対する責任性の問題が絡んでくると思います。

司会■どうもありがとうございました。それでは次の看護の立ち場に移らせていただきます。福田さんのご発言に対して、フロアーの方からどうぞ。

井上武夫 聖マリアンナ医科大学泌尿器科教授■いま福田さんのおっしゃったことは、結局看護婦さんは従の立場で、医者の方が余りやらないというように聞きましたけれど、それでいいですか。(笑)私もそう思うんです。というのは、私自身もヤブ医者を三十年やっていますけれど、看護を一生懸命やろうなんて考えたことなかったんです。手術をうまくしようということはかなり勉強したし、上からも言われましたが、ターミナルケアということを考え始めたのは、ここ数年ですね。子供も大きくなってきたし、親が死んだとかで、自分がやっぱり世の中に慣れてきて、ターミナルケアということをやっと考えるようになった。助かる患者さんには、まあニコニコしますけれども、助からない患者さんにはどうしていいかわからないんですね。本当に気の毒なんです。だから「いかがです」って作り笑いするぐらいです。そんなところへ、死の臨床研究会のプログラムを送っていただきまして、それでやっと今日出てみたわけです。とにかく、自分としてはターミナルケアについて何とかしなきゃいけないんだと思っています。それで私は二~三年前から、七~八時間の講義の中で、三十分ぐらい死にいく人にはどういう看病がいいんだろうかというようなことについて話をしているのです。内科とか外科では、要するに職業教育だけをやっているわけですね。心の教育というのはないのです。七~八時間の中でたった三十分ぐらいですが、この問題について話をしますと、一人か二人反応するんですね。私は教育の面でターミナルケアの問題をもっととりあげていく必要があると思います。

司会■看護婦さんのご発言をお願いします。

野島良子 徳島大学教育学部講師■薬物の効果を左右する大きなファクターの一つに、患者に対する看護婦の対応の仕方があると思います。優れた自信に満ちた、かつ優しい良質のナースを十分に備えている病棟においては、そうでない病棟におけるよりも有意の差を持って、鎮痛薬の使用量が少ないということが早くから明らかにされております。つまるところ、先ほどからしばしば指摘されておりますけれども、薬物の効果を決めるのは、この薬物の薬理作用だけじゃなくて、ナースと患者、あるいは医師と患者との信頼関係をどう築き上げるかということだと思いますね。

先ほどの発表の中で、現在の看護婦教育の中では、そういうカリキュラムはないんだということが指摘されておりました。その中で、たとえば私どもでは、クライシス（危機状況）というような問題に対するカリキュラムを設けて教育をやっております。そうしますと、学生のそういう問題に対する対応や看護自我というようなものに対する関心が非常に深まってまいります。ですから、どのように自分たちの教育を管理するのかということにひとつ目を据えなければならないと思います。そのことに関してですが、グリフィス先生にお伺いしたいと思いますのは、ナースのトレーニングが非常に重要であると思いますけれども、その点に対して何か特別のプログラムをお持ちでしょうか。

司会■グリフィス先生お願いします。

グリフィス■私は、ナースがターミナルケアのチームの中で一番大切なものであると思います。こういうと、ある国では、ちょっと変なことを言うなというような反応を聴衆の方から受けました。しかし、私の印象では、ナースが一番大切だというこの概念は、ほかの国よりも日本においては浸透しているように思います。私たちのホスピスでは、ナースというのは非常に知的レベルの高い、特別の教育を受けたプロであるというふうに見なしています。それは、ただ言葉でそういうふうに言うのではなくて、実際に私たちは行動でそれを示します。たとえば、もし病棟の婦長が、医者がこうしようということに反対をすれば、医者は自分のしたいことができないシステムが成立しています。たとえ非常に若いナースであっても、ドクターの判断ややり方に対してわからない、また疑問がある、そういう場合には、毎日行われる病棟のカンファレンスで、医師に直接聞くように、そのような教育がなされています。しかし、こういうことをしようと思えば、日本ではどうかわかりませんが、少なくともイギリスにおいては、ウーマンリブの一つの働きではないかというふうな受け取り方をされる場合もあります。

しかし、ここで大切なことは、非常に忙しい、一般の急性疾患を扱う病棟で働いているナースと、ホスピスのように毎日死という現実にさらされて働いているナースでは、おのずからその働きの質が違うということを知っておくことです。私たちのホスピスで働いているナースは、以前働いていた病院と現在働いているホスピスとでは、ずいぶん違う経験をします。たとえば薬物の使用方法にしても、いままでの使用方法とは全然違う方法を用いますし、また死という現実に直面することも、いままでの病院ではそうありませんでしたけれども、もちろんホスピスでは、それは日常茶飯事のことになっているわけです。ホスピスでは、患者さんのケアについて、さまざまな判断をしたり、決定をしたり、変更をしたりする場合に、ナースがそれぞれに参加するということが非常に大切です。そして、その参加をするためには、チーム全体がナースを支えるという作業をしなければなりません。

ナースのトレーニング、いわゆる教育ということに関して一言申し上げますが、私たちのホスピスでは、これだけナースを雇うことができるという以上に、たくさんのナースが働きたいという希望を持ってやってきます。このうちで半分のナースは、いわゆる高看です。これは、法律的にイギリス国家が高看と認めたナースです。この人たちは、看護学校を卒業して二年ないし三年たった人で、セント・クリストファー・ホスピスで特別のターミナルケアのトレーニングのために来ている人たちです。どのくらいの間教育を受けるかといいますと、人によってずいぶん違います。三か月の人もありますし、二年間とどまる人もあります。毎日死と直面する、このような非常にストレスの多いところにおいて、ナースがどんどんやめていくのではないか、という質問を私はよく受けます。たとえば、コロナリ・ケア・ユニット（CCU）であるとか、インテンシブ・ケア・ユニット（ICU）のような、ストレスの多いところでは、看護婦さんがどんどんやめますけれども、ホスピスでは一体どうなのかという質問です。しかし私たちのホスピスでは、途中でやめるナースはありません。六か月の契約で来たナースは六か月勤めますし、二年の契約で来たナースは二年間ちゃんと勤めを終えます。また一年の契約で来たナースは、一年間の教育を受けてから、もとの場所へ帰ります。あとの半分はもう少し年をとったナースで、すでに子供たちが大きくなって手が離れて、もう一度ナースとして働きたいという人たちで、看護助手という形で働きます。この人たちは、精神的にも社会的にも安定した人たちで、人間としても成熟し人生経験も豊かですので、先ほど申し上げた、若いナースを教育し、そして中心となって何年も何年もホスピスにとどまって仕事をしてくれます。セント・クリストファーで長年働くことのできないナースに対しては、特別に訓練期間を持っております。この六週間の間に、三つのトレーニングを受けます。まず第一は、病棟での働き、第二番目には訪問看護、第三番目には、患者さんの遺族の死別後のカウンセリングで、これは悲しみ反応に対してケアをするということです。セント・クリストファーの一つの大きな役割りは、教育ということです。私たちの労働の30％は教育に費されます。この教育を受ける人は、ナースであったり、また看護助手であったり、そのほかの医療従業員であったり、医学生であったり、またときにはちゃんとした資格を持った医者であります。一年間に、私たちは約六〇〇〇人の訪問者をかかえ込みます。

司会■ありがとうございました。あと一人だけ質問を受けつけます。

小松玲子　国立がんセンター婦人科病棟婦長■私どもも疼痛コントロールやそのほかの症状のコントロールを一生懸命やっているわけですけれども、イギリスのホスピスのように、一週間や十日でコントロールできて、自宅へ帰ってまた生活するというようなことは、私どものところでは到底考えられない状態であるわけです。どうもこれは、基本的に患者さんの状態そのものが違うんではないかと思い始めたのです。ホスピスでは酸素吸入をしているとか、いろいろ管をつけているとかいうことが余りないということも含めて考えますと、患者さんの状態が違うんではないかと思うのです。ですから、ターミナルケアの始まりは一緒だけれども、終わりの時点というのは、私どもの方のところでは、延命ということを一生懸命やるせいか、ずっと延びていて、本当の最終的なターミナルというところはずいぶん違うんじゃないかというような感じがします。そのあたりのところをもうすこしお聞きしたいと思います。

それからもう一つだけ、ブロンプトン・ミクスチャーのことで、四時間毎というのがありましたが、私の体験では、四時間か六時間だったと思いますけれども、三回ないし四回投与したときに、患者さんがずっと眠り続けるというような状態になったのですが、ずっと続けて飲ませなければいけないというので飲ませておりましたら、呼吸が五～六回になってこんこんと眠り続けて、結局三十六時間くらい眠っていたことがあったんです。いつも四時間毎というのが適切であるかどうかというのが非常に気になりましたので付け加えさせていただきました。

司会■このことについて間瀬先生から御発言をお願いしたいと思います。

間瀬■私たちの経験では、中程度の痛みの患者さんの場合には、一日に四回くらいの投与でも十分に鎮痛が得られる場合があります。でも、非常に強い痛みの患者さんには、一日四回ではとても間に合わなくて、やはり六回の投与をしなければだめなこともあります。

呼吸抑制のことですが、長い間投与しているうちに五～六回になることもありますけれども、全体的には動脈血の酸素分圧が減るということはなくて、呼吸数が変化しても大丈夫な場合があります。そして、眠り続けるということも二～三度経験しました。その場合に、減量したり、少しやめればまたもとに戻りました。やはり過量ではないかと思います。

司会■ありがとうございました。ではグリフィス先生にお願いします。

グリフィス■質問された方の質問に完全に答えることはできません。というのは、質問者の病院でどのような種類の患者さんが、どのような状態で入院しておられるのかということに関して、私なりの情報を持っていないからです。しかし一つ言えることは、私たちのホスピスに入院して来る患者さんは、入院のときには非常に悪い状態で入ってきますけれども、そのうちの40%は家に帰ることができるということです。私が予期していたのは、なぜ点滴をしないのか、なぜ注射をしないのかという質問だったんですけれども、不思議にだれもそのことをお尋ねになりませんでした。セント・クリストファーの中で注射をする唯一の場合は、患者さんがすごく状態が悪くて、また弱り過ぎていて、いわゆる通過障害を起こして飲むことができない時です。私が強調したいことは、患者さんが本当に最後を迎えるまで、私たちは経口の薬物を投与するということです。これが可能なのは、私たちは悪心嘔吐という、この大変困難な症状をコントロールすることができているからだと思います。いろんな方法がありますが、たとえば嘔吐を押さえるために一つの制吐剤を用いるとします。それが効かなければ、それをそのまま続けて、二番目の制吐剤をそれに付け加えます。一番目、二番目が効かなければ、一番目、二番目を続けながら三番目の制吐剤をそれに付け加えます。残念ながら、日本にはない薬剤ですけれども、一つの薬剤を、これは注射の形で用います。非常に有効です。日本ではノバミンという製剤がありますけれども、それをモルヒネ剤と共に患者に投与します。もしそれでうまくいかなければ、ウインタミンないしはヒルナミンというような薬をそれに付け加えます。ハロペリドール（セレネース）を使うこともあります。大切なことは、嘔吐を起こす原因となる場所が脳と、腸管の間に四か所あるということであります。一つ薬剤のことを忘れていました。胃腸系の癌の場合の嘔吐悪心などに対してプリンペランは非常に有効な薬剤であると思います。このような薬剤が全然効かないときには、ひょっとしたら、癌が転移をして、カルシュウムレベルが血中でアンバランスを起こしているのではないかということを考えます。もし、このカルシュウムのアンバランスのために起こっている悪心嘔吐であれば、一つの有効な手段は副腎皮質ホルモンを注射の形で用いるということであります。

もう一つ大切なことは、もしモルヒネ剤が痛みのコントロールに役立たなければ、モルヒネの量をどんどん上げるということをしないということです。もし、モルヒネ剤を四時間毎に20mgぐらい投与しても、痛みがコントロールされないということが起こったときに、私たちがするべきことは、なぜそれが効かないかという原因を探ることであります。どのような種類の痛みであるかということを探って、次に私たちがするべきことは、それに対して違う薬剤を投与することであります。たとえば、非ステロイド系の抗炎症剤、日本ではインダシンとかインテバンそれからブタゾリジンのような薬がありますけれども、そういうふうなものは、骨転移を起こした癌による痛みには非常に有効で、ときには、モルヒネよりもずっと有効です。たとえば、神経に浸潤したような癌の痛みに対してはステロイド剤が非常に有効な働きをします。三環系の抗うつ剤（トリプトノールなど）を用いることによって、モルヒネの量を減らすこともできます。たとえば、骨転移を起こしているような場合、特にそれが一か所の場合には、レントゲン照射をすることによって、モルヒネの量を減らすことも可能です。

大切なことは、まず私たちは痛み止めを用いてみて、そしてそれが効かないことがわかれば、何かほかに原因があるのではないかということを探し始めるということであります。もしそれが適当であると思われれば、いわゆる外科的な神経ブロックなどを行う場合もあります。それが有効になれば、モルヒネを完全にやめることも可能になります。外科的な手術を行う場合もあります。たとえば、膣の癌の場合に圧迫性の症状を取るために人工肛門をつくるような場合もあります。大腿骨に転移がある場合に股関節の整形手術を行う場合もあります。そのほかには、いわゆる脳神経外科的な手術をして、痛みの伝導を遮断するということも考えます。

しかし、私が申し上げたいのは、四時間毎に335mgのモルヒネを二年間続けたら、それによってやっと痛みがコントロールされた癌患者もあるということであります。この患者は335mg飲みながら、川に釣りにいくことができるようになりました。彼の奥さんと一緒に、休みにはキャンプに行けるようになりました。このような、大量のモルヒネを飲みながらも、ちゃんと有意義な楽しい生活を送ることができるということを、皆さんにお知らせしたいと思います。

柏木■グリフィス先生の昨日と今日のお話で、私は二つの言葉を非常に印象深く承りました。それは、きのうの講演で言われたことですけれども、No where should it be impossible ということです。この it というのは、ターミナルケアということです。訳しますと、ターミナルケアというのはどこででもできるということですね。私たちには、こういう悪条件があるのでできない。私たちの病院では、チームが組めないからできない。私たちの大学病院では各科の壁が厚くてできない。私たち開業医が一人でそんなことはできない。そういうような、いくらでも口実はつくることはできると思うんですけど、グリフィス先生が、本当に強調されたターミナルケアというのは、はっきりとしたスピリット、やる気さえあればどこでもできるんだという、その言葉が非常に私は印象的でした。

そして、きょう教えられたもう一つの言葉は、最後に先生が言われた、Continue to visit the patient という言葉でした。どんなことがあっても、患者さんのもとに足を運ぶ。患者さんを訪れるということを、医師もナースももっともっとしなければならない。このことが、本当にターミナルケアの真髄というふうに思います。どこででもできるということ、私たちは非常に忙しい生活を送っていますけれども、やはり患者さんが、どのようなニードを持って死を迎えようとしておられるかということを探るために、患者さんのもとに出かけていく。そして患者さんと共にいるということが、非常に大切なターミナルケアの基本ではないかというふうに思います。

長時間の間、特に四人の先生方に、非常にいいお話をしていただき、また遠くはるばるイギリスからグリフィス先生をお迎えして、また皆さん方もお疲れのところ長い間本当にありがとうございました。最後に四人の先生とドクター・グリフィスに拍手をおくってきょうの会を終わりたいと思います。（拍手）

「死の臨床」Vol. 4 No. 1　一九八一・十二

一般演題

座長　中島さつき　河内恵美子　辻　悟　砂田美津子　松原秀樹

東邦大学付属大橋病院看護部　梅田嘉子・渡会丹和子

1　家族の気持ち

柏木哲夫は、『死にゆく人々のケア』（医学書院）の中で、家族援助の大切さを述べている。末期患者のケアに関する研究発表は、年々増加してきているが、家族援助に関しての発表数は少ない。

今回私たちは、患者の娘から「母の看病」について相談を持ちかけられ、彼女の心のささえとなって援助し続けた。そして、遺族となってからも接触し続けていくうちに、夫の言動に疑問がわき面接を試みた。この家族への援助を通して、父娘の気持ちおよび家族とのかかわり方等について考えさせられたので、報告する。

患者紹介は表1―3、図1に示す。（省略）

娘は自分の気持ちを、次のように話した。

母は八月ごろより、足の痛みが強くなり、夜半によく起きていた。しかし、父は泥酔しており、私が側で痛いところをさすっていた。また父は「今入院すると死ぬ」と言って、私たちの前で泣くし、一方、母の顔付きが徐々に変わってくるので、「変だ」と思った。

そこで、母方の祖母に本当の病名を尋ねてみた。「癌」とわかってから、私たちは最後まで母の側に付き添ってあげなければと考えた。過去に父はお酒が入ると母に向かって「お前は癌で五年しか生きられない」と話していたが、今までにも父は、他人の話を聞き違えてくることがあったので、私も母もその言葉を信じていなかった。兄は無口で自分の意見は言わないし、父も頼りにならないので、困った時には母方の祖母に相談をしている。

また父は、見舞いに来ては「お前やせたね」と母に言い、「私大丈夫よ。心配しないで」と逆に母が慰めていた。そして、父方の祖母は父同様の性格であり、母は嫁として耐えていた。母は死ぬまで、父方の祖母と一緒に仲良く暮らして欲しいと願っていた。母の病状が悪化したころに貸し出した本『死ぬ瞬間』（読売新聞）、『死にゆく人々のケア』（前出）に対しては、すぐには怖くて読めなかったが、死後、落ち着いて読んで、母の語っていたことが、このことかとわかった部分があった。死後病院に来ると、母を知っている患者から、いろいろ母の話を聞かされて、とても懐しくなる。

一方、夫のほうは、入院中病室で経理を引き継ぐ姿があり、廊下で「あとどのぐらい持ちますか」と質問を受けたのみで、私とは深いかかわりは、この時は持っていない。夫の気持ちは死後六か月後の面接結果である。医者から「癌」「五年生存」と聞いた時はショックだった。妻に対して隠しごとは不必要なので、最初から病名を告げた。

私自身何ごとも真実を知りたい気持ちが強く、本当の病名は告げるべきだと思う。癌の再発については二年間無事だったので、否定していた。そして二回目の手術時、教授から「三十分で終わったら諦めてください」と言われたが、全麻になり、手術は成功したと喜んでいた。

しかし、今回の入院は「死」が予測されるので、入院を一日一日と延ばしていた。その結果、家族争議寸前に、娘に対しては、母方の祖母から病名を話してもらった。癌の特効薬等の試みは、無知だったので考えられなかった。

葬儀は最高にしてやったので、妻も満足していると思う。現在の心境は、日々寂しさが募ってきており、子供たちは夕食後各自の部屋に入るし、外へ飲みにいっては、気を紛らわしている。今は片輪でもいいから生きていて欲しいと話している。

以上、父娘の話から、次のことが考えられる。

まず、病名を家族に告げる場合の相手をだれにするかということである。現在は、患者が夫なら、妻という図式で告げていることが常識である。R・ラマートンは『死の看護』（メヂカルフレンド社）の中で「真の病名を身近な親族に伝えるのは、全く思慮のない機械的な方法であり、最初に話される人は、それを正しく受ける人であり、場合によっては患者が家族の中で最もしっかりしているかもしれない」と述べている。

このことから、私たち看護婦は、早期に的確に家族背景について把握し、医師への協力ができるほどの情報を収集する必要があると考える。そして、患者に対する病名告知同様に、家族に対しても配慮が必要であると考える。

そこで、家族の面接および対話を試みる場合には、相手の気持ちを十分に聞き出すこと、感情に焦点を当て聞くこと、など切り出し方の難しさを痛感させられた。そのためにも、私たち自身も含めて看護婦は、カウンセリングのテクニックを身につけ、さらに心理学を深めてゆく必要性を感じた。また、遺族（家族）と深くかかわっていくためには、看護婦全員でのアプローチは無理であると思うが、対象を喪失したこれらの人々の悲哀のプロセスを把握し、この過程を達成できるように援助していくことも、私たち看護婦であると考える。そして、ケースによっては、心のペインクリニックへの紹介も必要となる。

終わりに、この患者の心理と家族の心理が対比できたら、より的確な援助ができたのではないかと考える。私たちがこの父娘に、「妻の死」「母の死」について、どのように感じているかと聞く勇気がなかったことは、私たちの今後の課題になると考えている。

2　末期患者の家族にかかわって考えたこと
―患者の死後の家族の反応を考える

宮崎医科大学医学部付属病院放射線科　金丸幸子

はじめに

今日、末期患者への看護は、患者のケアだけではなく、その家族、さらに患者の死後残された家族のケアまで含むよう拡大されてきた。それは、残された家族が患者の看護にどうかかわり、患者の死をどう受けとめたのかが、家族の心に患者と死別後も長い間影響することがわかっているからである。

これらをふまえて、看護婦の果たす役割は、個々の患者、家族の状況を把握すること、患者の看とりを家族と共にすること、患者の死後の家族の気持を受けとめ、家族が悲嘆をのりこえられるよう援助することではないかと考える。

ここで患者の看とりを家族と共にしたのにもかかわらず、異なった反応を示した二つの事例から、末期患者家族への援助について考察したことを述べる。

事例　I

患　　者　HY　66歳　女性　肝臓癌
　　無職
入院期間　五十三年八月一日―十二月十一日
家　　族　子供五人　全員独立　実家の近所に在住
付き添った期間　五十三年十月五日―十一月二十八日　夫
　五十三年十一月二十九日―十二月十一日　夫　娘　嫁

付き添った夫は頑固で、看護婦にケアさせないことがあった。「子供はあてにしない。妻は自分一人で看とる」といいながら、昼間付き添いベッドに腰かけ居眠りしていることがよくあった。患者は「夫がいると心が安まらない。娘や嫁も付き添って欲しい」といい、娘や嫁も付き添うことを望んでいた。患者の気持、娘と嫁の希望、夫の疲労も考慮し、夫を何とか援助したいと考えた。そこで夫の労をねぎらい、昼間は空部屋で仮眠するようすすめたり、好きなパチンコに出かけ気分転換をはかるようにと話し、夜間は責任を持って付き添ってもらうことにした。

一方、娘と嫁は昼間交代で付き添い、看護婦と共に患者のケアを行なった。

このような経過を経て、患者は家族に見守られて安らかな死を迎えた。後日、娘が訪れ「私も、義姉も看とりができてよかった。それに人にお礼を言ったことのない父が、私たちにありがとう、よくしてくれた、といった」と話された。

事例 II

患　者　TM 69歳　男性　上顎癌　無職
入院期間　五十五年十二月四日―二十四日
家　族　子供四人　全員独立　遠方に在住
付き添った期間　五十五年十二月四日―二十四日（他病院五十五年八月四日―十二月三日）

付き添った妻は理知的で理解力があり、落ち着いた人であった。子供は全員遠方にいるため、自分だけが付き添うことになると看護婦を頼っていた。また当院に転院する前入院していた病院では、患者のケア全てを妻ひとりでやっていた。この病院は看護婦と共にケアできるので助かると喜んでいた。「最後まで夫を看とるのが一生懸命働いてきた夫に対する恩返しです」といいながらも、患者より憔悴しており、今にも倒れそうだった。また昼間看護婦がケアしていても、そばで居眠りしており目覚めない時もあった。患者は他の病院で上顎癌の手術を受けており、発語が不明瞭でわかりにくかったので妻を頼っていた。しかし、ゆっくり話せば何とか看護婦と意思の疎通ははかれた。そこで妻が夫を最後まで看とれるよう、当面は妻の疲労回復をはかることにした。妻は病室内で仮眠し、患者のケアをしたい時は看護婦と共にすることとし、妻もそれを納得した。一週間程、妻は看護婦がケアしていても気付かないくらいよく眠っていた。疲労もとれ顔色もよくなり「さあ、これからまた精一杯やります」といっていた矢先、患者は急変し死に至った。妻は「私は何もできなかった。看護婦が私から夫を奪った。私に看護させなかった」と看護婦に怒りの気持をぶつけてきた。

考　察

家族と患者の看とりを共に行なって考えることは、家族一人一人が、それぞれの立場で、どのような思いで、患者にどのようにかかわるか、最後の時をどのように過すのが患者にとっても家族にとっても最もよいことかということである。事例Iでは、夫を最後まで付き添いの一員にしながら、夫・娘・嫁がそれぞれ看とりを分担して行ない、苦しみをあるいは別れの時間を共有した。このことが患者およびその家族に満足を与え、患者と死別後の家族関係によい影響をもたらしたと考える。

事例IIでは、看護婦は家族と共に看とりの役割を果たしたが、夫に対する妻の気持の洞察に不十分な点があったと考える。病状が急変するかもしれないことを予測し、「今はつらいけど頑張りましょう」「こういう事態が考えられますね」など話し、妻が夫と別れを告げる心の準備ができるよう、継続的に看護を続けられるよう励ますことが必要だったと考える。看護婦に協力的であり、妻自身も休息をとることを納得していたはずだったが、夫の突然の死後、妻は看護婦を攻撃する形で怒りの気持を表出した。これは、患者よりも憔悴しきった付き添いの疲労回復に重点をおいた援助が、妻と夫の間をひき離す経果となり、患者死後の妻の心理に大きく影響したものと考える。今考えれば、妻は最後の大切な時に十分看てあげられなかったという自責の念を看護婦にぶつけたものと考えられる。

しかし、家族のためを思って一生懸命看護した看護婦にとっては、予想外の攻撃的反応をぶつけてきた時、とまどいを感じた。今後、私たちが看護していく時、家族の気持をしっかり受けとめていくことが大切だと考える。

おわりに

私たちは日頃臨床で、その場その時の現象にとらわれた援助をしがちだったことに気付いた。その結果は、患者やその家族の気持が満たされないことになるばかりか、患者の死後残された家族の心理にも後まで影響を与えてしまう。

今後は患者やその家族の気持を受けとめ、心理プロセスに配慮し、個々に応じた援助法を追求していきたいと考える。また家族が率直に自分の気持を表わし、それが受けとめられることで心の負担を軽くできるよう援助したいと思う。またこの研究をまとめるプロセスで学んだことを、今後の看護実践に生かしていきたいと思う。

3　病名を知った癌患者の看護を求めて

――日記にみた医療者への評価から看護の方向をさぐる――

新生会第一病院　藤村淳子・細野容子

はじめに

当院で癌の治療に温熱療法（以下HTと略）を導入して一年になる。その医学上の成果については山中等が日本癌学会他で報告している。私ども看護婦にとって対象が新しい癌の治療法であるがために起こると思われる問題に出会いながら、ひとりひとりの欲求に応える看護を目指して試行錯誤を続けている。HT四人目であり、医師や私どもの意図しないところで病名を知った患者がHTを行なうと決心した頃から「僕の体験を癌患者に役立ててほしい」と言い続けて死亡した。その後妻から一年五か月にわたる日記を手渡され、日記に書かれていることから、私どもの行なったことを振返る機会を得たので、発表し御批判、御指導を得たいと思う。

患者紹介

氏名　ＩＭ　年齢：48歳　病名　胃癌

職業　公務員（市役所企画局）

家族　妻　長女21歳　長男13歳

経過及び日記と私どものかかわりの実際

一九八〇年五月十五日胃全摘、右大腸切除、術後四か月経た九月十八日カルテからCancerの文字をみつけ癌を知る。さらに二か月経てCT-scan他で肝転移みとめられると同時に化学療法が始められた。そして十二月二十四日HTを行ない、二月九日一クール四回を終了した。HT終了後、肝腫大の著明な改善と転移巣の消失あるいは縮小がみられた。入院十か月後に職場復帰、一か月勤務し六月三十日痛みのため再入院となる。七月二十一日二クール目のHTを開始するが、体力低下のため二回で中止となり、肺水腫、溶血性黄疸を併発しICU入室。九月二十三日死亡。

経過を大別して、第I期を病名を知るまで、第II期病名を知ってから退院まで、第III期再入院から死を迎えるまでにして、患者自身のこと、医師・看護婦に関すること、家族や患者をとりまく人々に関することの経過を追った。

医師・看護婦に関する記録と私どものかかわりをみると、I期においては、病状、手術について説明されたことや完治しないことに不信不満を記録していた。この頃私どもの患者へのアプローチは、術後患者として社会復帰を目指し、体力回復や食事指導など、身体面へのかかわりに焦点をあわせたものであった。

第II期の記録は、医師・看護婦の言語から病状や予後に対して一喜一憂していることが多い。例えば「CT-scanの写真が届いたかと聞いたらまだだとの返事であるが、市内でそんなに遅いはずがない、子どもだましみたいなことで納得できるか」また別の記録に「夜一時間近くM看護婦と話し合う。将来のこと、現在のこと、治療のこと、死のこと、希望のことその他、彼女等は小生を含めた患者のことを真剣に考えていてくれる、アリガタイ」とあった。

この時期は、癌との戦いであることを患者も認識した上で、患者・家族・医師・看護婦が一体となってチームを組み、患者とともに戦いはじめた。そして私どもは、患者をできるだけ理解し、深くかかわるために、受持ち看護婦を定め、当病棟の入院にこだわらず、患者が必要とした時、継続的な看護を続けられるようにした。

第III期には、治療に対して積極的であろうとするし、医師に非協力的でないが、拒否的な内実がみられる。「いよいよB氏S氏のようになるみたいだ、どうせ預けたこの生命、文句は言えない。生きたい！」とある。一方再びHTを決意した時「ナースの熱意がうれしい」とあった。この時期、私どもは、患者の痛みが強く、HTを行なうことで疼痛を緩和してほしいと願う家族・医師・患者の気持ちを大切にしつつ、少しでも安らかな時を長くもってほしいと思った。しかし、気持ちを行動に移す方法はみつからず、患者のそばにいながら、無言のときを過ごすことが多かった。

看護者としての姿勢とむすび

私どもにとって、医師が意図しないところで、患者が病名を確実に知ってしまった例ははじめてなので、迷いながら看護者として定めた方向は、患者をあるがままに受け容れ、患者が癌という病名を知っている知らないにこだわることなく、患者と家族が病気をその患者に起きたこととして受けとめ、一回切りの生命をその人らしく精一杯生きてほしいという思いを伝えることができるようなかかわりでありたいと考えた。

具体的には面会や消灯時間などの規制はほとんどせず、詰所への出入りも開放し、医師を含む私どもとの話し合いをする機会も多く、考えや方法に対する患者の意見も十分にきけた。食事の持ち込みも自由にして、できるだけおいしいものが食べられるような配慮を行なうことや、患者の要求にすばやく対応できるような体制にする等、病気をもつ人としての基本的なニーズをできるだけ充足させることを基盤にした。

経過の中で医師の対応については述べなかったが、患者は「僕の生命はK先生にまかしている」というほど信頼しようとしていた。またK先生もそれに応えようと多くの力と時間を費し、ある時はPlasma-separation の開始から終了まで、患者のそばにすわり続けることもあった。しかし、日記による、医師に関する記録は厳しく、冷やかな評価をうける。従って医師に対する患者の期待は大きいものであることは否めないが、一考する余地があるものと思われる。

一方、看護婦に関しては、受持ち看護婦以外の看護婦との会話や行動に対しても、うれしい、ありがたい、幸せ者だとまで記録しているのは何故だろうか、という問題を提起したい。

4　終末期に自宅療養ができた白血病患者の二症例

——遺族を訪問して考えたこと

自治医大付属病院
須田啓一・前沢政次・高久史磨・伊藤正子・平山正実

私たちの病棟は血液科単独病棟であり、予後不良の病気を持つ患者が多く入院している。患者は治療にもかかわらず状態が悪くなることがあり、その際、患者の持つ肉体的・精神的・社会的な悩みに直面することが多い。そのため、定期的に医師と看護婦でカンファレンスを持ち、それらの問題の解決策をさぐってきた。

予後不良の病気の終末期に直面した場合、自宅での安らかな死を望むのは多くの人の自然な感情と思われる。私たちは最近、白血病患者で終末期を自宅で過すことのできた症例を経験し、患者の亡くなった後、遺族を訪問し、自宅での状態を聞く機会を得たので、その結果と問題点についての考察を加え報告する。

症例I

19歳、男性、大学生。昭和五十四年七月より体動時息切れ、十月二日より発熱、咽頭痛出現し、十月十七日当科入院。急性骨髄性白血病の診断にて多剤併用による化学療法を開始。本人には「骨髄機能不全」と説明された。十月二十三日、白血球数低下し無菌室に移床。その後、何コースかの化学療法試みるも寛解得られず、無菌室に長期間隔離されていることによる拘禁症状出現。五十五年六月六日、本人の強い希望で退院となる。

自宅では37℃台の微熱のみで、出血傾向に関しては歯肉、結膜に出血が見られた程度で、食事は死亡三日前までおかゆ摂取可能であった。自宅でも音楽を聴いたり読書を行ない、死亡四日前には自分で車を運転し、母と一緒に近くに住む叔母の所に遊びに行っている。

精神的にも比較的元気で弟とふざけたりもしたが、両親に対して「さみしい」「ごめんなさい」という言葉を残している。六月十八日、脳出血を起こし、十九日某院入院、六月二十日死亡す。退院から死亡まで十五日であった。

症例II

64歳、女性。急性骨髄性白血病の診断で昭和五十三年五月より五十四年八月までの間、計三回当科に入院し、その都度寛解を得て退院している。本人には「骨髄機能不全」と説明された。

昭和五十四年十月二十二日、三回目の再発にて四回目入院となる。何コースかの化学療法にもかかわらず寛解得られず、五十五年三月下旬より肺炎による38－39℃の発熱が続く。四月二十一日、本人の強い希望により退院。自宅では退院直後の二―三日は発熱があり、氷のうによるクーリングを行なった。出血傾向は紫斑が見られたのみであった。食事はおもゆを家族が介助して与えた。患者は終日臥床しており、排泄にはおむつを使用した。患者は全身倦怠感が強く話したがらなかった。家族には「自分は助からないのだから」と語り、また子どもたちの将来を気に懸ける言葉をもらしている。退院から死亡まで六日であった。

考　察

この二人の症例をもとに、悪性疾患患者が終末期を自宅で過ごす場合の問題点についてまとめると、第一に患者の希望、性格が問題となる。二例とも「骨髄機能不全」と説明されているが、たび重なる治療にもかかわらず状態の悪化していく中で、自分の病気が不治であることも察していったものと思われる。終末期に自宅に帰るには、患者が自分の死期の近いことを直感しており、そのことについてのある程度の受容ができていることが必要と思われる。性格的には二人とも素直で落着いた性格であった。患者の不安が強かったり、疑いの強い性格である場合には、退院は難しいと思われる。

第二に家族の希望があり、家族が治療に希望を抱いている場合には退院は不可能となる。家族が、抜本的に有効な治療法がなく、またこれ以上の治療はかえって患者を苦しめると判断した場合退院が可能となる。その場合、残されたわずかの時間を大切に過ごそうという家族全体の熱意が重要となる。

第三に家族の受け入れ体制として誰が患者の世話をするのかが問題となる。今回示した二例は、一例は患者が19歳と若く、他の一例は64歳と老年であった。患者が若年の場合は両親が、患者が老年の場合は子どもたちが主として世話をすることとなる。

問題は患者が中年の場合で、この場合子どもが小さく、患者の収入がほとんどなく、配偶者が仕事を持っていることもあり、経済的・精神的に患者を自宅に引きとる余裕のないことが多い。少なくとも、患者を除いた家庭の収入が十分にあり、患者のために一室を確保できるだけの経済的・住宅的な条件も必要となってくる。また終末期の患者の世話は一人で負い切れるものではなく、同居者以外の家族の協力がどうしても必要である。

第四に身体的問題があり、特に疼痛、発熱、出血傾向等が問題となる。疼痛に対しては経口的な鎮痛剤の供給が必要となってくる。

第五に、患者の病態が急変することがあり、身近に家庭医がいることが望ましい。

悪性疾患患者の終末期をどう過ごすかは患者・家族の意向を十分尊重すべきであるが、患者・家族から退院の申し入れのあった場合、医療スタッフもそれに柔軟に対応すべきと思われた。

5　壮年肺癌患者看護の一例

―末期患者を外泊後退院させ延命と精神安定効果を認めた例について

東京大学医学部付属病院放射線科
飯尾正宏・青木昌・鎌田きよ・鈴木身知子

癌末期の患者の多くは、長い闘病生活を病院のベッドの上で無気力、無為に過ごし、希望を失いつつ死を迎えることが多い。ことに大学病院では、臓器医学中心の考え方から、最終的に剖検を目標として、末期重症患者が帰宅を望んでも応じないことが多いように思われる。死にゆく患者が帰宅を望み、また家族の協力も期待出来るならば、自宅において家族に見守られながら死を迎えるべきではないだろうか。

この症例は、37歳の男性で肺癌末期で長期の原因不明の下痢により体力消耗がみられ、摂食せず、予後一週間以内と考えられた患者で、外泊後退院し、自宅において安らかに死への転帰をたどった例である。

入院時「治らないのではないか」と泣いていたが、治療開始より「早くよくなりたい」という願望を訴えた。

症状の悪化がみられ、もう治らないのではと気弱になってきた頃、入院四十四日目に患者が異常に家に帰りたがった。その訴えが余りにも悲痛で、また家族の家に迎えたいという意向もあり、ドクターの慎重な検討により外泊が許可されたのは、あと一週間の生命と診断された日だった。外泊時、患者と家族へは、一晩でも幾晩でもいたかったらいてもいい、症状の急変時や帰院したい時はいつでも戻ってきてもいい、と説明し、安心して外泊していった。その翌日外泊し、外へ出た患者は「青空がみえた」と喜びを表わし、自宅へ戻っていった。

この日より、電話による一日おきの、患者の病態の把握と看護指導が家族の二回の来院と並行して行なわれ、以下が主な内容である。

㈠ 下痢のための肛門周囲の処置
㈡ 褥創予防（蒸しタオル法シバラック etc.）
㈢ 咳嗽のさせ方
㈣ 食事指導
㈤ 全身倦怠感緩和法

などである。

自宅へ戻った患者は、子供がそばに寄って来て話しかけて来たり、家族と一緒の食事の楽しさで笑顔で暮らしていた。

「お母さん病院にかえるのはいやだね」
「子供たちは何時頃帰って来るのだね」

と自宅での生活に満足し、外泊後一週間目には下痢もおさまり、食欲も出てきて徐々に元気になってきたとのことで、このまま自宅にいさせてほしいという依頼があり、退院の運びとした。

退院時も、家族にいつでも戻ってきていい、といい緊急入院体勢を整え待っていた。外泊後二週間ぐらいまでは症状も軽減し、徐々に体力が出てきたが、それ以降再び症状が出現し、子供たちの声をうるさく思い、坐位が出来なくなり、咳嗽による呼吸困難が生じ、疼痛等が出現した。外泊後二十三日目より傾眠状態になり、三十一日目家族の気のつかぬ中静かに死亡した。

この症例は、肺癌の極度の末期状態にもかかわらず、外泊により入院中は多忙のためなかなか面会にこられない家族の中に戻り、家庭の安らぎ、家族の愛情のある生活の中からもたらされた精神の安定が、諸症状を緩和させ、一時的な回復力をもたらし、三十日間ながら最期の意味ある生涯へと導いたのだと思う。

この場合、ドクターの外泊許可が、患者の残された人生にとり大変重要であったと思う。死にゆく患者には、医療を強行せず、患者の環境の許す限り、家族に care を委ねることも医療の一つではないだろうか。この症例が外泊できた要素に、家族の協力、病院と自宅との地理的条件、患者を依頼できる地元医等があげられる。

当科においてはターミナルケアを本年四月以来開始し、その意味ではじめてのケースであり、賛否両論、半信半疑の中でこの患者の care が行なわれた。

患者は、外泊中死を口にしたことがなかったという。死への恐怖を抱くことなく外泊生活を過ごせた要素の一つには、病院との電話連絡による安心感が患者の心の支えになったと思う。

今回初めての試みで電話看護を行なったが伝達の困難、相手の理解度の把握のしにくさなど難点があり、今後このようなケースの増加が予想され、当院において訪問看護制度設置の必要性がたかまるであろう。

この症例は、外泊により最終的には家庭における死という転帰をたどったものの、家族は悔いなく care できたといい、また患者も思い通りの最期の限られた人生をおくれたのではないかと思う。

この症例の残した問題点を検討し、今後のターミナルケアに生かしていきたい。

6　入院時よりターミナルステージを自覚していた一症例

国立がんセンター　沢井映美・田中弘子

はじめに

当病院は癌専門病院であり、他病院より紹介されて入院する患者が多い。そのため自分が癌であることを知っている患者もあり、このケースも同様である。この患者（T子さん）は、自分の病気の進行状態や余命幾日もないことを知っていた。T子さんの経過を整理し報告する。

経　過

㈠　入院時の状況

T子さんは昭和五十三年に手術不能な卵巣癌と診断された時から、自分の病気を知っていた。化療を受け約一年後当センターを受診したが、状態もわりあい良かったので、家族と相談の結果、大阪での治療を希望した。その後も化療を続けるが悪化してきたため、再び上京し入院となった。入院時の状態は、腹水貯留・腹部膨満・腹痛・食欲不振・倦怠感・尿量減少等卵巣癌末期の症状を呈していた。治療は対症的なものと、化療に備えるため種々の検査が行なわれた。T子さんは看護婦に、自分が卵巣癌で家族より半年の命と聞いている。子宮癌検診を受けていながら卵巣癌が発見出来なかったこと、一年前入院しておけばよかったこと等話している。今まで闘病で苦しんできたことが伺がわれ、当病院には最後の期待をもって来院したと思われる。その期待も病気が治るというような過剰なものでなく、現在の苦しい状態から楽になりたいというようなものであった。

㈡　化学療法開始

二週間経ち化療が開始された。「一日点滴をしてそれを何回かくり返す。薬の副作用は強い」と主治医より説明されたが、治療は化療しかないこと、薬＝抗癌剤であることを知っているT子さんには、多くの説明は不要であったし、治療に対する疑問もなかった。しかし一度に多量の抗癌剤（一回目はcis-DDP 75㎎、アドリアマイシン75㎎翌日よりE×200㎎を三日間）を投与したため嘔気、嘔吐、胃痛、倦怠感強く、化療の経験豊富なT子さんも、精神的いら立ちを看護婦に訴えている。過酷な副作用をもつ治療であり、合間には経鼻カテーテルによる強制栄養が行なわれるという具合であったが、よく耐え拒否的な言動もなかった。

治療開始二か月頃より腹満改善され、利尿剤も中止となり、食事も経口的に80－100％摂取出来た。身の回りのことも自分で出来、表情も明るく率直に語り合えるようになった。治療中はつらい、苦しいと訴える患者も合間には明るく振るまい、脱毛等に対しても気にしなかった。看護婦も患者の病状の好転に喜び、退院も可能になるのではという希望も生まれ、いっしょに喜び励ますことが出来た。

七月に大阪への外泊が許可された。外泊中、以前化療を受けていた近医より「あなたがここにこうしていることは奇跡なのですよ」といわれたと話している。この頃主治医よりOPの話が出され、T子さんもそれを病状の好転ととらえ喜んでいた。

八月再度大阪へ帰った。この時行きの東京駅で気分不良となったが、そのまま新幹線に乗った。帰院後は気分がすぐれず、疲労感、腹満感、胃部不快、不眠を訴えるようになった。全身的治療を目的とした cis-DDP の血管内投与も効果が得られなくなり、腹水減量を目的とした腹腔内注入に変更され、それと同時に経中心静脈高カロリー輸液が開始された。二度目の外泊以後利尿剤も再投与され、T子さんも様々な症状を訴えるようになった。胃痛、背部痛、腹満、肛門痛、肺転移による咳嗽、胸苦、不眠そして抗癌剤投与後の嘔気嘔吐も以前に比べると長く続くようになった。その後シスプラチン中止、三回のMMCの投与後も軽減することとなく、十二月よりパンタゾシンの注射を使用するようになった。

㈢ 末　期

正月の外泊も主治医よりすすめられたが全身苦痛ひどく断念した。臍周囲に皮膚 Meta 出現、Meta の部分にインターフェロンの局注放射線療法の姑息的治療が行なわれ、T子さんも治療に対しては満足していた。胸苦、全身苦痛増強し、鎮痛剤の増加、酸素吸入も適宜に施行された。この状況でも家族や看護婦といっしょに車椅子散歩し、家族といっしょの時は、葬式用の写真だとかいっていっしょに撮影したり、看護婦とは「いつまでこんな状態が続くのやろ、もう死にたい」通りの人をみては「皆元気やね、早く元気になりたい。でもあかんかしらね」等と心境を述べていた。

死ぬ一か月前、気分転換のため、本人の希望もあり、姉に鎮痛剤の筋注指導し二日間の外泊を実施した（家族が看護のため東京に借りていたアパートへ）。死んだ時身につける巡礼の衣装も家族より郵送され、一時は立腹したが、それにより家族の関係が損われることもなく、逆に感謝の意も伺がわれた。死亡直前まで意識があり、胸苦、全身苦痛に対しペンタゾシンだけの鎮痛剤で緩和できた。家族の懸命な看護の末二月二十二日死亡した。

ま と め

入院時のT子さんは、病名をすでに知っているのに落ちついているように見受けられた。その理由として、

① 発病から入院までの時期が長く（約二年間）自分の病気について考える時間があった。

② 患者が主体的な生き方をし、経済的にも自立していた。

③ 姉妹の関係が何でも話し合える信頼感の強いものであった。

④ 母を子宮癌で亡くし、現在同居していた姉も卵巣癌で化学療法を受けていた。

等があげられる。

このような背景をもつT子さんにとっては、病名を知っていることのほうがよかったのではないかと思われる。

当病院に入院してからも、治療看護を受けていく上でも以下のような利点があげられる。

① 過酷な副作用をもつ治療を拒否することなく耐えられたこと。

② 入院時の苦しい状態が一時的にせよ軽減したことで、入院の目的が達せられ満足できたこと。

③ 家族と身辺の整理や死ぬ時の準備ができたこと。

④ 末期の苦しい時期も患者自ら散歩や外泊を希望、実施できたこと。

しかし末期においては、主治医も家族も看護婦もそばにいるだけで、T子さんの苦しみが察せられつらい思いをした。励ましやその場限りの相づち等何の役にも立たないことがわかった。

主治医・家族・看護婦の関係も特にチームとして活動したわけではないが、お互いの情報交換はスムーズに行なわれた。このことがT子さんにとって訴えやすい雰囲気であったと思われる。

おわりに

病名を知っている患者に対して、どう接していったらよいのであろうか。病名を知った患者は、怒り・うつ・不安等があり、病気の話をすると、患者がどう反応するのかわからず、恐いという気持ちから努めて避けてきたように思う。T子さんのケースを通して、このような患者に対してどう看護していけばよいのか、いくらかでも学ぶことができたように思う。

7 小児ガン患者への長期にわたるケースワーク

日本大学板橋病院医療相談室 小川敬・古屋克巳・荷見千草
日本大学医学部第一内科 岡安大仁

医療ソーシャルワーカーは、患者および家族がお互いのコミュニケーションを通じて自己洞察によって問題を解決する方法を選び、その実現に進むことができるように側面から援助するものであります。本症例は長期にわたった小児ガン患者へのソーシャルワークについて考察を行なったものです。

病名は左大腿骨肉腫、昭和五十一年十一月、14歳の時に発病、昭和五十二年二月左大腿切断、昭和五十四年十月肺転移、昭和五十五年十二月に亡くなりました。

医師より、入院後まもなく、患者および家族の病状の不安、医療費の問題について援助を行なって欲しいとの依頼がされました。ワーカーは母親に対して公費負担制度の適用について説明を行ない、親および患者の不安を受容するため個別面接を始めました。

術後初めての面接において、患者は「足が先に行っちゃった」と訴え、それに対しワーカーは「その分まで生きなくちゃあ」と応じるとともに、混乱している患者の気持ちを受けとめ、リハビリテーションの説明を行ない、同時に家族に対しては、身体障害者手帳等の社会資源の活用について説明を行ないました。

患者は退院後も引き続き面接を希望し、外来受診時に来室するようになり、義足を装着して中学生活を続けていましたが、高校進学にあたり、受験や義足で高校生活を送ることができるだろうかという不安を訴えました。学習へのアドバイスなどを行ない、高校受験をのりきりました。高校入学当初には、親子ともに、治療を継続しながらの高校生活に不安をいだいておりましたが、ワーカーとの面接や学校において友人ができてくるとともに、徐々に自信をつけ、来院時にはワーカーをたずね、クラブ活動や友人のことなど、高校生活について語りました。

高校二年になり、進路の問題がもち上がり、患者は理学療法士の学校へ進みたいと希望するようになりました。ワーカーは面接を通じて患者の気持を受容し、支持を行ない、将来への計画を立てながら、日常生活の支えとなるように努めました。

昭和五十五年高校二年の十月に肺転移が発見され、前回入院時の整形外科病棟ではなく、胸部外科病棟に入院となりました。再入院に対する親子の不安を受けとめ、なじみのない病棟スタッフへのとまどいに対し、ワーカーが病棟スタッフに患者についての情報交換を行なうことにより、コミュニケーションが円滑になるように努め、さらに進学をひかえた患者の学習指導のために、福祉系大学の相談室実習生を紹介するなど入院生活の安定を図りました。

一か月ほどで退院し、再び高校生活に戻りましたが、長期欠席に対して「進級できるかな」と心配しておりましたが、進級することができ、「三年でがんばれという意味があると思う」と述べ、学習への意欲を燃やしておりました。

三年に進級後、「進路指導の面接で理学療法士への学校は無理だ、社会福祉の道へ進んでみたらどうかと言われた」といって来室しました。母親を含めての面接で「どういう仕事があるのか」という患者に対して、ワーカーは社会福祉の仕事の内容について説明を行なうと同時に、進路が定まらない本人のあせりに対しても患者の気持を受け入れ、進路選択について援助を行ないました。その時の面接で患者は「人間にかかわる仕事をしていきたい」と希望を述べていました。

昭和五十五年七月、整形外科病棟に三度目の入院となり、患者は再発と死への不安が続く中で「入院する、しない」との押し問答があり、「入院すればなおるか」との患者の問いかけに、父親は「なおる」といって、やっと入院したと入院時の面接において述べておりました。

患者は面接において「医療スタッフの話が何でも自分のことのように聞こえる。本当に人間が信じられなくなってきた。いけないことだと思うけど」と訴えております。

十二月に入り、年末の外泊に向けてのスタッフの働きかけに対して「外泊は無理かな、家族に迷惑をかけたくないし」と言いながら、少しずつ「外泊に向けての努力をしている」と話をするようになりましたが、外泊を待たずに十二月二十八日永眠しました。

「百か日を過ぎてやっと来る気になりました」と母親が来室し、ワーカーに「がんばったんだから、子供もうらんではいないと思います。『ぼく何か悪いことしたかなあ、悪いことしても生きていきたいなあ』とよく話をしていました」と述べました。

本症例を通して考察されることは、思春期の小児ガン患者に対して、将来への生き方について傾聴を行ないつつ、進級・進学等の具体的な問題について機を逃さず、的確な対応を行なうことが重要と思われます。

また、家族、他スタッフとの情報を交換し合い、統一したアプローチが本症例では有効なものであったのではないでしょうか。

8 試験開腹に終わった患者の自活への導き

兵庫県立病院がんセンター
小村美智子・村田貞代・河原道代

はじめに

癌の早期発見・早期治療が叫ばれ続け、集団検診も一般化しつつあるが、当センターにおいてはまだまだ数多くの予後不良患者をかかえている。これらの患者に対し、人生の総決算をしてもらうために医療者側はどのように対応すべきなのか。今回、われわれはただ死を待つ生活ではなく、悔の残らないよう生きるために闘ってほしいと願い、温情を捨てた援助を行なった。その結果、退院し、退院後も有意義な生活を送っているケースに遭遇したのでここに紹介する。

患者紹介

(一) 氏名　＊泉＊子、63歳、女性
(二) 病名　原発性右卵巣癌、癌性腹膜炎
(三) 組織診断　腺癌
(四) 申し合わせの病名　腹部腫瘤
(五) 既往歴　昭和四十六年子宮筋腫、治療せず放置
(六) 職業　手芸材料販売店経営
(七) 家族構成　両親は他界、六人兄弟の長女、離婚し一人暮らし、子供とも交流なし。
(八) 性格　温厚、主体的で物事の決定は自分なりに消化し結論を出す。我がままな面もある。
(九) 病気の受け止め方　癌ということは察知していたが、治るかもしれないと期待した。
(十) 家族の援助姿勢　妹弟が全面的に協力

入院までの経過

昭和五十一年腹部膨隆に気付いたが治療をせず信仰に頼っていた。昭和五十六年一月全身倦怠感、食後胃部停滞感出現し近医受診、腹部腫瘤指摘され昭和五十六年三月十六日手術目的で入院となる。

経過および看護の要約

身長150cm、体重46kg、腹水貯留のため最大腹囲90.5cm、右側腹部腫瘤触知、右側臥位困難であった。昭和五十六年三月二十四日手術、正中線20cmの開腹、腹水三100ml吸引、右卵巣は手拳大で硬く、周囲は大豆大の腫瘤を多数触れ摘出不可能。肝臓、脾臓、左卵巣は正常。術前右側腹部に触れた腫瘤は、大網への転移が一塊り

となり、横行結腸右半分に浸潤性に連なり、リンパ節No.6周囲より大腸の肝彎曲部周囲には小豆大の腫瘤を無数に触れた。大網の転移による腫瘤のみを横行結腸より剝離、切除し、ピシバニール50単位を腹腔内に注入するのみの試験開腹であった。

術後合併症の予防と早期離床を目標に、体動の必要性を納得させ、補助用具やギャッジを併用し、体動訓練時間をもうけ具体的に援助を行なったが、術後四日目になっても左右側臥位困難、術後六日目まだ起坐位困難、術後八日目やっと起立状態であった。再々カンファレンスをもち、予後不良ならば患者の思い通り出来る範囲でよしとする意見と、基準以上にすすめ退院させるべきと意見は二分した。これまでの患者の生活像や性格から、生きるために闘える人だと判断し、主治医・家族を交え協議し、退院の方向への方針を立て、看護計画を再度立案し、温情を捨て、やる気を起こすための勇気付けを執拗に行ない、見守る姿勢で援助を行なうことを決定した。

術後十日目「看護婦さんが何もしてくれなくなった」と言いながら、しかたなく日常生活行動を行なっていた。術後二十一日目、させられるのではなく自分でしなければならないと自覚し外出も可能となった。

術後二十三日目、近日中に退院させることを決定し、看護計画を立案し援助を行なったが、右側腹部痛、腹満感持続していることもあり、今の状態で家庭生活が送れるだろうかと不安感を訴えた。

術後二十六日目、家庭の方が自由で好きなことが出来るからと自ら退院日を申し出、退院予定日より早く退院した。退院後は二週間毎に外来通院し、食べなければ病気に負けるとバランスを考え自炊し、体調に合わせ開店し、休日は親しい友と旅行やショッピングに出かけ、自由で楽しい日々を送っている。

まとめ

予後不良ならば出来る範囲でよしとして援助を行なっていたならば退院は不可能であったと思われる。われわれの援助姿勢が患者の余生を大きく左右することを改めて認識した。

この援助姿勢の根本は、一人一人の人生観・生死観であると考える。人生とは何か、どう生きるのか、われわれの生き方が直接患者の人生を左右するといっても過言ではなかろう。今後われわれは日々を大切に生き自己啓発に努力しなければならないと思う。

最後に、本症例をまとめるにあたり御指導、御協力下さいました方がたに深く感謝いたします。

9　否認の段階の重要性について

隈病院　隈　寛二

キューブラ・ロスはその著書『死ぬ瞬間』において死への態度を五つに分類した。即ち第一段階―否認、第二段階―怒り、第三段階―取り引き、第四段階―抑鬱、第五段階―受容、である。

この分類は余りに有名かつ権威のあるものとなったため、第五段階の受容は死の臨床におけるゴールとなり、現在余りに容易に死の受容という言葉が口にされているように感じられる。ここに一人の否認、抑鬱を繰り返しながらも、威厳をもって死んでいった一人の患者を紹介したい。

患者は45歳の男性である。地方工場の中堅幹部で、温厚な人柄からも職場においても家庭においても指導的立場にあった。昭和五十二年に他院で甲状腺癌の手術を受け、その後リンパ節転移を生じたため昭和五十三年十一月当院受診、甲状腺髄様癌の診断で昭和五十四年二月九日根治手術を行なった。その後仕事に復帰していたが、昭和五十四年末より下肢に痛みがあり、五十五年五月につまずいて転倒して以来松葉杖を使用し、地方の病院で骨転移を発見され五十五年八月八日入院した。

検査により骨盤、胸椎、鎖骨及び肝臓に転移があることがわかり、八月よりアドリアマイシンによる治療を開始したが血小板減少のため中止、以後癌に対してはフトラフール坐薬を使用したのみで、あとは苦痛を軽減するための対症療法に終始した。

患者の第一の苦痛は痛みで、それは特に大腿腰部に著明で、モルヒネシロップ、インテバン坐薬を使用したが、口渇、食思不振を生じたため最後まで投薬量を減らしたり増したりの繰り返しが続いた。十月九日からは硬膜外ブロックも行なったが、最後まで痛みを完全にコントロールすることは出来ず、終始付き添った妻とナースがマッサージや指圧を行なって、かろうじて苦痛に耐える状態が続いた。

初回手術による一側反回神経麻痺も、嗄声ばかりでなく水分の摂取でむせるため終始患者を悩ませた。患者はむせることにおそれ摂食をひかえ、また食思不振もあり、点滴と経鼻栄養を行なわざるを得なかった。

昼寝て夜は起きてマッサージを妻に求めるため、昼はアンフェタミン、夜は精神安定剤を投与するといった不自然なことも行なわざるを得なかった。

患者には初めから癌であることは告げてあったが、そのおとなしい性質を強調していたため、最初骨の痛みは転倒によるものと思っていた。これを骨転移のためだと告げると、秘かに思っていた通りだとナースに語った。

患者の祖父も父も48歳で死んだので、癌の診断を聞いて以来、長くない命だと思っていると言ったり、症状が進むと「もうそろそろ仏さんになるんかな」と言ったりはしながらも、患者の生への欲求は強くて、特に仕事のことは最後まで頭にあり、十二月になったら帰れるだろうかとか今後の目標を考え続けていた。

点滴と経鼻栄養はその目的を説明して納得の上行なったが、チューブは見舞いの人に見られたくないからと、その度に挿入抜去を繰り返した。排便は、便器の使用を嫌い、苦痛に耐え、ほとんど最後まで妻に支えられながら便所へ歩いていって行なった。

ついには呼吸困難を生じ、最悪の時には気管切開しか方法がないことを告げ、とうとうある日病室で緊急気管切開を行なった。この時も「気管切開するしかないね」と言うとうなずき、その操作中に意識不明になった。あとで意識が回復した時に、枕元のナースになぜ声が出ないのかと尋ね、ナースが気管切開をすると声が出なくなるのを聞いてなかったかと言うとうなずき、筆談を用いてでもコミュニケートしようという意欲を示した。

気管切開後六日目の十一月十三日死亡したが、ほとんど最後まで意識もはっきりしており、家人にマッサージさせ、その時の脚の高さを指示し、このようなひどい死の床にあってもなお威厳のある主人の貫禄を示し、最後までそれに仕えた家人の態度は、治療者側に尊敬の念を生じさせた。

この治療を反省するたびに、もう少し苦痛を軽減出来なかったかという思いにかられるが、一方でたとえ死を受容せずとも、人は威厳をもって死んで行くことが出来ることを示してくれたこの方に感謝の念を禁じえない。

キューブラ・ロスも指摘する如く、否認は痛ましい事態に対する健康な対処方法であり、患者が否認したいという願望を持つ限りそれを尊重し、患者の否認を破るべきでないと思う。

その際我々の心の中に、患者に死を受容してほしいという気持がひそんでいること、それが患者を苦しめることがありはしないかを反省し、また予後不良の状態でも、患者に希望を与えることはいかにして可能かを考え続けている。

10 福岡バリント・グループのとりくみ（第二報）

—一年間の歩みの中で生まれたもの

久留米大学医学部付属看護専門学校
久留米大学病院
阿蘇品スミ子・松尾典子
毛利百合子・森田美代子・岡多恵子・安元比呂子
国立病院九州ガンセンター
藤丸千尋・日吉キクエ・堤ムツ子
熊谷裕子・矢野恵子・植村美代子
福岡逓信病院
岡本杏子
北九州市立小倉病院
山崎美佐子・平林啓子・永田勝太郎・池見酉次郎
心身医学協会員
宗長介・池見葉満代

福岡バリント・グループは、昨年の当研究会でその第一報を報告し、現在グループ結成以来一年半を迎えたので、その間をふり返り、今後の展望も含めて報告する。

福岡バリント・グループは、昭和五十五年七月に第一回の会合をもち、その後毎月一回定期的に行なっている。会則の検討も行ない、五十五年十二月より施行し、その主な内容は次の通りである。

目的　バリント方式を用いて、死の臨床を中心にして、全人的なケアを考える。

運営　一、毎月第一土曜日に学習会を行なう。

　二、随時学習会を行なうことがある。

　三、全国との交流をはかる。

　四、国際交流をはかる。

　五、その他

会員　本会の会員は正会員・准会員および随時会員とする。

役員　会長・委員・書記・会計よりなり、役員の任期はすべて一年とする。

バリント方式は、ロンドン大学のマイクル・バリントにより始められた患者理解の方法である。患者の訴えるさまざまな身体症状のもつ個人的な意味を、bio-psycho-socio-ethical（身体的・心理的・社会的・生命倫理的）な視点から、参加者全員で自由に討議すると同時に、治療者自身の感情も表出させる方法である。

症例の討議は、集団討議方式を用いて行なっている。今年度における学習内容は表の通りである。（省略）

グループのメンバーはナースが中心で、末期のcareにおいて、患者の苦痛、家族の苦痛に対して、どう対処していくのがよりよいかを、日夜真剣に考えている者である。メンバーは、医師・ナースなどの医療従事者・市民などからなり、現在会員は24名、十一の病院、施設から集まっている。この集まりが、本年七月で二年目を迎えたので、会員にアンケート調査した。その結果、一年間の活動を通して、80%の会員が、患者の死についての見方が変わったとし、55%が自らの生死観に影響が認められ、45%が自らの生死観が向上したとしている。また30%の会員は、自らの治療的自我が向上したと答えている（複数回答）。

バリント方式により、グループで症例を検討することにより、㈠患者とその家族に対するcareの質の向上とともに、㈡それを基本的レベルから支える看護者の成長（治療的自我の向上）がある。

末期の患者を眼前にしたとき、避けたい、逃げたいという気持ちがおこるが、そのような気持ちは、私だけでなく、他の人にもあるとわかったとき、それは救いになり、その後は、勇気をもって、接することができるようになってきている。それと同時に、患者に積極的に接しようとする姿勢、患者のことばに傾聴しようとする姿勢がうまれてきている。このように、看護者の姿勢が変わることにより、患者も変わってきている。

バリント・グループの目的は、「患者のcareを通して、治療者自身の自己洞察を深めること」である。バリント方式が、その養成に役立つ理由として、

㈠　よい治療者になるには、自己分析を受けることが必要であるが、バリント・グループでは、多数のメンバー同士のフランクな討議により、自己分析が進捗しやすい。

㈡　治療者として自己を成長させるためには、共感能力を高める必要がある。共感の極限は、他者の死への共感である。

㈢　人は生きてきたように死ぬのであり、死を知ることは生を知ることである。死を知ることにより、わたしども人間が、時間内存在であり、関係内存在であることを知る。それにより、quality of life（生の質の向上）をはかりうる。

㈣　医療においては、cure 治療と care 看護が併行すべきであるが、cure の見込みのない場合においても、あきらめることなくcareしていく姿勢が必要である。

㈤　人の生きざまが千差万別であるように、死にざまも変化に富んでいる。この個別性の原理をふまえて care することは、治療者として大成するための不可欠な条件になる。

㈥　死に瀕している人は、しばしば治療者よりも、深い人間性の真実とふれあっており、彼らに対する care は、相互主体的なものである。

以上がバリント・グループが治療的自我の養成に役立つ理由である。

グループのメンバーの出席率は80－90％で二〇名以上が常時出席している。メンバー個人個人の感情の発散を行ない、グループの効果を高めるためには、グループの構成など、学習の方法について検討が必要と考える。

今後も自己洞察を深め、よい care ができるように努力したいと考えている。

11　バリント方式による末期ケアの実際
——悪性リンパ腫のケアを通して

久留米大学病院　毛利百合子・森田美代子・岡多恵子・安元比呂子
久留米大学医学部付属看護専門学校　藤丸千尋・日吉キクエ・堤ムツ子
国立病院九州ガンセンター　阿蘇品スミ子・松尾典子
福岡逓信病院　熊谷裕子・矢野恵子・植村美代子
北九州市立小倉病院　岡本杏子
心身医学協会員　山崎美佐子・平林啓子・永田勝太郎・池見酉次郎
宗長介・池見葉満代

今回、ケアする上で問題の多かった悪性リンパ腫の患者をバリント方式で検討し、それをうまくケアにいかしていけたので報告する。

症例は、39歳の男性で、スナックの経営者である。昭和五十五年八月、右前胸部に鶏卵大の腫瘤を触れ、胸水、動悸、息切れを主訴とし、同年九月に心臓内科へ入院、精査の結果、悪性リンパ腫と診断された。その後、放射線治療 4000 rad を終了し、同年十二月、縦隔腫瘍摘出手術を外科にて行なったが、半分切除におわった。術後、VEMP 療法10クール終了したが、それも効果不十分であった。また、術創部が一部化膿し、離開したため、胸骨掻爬手術を二回受けたが、それも効果不十分で、抜糸できぬまま、頸部腫瘤と縦隔腫瘤の放射線治療目的で再び放射線科へ転科となった。

次にケアの実際について述べる。

患者は、放射線科転科当初より、「早く治療をしてもらいたい」と、放射線科での治療に大きな期待をかけていた。しかし、放射線治療はすぐには開始されず、また術創部の化膿も良い方向へ向かわなかったため、患者は次第に不満を口にするようになった。「何のために放射線科へ来たのかわからん。うわべだけの消毒をしても同じ」「どこか他の病院に診せんといかん」など、部屋を訪ねれば、必ずといっていいほど、そんな言葉を吐いていたため、看護者は逃げ腰の姿勢で何も言えずに退室してくる状態であった。転科から一か月ほど経過したころ、私たちは、この患者にどう対処してよいかわからなくなり、福岡バリント・グループで検討することにした。医療チーム内の言動の統一を図り、患者に納得のいく説明をできるだけ詳しくするということを基本に話し合った。

五月より放射線治療が開始され、化膿した術創部に対しても、ガーゼ交換など外科的処置が定期的になされていた。また、疾患名、注射薬、内服薬については、問われた時のために医療チーム全体で統一し、細かく気を配るようになり、看護者全員に聞こうとする姿勢が現われてきた。それでもやはり「いつ死ぬやろうか。ちっとも良くならない」と不満は続いたが、以前のような強い攻撃ではなく、表情には柔和な感じすら見受けるようになった。私たちの態度が変わるにつれ患者の態度も変わり、「もう少しおって、寂しがりやだから」と、看護者に素直に甘えたり、笑顔を見せたりするようになった。患者から逃げることなく、できるだけ要望を受け入れ、誰かがそばにいて、時間の許す限りゆっくりと話をきくように努めた。

七月に入り、全身状態が次第に不良となり、患者の不安は増強した。「状態きいてどうするね。どうせ死ぬのに。この病院に来たのが間違いだった」と興奮気味になることが多くなったが、患者のそばにいて話をよく聞くことにより「さっきは興奮しとったけん、ごめん」と穏やかな表情に戻り、夜間は、かたわらに座って手を握ってあげると、静かに眠りについていった。

七月十八日より全身状態が不良となり、観察室へ収容した。七月二十一日、状態はますます不良となり、当直医と看護者が付き添い、観察していたが、主治医が来診されるとすぐに主治医の手を握り「先生！」と言い、安心したように眼を閉じた。その直後、多量の吐血があり、永眠された。

このケースは、看護者のほとんどが〝苦手な患者〟という潜在意識を抱き、患者への働きかけに消極的になりがちだった。しかし、バリント・グループで、生理学的・心理学的・社会学的・生命倫理学的な方面から分析、検討し、それをケアにいかして援助していった結果、患者は看護者への不満や怒りをぶつけながらも、看護者との会話を楽しみにするようになっていった。また、初め主治医に対しても不満ばかり言っていたが、最期が近づくころの言動から、主治医を頼りにしていたことがうかがわれた。

このようなことから、次のようなことが

考えられる。

① バリント・グループに出すことにより、患者の言動の理解が深まり、それにつれて、私どもナースの個々のもっていた患者に対する主観的な感情を整理でき、患者を客観的に把握することができるようになった。

② 医療チームの意思・言動の統一を図ることができ、患者との信頼関係が確立できた。

③ 患者の怒りや不満を、医療チーム全体で受け入れることができ、患者の精神の安定を図れるようになり、患者の気持ちの発散の場を作ることができた。

④ 私たちナースが変化することにより、患者自身の変化と家族の変化がみられ、さらに、主治医を含めたドクター・グループの変ぼうをも来たすことができ、病棟のチームアプローチが全体的によい方向へ変わることができた。

このように苦手な患者のケアを考えるとき、なぜ苦手かを考えると、それは患者側の問題と同時に、治療者側の問題も多くあると思われる。ふつう医療の現場では、治療する側の問題が論じられることはめったにないと思うが、バリント方式を通して、患者のケアを考えることにより、最も変化をしたのは、私たちケアをする側の、生死観をも含めた治療的自我であったと思う。今後もケアの中に活かしていきたいと思う。

12 癌患者の心身医学的考察

―末期癌患者へのケア―

PL病院 中川俊二

癌患者の性格的特徴として、一般に人や社会に対して感情抑圧的で過剰適応をする。すなわち内心厳しい気性をもちながらも、自分には受入れがたい感情を抑圧し、否認する傾向、緊張や怒りや不安を表現する能力の欠如などが統計的にいわれています。aggression が異なった側面で現われる、その方向を内向させて自分自身を蝕むという特徴があります。

また癌になりやすい人には不幸な幼時体験があり、孤立した家族の状態や、厳しい躾による幼時からの感情の発散が自由にできず、要求が完全に受け入れられなかったことも統計的に現われ、一方発病前におけるストレスとして、重要な人間関係の喪失、たとえば配偶者や子供の死によって強いショックを受け、うつ状態となって、人生の生き甲斐や希望を失った生活を長年にわたって持続していることも、発病の一因子としてよくみられます。

ここで末期癌患者へのケアとして興味ある症例を紹介したいと思います。

症例1

34歳の女性看護婦さんですが、当院受診の六か月前から咳嗽、喀痰を訴え、浜松市の専門病院の受診の結果、右肺下野の異常陰影で気管支鏡の結果、右肺B_3, B_4 に腫瘤を認め、biopsy の結果、腺癌であることがわかり、さっそく、右肺中葉の切除をうけました。六か月後、右胸痛、熱発、全身倦怠感などの症状を訴えて当院へ入院したのです。精密検査後、化学療法としてMFC療法後、免疫療法としてBCG-CWSの胸腔内注入をかねて行ない、進行癌にしては経過が緩慢で、その後九か月間の寿命を保ち、永眠されたのです。

この方の lifehistory 心理面と家族的ケアについて申し上げますと、本人は八年前に結婚して、二年後夫は急性骨髄性白血病で死亡しました。それまでは夫と呉服商をやり、それ以後両親の仕事に協力してきましたが、義父はビル建設の仕事に失敗する。本人は今までほとんど現金を手にしたことがなく、自分や子供のために物を買ってやることができない、夫を亡くして失望、落胆して自分の生き甲斐を失ったのです。両親は苦労人で頑固な性格であったのですが、自分を抑えて素直に仕えてきたのです。本人の性格は、内向的で表現に乏しく感情の抑圧された日々であったことがわかります。

当院へ入院した時、本人は「前の病院では、あなたの病気は肺結核ですよ、といって手術をうけたのですが、この胸の痛みや熱発、倦怠感などは全然とれないのです。私は不安でたまりません」という不足不満に満ちた表情でした。私は、この人は若い女性で年輩者とは違うと思ったのですが、看護婦さんではあるし、本当のことを教えてあげたほうがいい、ただし性格的面からみて、受容能力のこともあるので、まず家族一同を呼んでお話しました。了解のもと、私の八年前の経験と、治療の進歩と自然退縮例などの症例を示しながら、説明したのです。始めは shock をうけましたが切換えが早期にできて、治療が非常にしやすくなったことは事実です。

この際若い女性であるだけに反省したことは、ドクター自身の責任をもったいい方、人生観、escape するのではなく、言った以上、患者さんといっしょになって病気に challenge するあり方の必要性を痛感いたしました。

その後、Dr., Nurse, Psychologist の協力をえまして病気発見後一年間ですが、pain に対する Brompton mixture も適度に使いながら、延命効果をあげることができたのです（腺癌による肺の原発癌、癌性胸膜炎、転移は脳・肝・骨髄）。ここで大切なことは、家族的ケアが非常によくできたことです。

ここで実の妹さんの記録を述べたいと思います。

「七夕を前にして姉が亡くなりました。不治の病の姉の枕辺で私は考えました。『私の大切にしてきた詩 poem が今いったいどれほど役に立つというのだろう、あの点滴の一滴ほどにも値しないのではないか』とある夜、姉はうわ言のように語りました。『たえず自分に与えられるすべてのもの（時間・空間・知識など）を次の自己実現の上に生かさねば』私はハッとしました。『生きているこの一瞬一瞬が詩なんだ』あの点滴の一滴のように一瞬一瞬の自己を決定し表現する。残されている姉との時間の完全燃焼だと思いました。ある時、姉はポツリといいました。『あなたのやさしさは、いつになっても、どこへいっても決して忘れない』と亡くなる二日前でした。私の精いっぱいの詩を姉はしっかり受けとめてくれたのだと思いました。今ごろ姉は義兄と二度目のハネムーンを送っていることでしょう。四年目に亡くなった義兄と……」と記録してありました。

症例2

72歳、男性、農業で地主。初診三か月前から右胸痛、セキ、血痰を訴え、精査の結果、右肺上葉の原発癌すなわち腺癌と右癌性胸膜炎であることがわかり、手術不能のため、多剤併用化学療法MFCとBCG-CWSによる免疫療法を行ない、一時軽快するも、全身状態すぐれず、上大静脈症候群を併発してpainが激しいため、Brompton mixtureその他を適宜使用して、一年三か月目に永眠される。

(心理社会面)性格的には無口で激しい気性を内向させる方でした。感情の抑圧傾向が強くみられ、貧弱な情緒的はけ口しかもっていなかったのです。発病する三年前に農産物の会社を作ることで土地のことが問題となり、本家の若い主人とひどい争いとなって、それ以後縁を切るといって一切の交渉も絶えていました。自分の気持ちを相手が理解してくれないことが大きなショックとなったのです。

仕事は進まず悶々とした日々を過して今日に至っていました。幼時には厳しい家庭で育てられ、また二年前自分の一番かわいがっていたお孫さんを心臓疾患で亡くしたこともあります。

入院後、Dr., Nurse, Psychologistの協力で面接を行ない、これらの事実もわかったので、さっそく本家の主人に話して、数年ぶりに詫びと見舞いにこさせたところ、本人は涙を流して「私のこの気持ちがわかってもらいたかった」と繰り返しいっていたということであります。その他家族的ケアはうまく進んで、皆の手厚いケアの下に、最後を全うされたケースです。

13 第三領域の問題と死の臨床
—心身医学の立場から

河野胃腸科外科医院 河野博臣

はじめに

人は死が近づくと共に真実に宗教的な生き方を始める。生前いかに気ままに生きてきていても、死を悟ると、その生き方は極く自然に一生懸命に生きているように見える。そして死の直前まで、意識レベルだけでなく無意識レベル全体、すなわち心と身体の全体の中で一生のまとめを行なっているように見える。

私はこれまで、末期患者で出会いの始めから、夢を書いてもらうこと、できなくなったら夢を毎日語ってもらうことによって、患者の無意識の世界に参加するように努力してきた。これまで数人の癌患者の夢分析を死の直前まで行なうことができ、患者が死の直前まで、心身の全体の中で真実を生きて一生の終局とまとめをやることを知った。そして、死という回復することのない中で、うそのない真実の中で生きることを知った。そして、心と身体だけではいえないもう一つの世界、すなわち魂とか霊といわれる第3領域の問題の中で、生き、そして死んでいくことを知ったので報告いたします。

心と身体の構造をユング心理学の立場より見ていくと、図（省略）のようになると思われます。私の考えでは、生まれる前は、心と身体とは一つに重なり、意識（自我）はまだ出現していない。心身一如である。すなわち成長成熟ということはこの心身一如からの分離を意味するのである。自我は心からだけ出現するのではなく、心と身体の統合したからだから出現するものである。

自我の出現は図2（省略）に示すように心身の分離が一部分に起こって始めて出現するのである。心と身体とは一定の緊張を持ってバランスを保っている。心と身体の交わった部分、この領域は大切な領域で、人間が生まれたときには明確ではないが、図2では明確に出現しているのである。ここで意識の中心の自我と、心と身体の中心である自己との間には、緊張とバランスがある。このバランスの崩壊が病気である。心と身体のバランスと傾きは、病気の状態によって異なってくるし、心のほうが垂直軸に対してより傾けば、精神的な原因がより病気の重要な部分をなし、身体の領域においても同様なことがいえる。

ここで日本人の精神構造の特徴ともいえる「気」について考えてみたい。「きょうは気分が悪い」「気が向かない」「元気がない」この「気」は自然治癒力と深く関わっているように思える。この「気」は、自我と自己とを結ぶバランスの問題のように思える。この心と身体の交わった領域と、自我と自己のバランスと緊張の領域との交わった領域が第三領域であろう。この領域のバランスと緊張が失われれば、意識はあっても生き生きしない。病気の状態が悪くなり、心と身体、自我と自己が解離し流れが止まった状態が病気であり、さらに進めば、心と身体の開きは増大し、意識下に埋没した状態が死である。

末期の人のケアを考えるとき、どうしても、この第三領域のことを考えなければならない。心と身体が解離し、特に意識の領域が狭くなると、自我と自己との緊張とバランスが大切になり、昔から死に関する問題はどこでも、宗教的レベルでアプローチしなければならないことと深く関係がある。患者が死の直前までこの第三領域の中で生きていることを夢分析の患者を通して話をしていきたい。

71歳の食道癌の男の患者は、執刀医が癌であることを否定しているのに、自分は癌であると確信を持って、主治医に心配しないでいいから本当のことをいってください、と手術の前に主治医と癌告知で争った人である。六年の後再発し、再び入院することを拒否し、家で妻の看護をうけたい、そして私に在宅ケアを希望した。通院困難となり、死の時まで六か月にわたって往診治療を行なった。死の六か月前より夢を語ってもらい、夢分析を施行することによって、死への援助を行なった。

多くの患者は死が近づくと共に傾眠状態が多くなり、眠りの時間が増加していく。そして眠りの中においても、一生のまとめをすることが夢によってはっきりしてきた。同時に、心も身体も大きな力（第三領域による）によって左右されていることが考えられる。夢の中での女性的なやさしい配慮や言葉は心身にすばらしい活力を与え、暴力的な言葉や行動は心身を破壊的に導いていくように見えた。71歳の癌の老人は、死の十日前には、寂しい浜で思いもよらない大漁をし、振りかえると自分一人で、耐えられないような孤独感に陥った。あれほど釣を望んでいたのに、釣れた時は一人であるという、死を前にした孤独をつくづくと話してくれた。また五日前には、ウーピンであがりたいのに誰も投げてくれない、私はスーソーを捨てることができない、と夢と現実の混ざった死への苦しみを話してくれる。この話は長々と二時間に及んだ。

そして、死の二日前、六か月も毎日毎日一時間から二時間、顔をつき合わせてケアし、心が本当に通じあっていたと思っていたのに、実は最後の意識がなくなる前に次のような言葉をしんみりと話してくれて死んでいった。「わたしは7歳のときに両親が離婚をし、母親は再婚していき、自分は父親のもとに残ったが、おまえがいると後添えがきてくれない、といって里子に出されてしまった。毎夕寂しくなって母親がいるという三つ山を越えた方向に向かって泣いた。そんなに母親を恋しがったのに、いよいよ明日は母親に会えるという前の晩は眠れなくて、待ちに待った母親に出会った時に、早く帰っておくれ、主人が帰ってくるから、といわれた」とつらいしうちに会った母親のことをしみじみと語ってくれて、まもなく意識がなくなり、明くる朝に死亡した。

人は死が近づくほど真実に生きるようになり、心と身体を越えた魂や霊といわれるような第三領域的な大きな力によって動かされるように思える。死は宗教的なアプローチを古来から行なってきていることの意味は、ここにあると思える。私は、夢分析によって、その現象に近づこうとした。霊的な存在としての人間への配慮を忘れてはならないと思える。日本においても儀式的だけでなく、真の意味の宗教的配慮の必要を痛感いたします。

14　病院職員のターミナル・ケアに対する意識調査

京都第一赤十字病院　福間誠之・松本尚子・小野潤子
河内恵美子・若林ナナミ・千々石八重子・冷川倶子

最近テレビ、新聞などにもターミナル・ケアが取り上げられて、世間の関心も高まってきているように思われる。そこで病院で働いている者が、ターミナル・ケアに対してどのような意識をもっているかをアンケート調査した。数年前からわれわれの病院内でも有志が集まってターミナル・ケアに関する読書会・症例検討会をもってきたが、今後どのようにしたらよいかということも知る目的もあった。

アンケートの対象は、京都第一赤十字病院の職員全員と看護専門学校の生徒全員の合計一、〇四九人で、無記名で年齢・性別・職種を記入してもらった。質問内容は医療に直接タッチしている職種のものと、直接タッチしていない職種の人のものの二種類を作った。全く自主的に記入してもらって回収したが回収率は85.3％と極めてよかった。

まず言葉についての質問として「ターミナル・ケアをご存知ですか」というのに対して、知らないと答えた人が37％、知っている23％、少し知っている20％、言葉は聞いたことがある20％であったが、医師だけについてみると知らないは7％、知っている47％、少し知っている30％、言葉は聞いたことがある19％で、かなり関心があるようであった。ナースの場合は、知らないが23％、知っている19％、少し知っている28％、言葉は聞いたことがある30％であり、医療に直接タッチしていない事務とか現業(電気、労務など)のグループでは知らないが67％、77％と多かった。

「これまでに死の場面に立ち合ったことがありますか」という質問に対しては、医師の場合、患者の死に95％が立ち合っているが、身内は52％で、ナースは85％が患者の死、36％は身内の死に立ち合っていた。ところが、事務、現業のグループでは身内の死が62％と56％と医療職のグループより多かった。

癌末期の医療についてジャーナリズムにも取り上げられて問題となっているが、どのように考えているかたずねた。

「最後までできる限りのことをすべきである」と答えた人は、医師で32％、ナースで40％、学生64％、その他54％で、「患者さんの苦痛にならないことだけすべきである」と答えた人は、医師で40％、ナース36％、学生21％、その他19％、「患者さんの苦痛をとることだけすべきである」と答えた人は、医師37％、ナース35％、学生15％、その他24％、「まったく何もすべきでない」という答は医師7％、ナース1％、学生2％、その他5％となった。癌末期という言葉が十分理解されなかったのではないかと思われる点もあった。

「もし自分が癌であったら病名を知らせてほしいですか」と質問してみたところ、知らせてほしいが46％、場合によっては知らせてほしい39％で、双方合わせると85％が知らせてほしいとなり、知らせてほしくないは13％であった。年齢別にみると、各年代ほぼ同様の傾向がみられたが、ただ60歳台の人は知らせてほしくないが33％と多かった。

職種別にみると、「知らせてほしい」は医師39％、ナース45％、検査56％、医療助手37％、パラメディカル56％、事務50％、現業54％、学生51％と医療にタッチしている人のほうが少ない傾向にあり、医療助手の22％の人は知らせてほしくないと解答していた。

職種別の年代別にみてみると、医師では知らせてほしいが20歳台で14%、30歳台36%、40歳台47%、50歳台以上58%と、年代が多くなるほど多くなっていたが、知らせてほしくないと答えた人も、40歳台が最も多く19%にみられた。ナースでは年代別の差はあまり著明ではなかったが、60歳台で知らせてほしくないと答えた人が33%となった。

「もしあなたが死に面した時、もっとも精神的な支えとなるものは何だと思われますか」という問に対して、57%の人は家族をあげ、医師は11%、ナースは5%、信仰10%、その他8%、不明26%であり、職種別による差はあまりみとめられなかった。

死に面したとき精神的な支えとして医療職にはあまり期待されず、信仰を35%の人があげているグループもあった（現業）。

「ターミナル・ケア（死にゆく人びとの世話）を行なっていく際、障害となっているものは何ですか」という質問に対し、医師は35%が時間がない、17%がやり方がわからない、7%は気持ちの負担となる、18%がチームが組めない、3%が必要がないと答え、ナースは時間がない27%、やり方がわからない30%、チームが組めない13%、気持ちの負担となる13%と答えている。

「ターミナル・ケアのカンファレンスに今後参加したいと思いますか」という問に、医師の56%はぜひ参加したいと答え、時間があれば参加したいが20%で、76%の人に参加の意志があり、参加したくないが20%あった。ナースではぜひ参加したいが9%、時間があれば参加したいが56%となり、65%が参加の意志があると答えている。

15　看護学生の死生観について

——二、三学年のアンケート調査より

東北大学医療技術短期大学部看護学科　仲光静子・板垣恵子

死と死を迎えつつある患者に対して、どのように認識し援助（対処）していくかは、卒後教育で最近徐々にとり入れられてきているが、基礎教育の中では各学校それぞれであり、全カリキュラムの中での死を迎えつつある患者のケアを経験する頻度は低く、看護学生が死と出会う機会は非常に少なく、その目でみることなく教育課程を終了する現状である。この看護学生が死をどううけとめ認識しているかを、ここ数年いろいろな方法で調査してきた中で、特に死の意識すなわち死をどれぐらい意識しているかをアンケート調査により一般の人と、二年生、三年生との相違について、述べてみたいと思う。対象は、東北大学医療技術短期大学部看護学科二年生一三八名、三年生九〇名であり、臨床実習開始前の二年生と、終了後の三年生との有意差をみることにした。

結　果

数値的には、表1から表4（省略）に示す通りであるが、死をどのくらい意識して

いるかについては、医療を学ぶ看護学生と一般の人との間にはあまり差は感じられない。

「毎日精いっぱい生きていれば死ぬことは恐くないと思う」の項目については、年齢的に加齢により高率を占めていることは当然と考えてよいのか。五の「死ぬことを考え悩むのは無意味だと思う」については、一般の人と比べてかなりの差を示していることは、死について何らかの学習をしている結果と思われる。しかし、22％という数値に対して、もっと学習の機会が必要ではないかと考える。

死は恐いかという、六から十の項目の中、「死はとても恐いと思う」ということについては、「死にゆくことの恐怖は、学問的な準備が増加するに従い軽減する」という仮説により、一般の人は、年齢と共に比率は低くなっているが、看護学生の二年生と三年生を比べた場合、三年生のほうが高い比率を占めている。これは、臨床実習により、重篤な患者のケアを経験することにより、生々しい現実を目の前にみることによって、心情的に恐いという感じ方をするのではないかと思う。「死体をみるとゾッとする」、「癌になることは特に恐れていない」という項目については、三年生が低い比率を占めていることは、学習および臨床実習の経験の結果であろうと思う。Aの「もし自分が癌だとしたら知らせてもらいたいか」、Bの「もし自分の家族が癌であとわずかの生命だとしたら知らせますか」については、二年生、三年生、一般の人ともにまったく変わりなく、自己およびそれをとりまく家族に対しては、専門的立場より考えることはできない傾向を示している。若い女性としての感情、心情、情緒的にひたりやすい時期であり、職業的にみて、看護婦になる過程としての態度は現われていない。理由内容より、ABともに自分中心であり、苦しむ患者に対しての適切なケアをする自信がないということが一番多い理由であり、死を迎えつつある患者を人間の生き方として尊重しながら、患者のための真の看護をしていくことはどんなことであるかを各方面より検討し考えていくことである。

おわりに

死に対する態度としては、死というより生の一つの極限状況として考えた場合、死の瞬間はその人がその人らしく個性を最も表現できるようにしてあげるべきであり、人の死の尊厳は医療を越えた死への過程のケアであり、その人らしく過せるよう配慮していくことである。死を迎えつつある患者とその家族に対して、より情緒的な受容、心社的・社会的問題に冷静に対処しうる態度がとれるためにどのような看護が重要であるかを理解するための Death Education の方法を考えていかなければならないと思う。

心理学者は、Death Education は幼児期に始まるといっている。各分野、法学・医学・自然科学・心理学などに関する学際的な観点より、看護の立場としての教育方法を今後の課題として検討していきたいと思う。

16　都立駒込病院における末期患者の実態

都立駒込病院内科心身医療科　河野友信

はじめに

近代的な設備をととのえた病院で、安らかな死を迎えることは不可能に近いのではないかという印象を抱いて久しい。病院では、末期を主体的に生きることはもとより、主体的に死を迎えることは至難であるというのが実態であろう。

人類の誕生以来、あえて問われることもなく営まれてきた末期患者の看とりが、今日問われなければならないのは何故だろうか。それは医学の進歩と医療技術の改新と無関係ではありえない。

人間にとって不可避である死に挑戦してやまない現代の治療技術がもたらす、末期患者と死の実態がどのようなものであるかを明らかにし、現在の病院における「死の臨床」を問い直す一助としたい。

都立駒込病院の末期患者の実態の概略を以下に示す。この報告では、統計的・観察的な事項を述べ、患者や家族の心理社会的な面に立ち入った調査や、医療関係者の考え方や反応などについては別の機会に報告したい。

調査結果と考察

都立駒込病院は、昭和五十年四月に新築された近代的な設備をもった病床数九一二の基幹病院で、都のガンと感染病の中核的病院としての役割を担っている。

昭和五十五年度の統計では、稼動病床は六九八床で、死亡患者数は四五八人であった。臨床各科で死亡数にバラツキがあり、放射線診療科・内科・外科・脳外科の順で死亡率が高く、これらの四つの科は死亡率が10%を越している。

新入院患者数は五六〇三人で、うち悪性新生物患者が一三九一人と多く、ガン病院としての当院の特徴を表わしている。

悪性新生物患者の三七四人が死亡したが、これは入院して死亡した人の81.4%がいわゆるガンで死亡したことを意味する。

昭和五十五年度における当院の入院患者数と、末期を経て死亡した患者の数は以上のようであった。

次に、入院中の患者の重症患者の実態を知るために、昭和五十六年十一月一日の入院患者の重症者数を調べた。重症とは三日—七日間以内くらいに死の予測される人であり、要注意とは重症者で予後の悪いことが予測され、頻回の観察が必要な末期状態患者をさしている。

六七五人の入院患者のうち八人(1.2%)が重症で、要注意が三二人(4.7%)であった。つまり、臨死の人が八人、末期状態の人が三二人いたということである。臨死患者のうち六人と末期の二八人が悪性腫瘍で、大病院の死の臨床は悪性腫瘍の死の臨床といってもよい状態である。

臨死の八人と末期の二四人は留置カテーテルによる排尿で、ほとんど全員が輸液に栄養を頼り、臨死の全員と末期の四分の一の人には酸素が与えられていた。臨死の人は意識状態も障害され正常の対話ができない状態で、臨死の人を含めガンの末期患者は悪液質の状態であった。

以上の末期の患者に対して、意図的・計画的な精神面からのアプローチ、宗教的なニードについての援助はなされていなかった。臨死の人を含め末期患者で個室に移されている人では、補助ベッドを使って家族が常時付き添っていた。

ガン患者が多いが、ガン患者のための特別なプログラムが作られて看護はなされていなかった。

死の瞬間の対応は、病態と経過にもよるが、もっとも多いスタイルは、最後の瞬間まで呼吸と循環系の管理をして、心停止がくれば体外心マッサージがなされ、それで蘇生しなければ死が確認されて、死亡の宣告が家族になされる。その後、ナースにより死後の処置がなされて霊安室に運ばれるというプロセスである。死の瞬間に家族がベッドにいることが多いが、処置に支障があるからと家族に部屋の外にでてもらうことも稀ではない。

以上、現在の日本で先端の設備と医療技術をもつ都立駒込病院における臨死患者と末期患者の様相の概略を示した。わが国のほとんどの大病院の実態も同じようなものであろう。特定の宗教を基盤にもつ病院でなければ、公的な病院では宗教関係者の病者へのオープンな接触は許可されていない。末期医療、死にゆく人の看とりに身体面では精力的に治療と看護がなされるが、一流病院といわれていても、精神面からの援助のプログラムは全くない。これもわが国の末期医療の実情であろう。もっとも末期と規定される段階では、ベッドで身動きもままならない状態なので、この段階に至る前に、疾病中心から病人中心の医療に切りかえて、心理社会的な面からも十分援助することが大切だと思う。

最後に指摘したいのは、病院や病室が最後の生きる場になっている人に、人間らしい生活が提供されていないことである。


（誌上発表）

17　私は知りたい
―アンケートによる疾病の意識調査―

聖母病院　竹渕弥恵子

研究目的

昭和五十五年度厚生省の人口動態によると、第一位の脳血管疾患による死亡と、第二位の悪性新生物との差が千に満たない現状になったと報告された。聖母病院四階病棟においても、この三年間、死亡六六名中癌によるものは五七名で約81％との高率を示している。最近は報道機関の発達により、医療に関する情報や疾病の手記等がはんらんしている中で、患者が自分の病気、死・生についてどれくらいの関心を持っているかを知るためにアンケート調査を行なった。予後不良の患者の多い中で、今後の看護の方向づけができたら幸いと思いこの研究を始めた。

アンケート調査

一、期間　昭和五十六年五月―七月上旬

二、対象　聖母病院入院中の患者五七名、健康者としてYMCAと病院事務職員五〇名。

三、回収率　84％

四、アンケート実施中の反応

アンケートの中で「人生の終わりがきたときどのような場所で迎えたいですか」の質問に対し、ある病棟の若いナースや切迫流産で入院中の患者たちから「こんな質問はお年寄には失礼よ」とか「刺激が強すぎるのじゃない」等不満の声が聞かれた。しかし自分が癌であることを知っている患者や老人たちは真剣にアンケートにとり組み、それを見ている看護婦のほうが感激させられた。この人たちは、よく日までアンケートのことが話題にのぼっていた。

アンケート調査の結果

A、重大な病気のとき病名を知りたいですか。

これに対し、知りたいは病人88％、健康者94％とどちらも高率を示している。知りたい理由として、㈠自分自身のことだから、㈡今後の生活の目安のため、㈢不安をとり除く、の三点が多く、病人のほうがより真剣に病気について考えていることがわかる。

B、誰から病名を知らせてほしいですか。

圧倒的に医師からが両者とも多く占めている。

C、人生の終わりをどこで迎えたいですか。

家庭と答えた者が60％以上となっているが、患者の中には病院と家庭の両方にも答えている人もいる。これは痛みを体験したり、他の患者の苦しみをじかに見ているためと思われる。

考　察

アンケートの結果より病人および健康者ともに病名を知りたがっていることがわかる。しかし、この結果からすぐにどんな人にでも病名を知らせるべきだということにつながるわけではない。誰もが自分のこととして病名を知りたがっていることを私たち看護婦、医療チーム全体が理解し、それに応えなければならない。

このことから、当病院では患者にウソを言わないように努めている。当院では、癌ですと病名を宣告する医師はいないが、ある医師は以心伝心で患者に知られてもよいと考えている。手術のあと組織検査の結果が出た後に「良いものでなかった」とか「ゆ着が強くて全部とることはできなかったので、あとは注射や薬でやわらかくしていきましょう」などと説明し、患者の言うことに耳を傾け、患者の質問には誠意をもって答え、ウソは言わないようにしている。

私たち看護婦も患者に逃げの姿勢ではな

く、聞かれてもよい、知られてもよい、という態度を示すようにしていかなければならない。このような関係になるには、病状が悪化する以前の、また患者の不安が大きくなる以前の患者との関係を深めて信頼関係をもち、患者の心身の苦痛を看護者がうけとめ、その患者に私たちの誠意を持った態度を示すことが必要になってくる。

ターミナル・ケアの場合、看護者が看護婦としての域から出られない時には、患者とのかかわりにも無理があり、互いにつらさが残っていくが、人間として相手とかかわりを持った時、自分自身の加間性を出し、相手の人間性を尊重してはじめて温かさを持ちうるようになると思う。

18 国立病院療養所における末期医療への関心

調査報告

国立療養所東京病院 村上国男・長沢誠司

国立医療機関が将来ホスピスに対してどのように対応する可能性があるかを探るための基礎資料として、昭和五十五年十一月、全国の国立病院九七施設、国立療養所のうち精神・らい等を除き、癌を扱っていそうな八五施設、合計一八二施設に調査票を発送し、一四四施設79.1％から回答を得た（第一次調査）。このうち回答の内容から年間癌死亡五〇例以上（五一施設）、その他何らかの意味で末期医療に関心のありそうな七六施設に対し、昭和五十六年一月に第二次調査を行ない、五五施設72.4％から回答を得た。

第一次調査では、まず癌末期医療に対して通常の医療・看護以外に特別の配慮をしているか否かを質問した。施設全体として一定のプログラムを持つ所はわずか二施設で、一部の医師・看護婦が行なっているもの三五施設24.3％、一部の患者について行なうもの一九施設13.2％であり、配慮していないもの八八施設61.1％であった。すなわち全体の約三分の一は何らかの配慮をしていることになり、この傾向は癌死亡の多い施設でやや高かった。

末期癌患者の付き添いに関しては、家族に限って認めているのが一一九施設82.6％で、職業的付き添いを認められているのが二二施設15.3％あったのに対して、付き添いをいっさいさせないで施設の看護婦が全部やる所は三施設2.1％に過ぎなかった。

治癒見込みのない末期癌患者に対する延命的治療については種々議論されるところであるが、最後まで積極的に延命的治療をするのが一〇九施設75.7％あり、その内容としては、ダブルチェックによれば、抗癌剤・放射線療法等が九〇施設62.5％、輸血・高カロリー輸液等が同じく九〇施設62.5％、気管切開・レスピレーター・人工呼吸まで行なう所が四四施設30.6％であり、苦痛があれば行なわないことが多いとしたのはわずか三一施設21.5％に過ぎなかった。日本人の国民性が現われているものと考えられる。

癌末期の疼痛・苦痛に対しては頭を痛め

る問題だが、ブロンプトン・カクテル等の内服麻薬剤を用いる所が予想外に多くて三七施設25.7％、神経ブロック法も四七施設32.6％と積極的に用いられており、特に癌死五〇以上の施設でこの傾向が著しい。通常の麻薬注射程度の所は七七施設53.5％と約半数であった。

精神的苦痛に対する援助についても質問したが（ダブルチェック）、主治医86.1％、看護婦81.9％によるものがほとんどで、精神科医2.1％、ケースワーカー1.4％などによるものはほとんどなかった。

癌末期医療で単に問題となる病名告知については、一二四施設86.1％が告知しない方針であり、告知も稀ではないとしたのは一九施設13.2％であった。その場合、特定の医師が、としたのは四施設2.8％、患者の条件により、としたのが一二施設8.3％であった。

第二次調査では、まず施設内に末期医療に関する研究会ないしカンファレンスを持っているかどうかの質問では、一五施設がありと答えており、そのうち全職種の参加する研究会を持つのは二施設に過ぎず、医師と看護婦によるもの四施設、医師だけ三施設、看護婦だけの施設、その他となっていた。

末期医療の行きつく所はホスピスであるとする考えもあるので、これについていくつか質問した。将来ホスピス的病棟・病室を作る計画ありとしたのはわずか三施設であるのに対して、作りたい気持ちはあるが当分は無理とする所が二九施設、作るつもりはないとする一四施設を併せて、国立医療機関のホスピス併設は当分望みがなさそうである。

ホスピス的病棟・病室を作るための障害をダブルチェックで挙げてもらったが、多い順に看護職員の不足（四五施設）を筆頭に、ケースワーカー等の不足（三五）、医師の不足（三二）、建物・病室の構造上の不都合（二五）、癌告知ができないため（二五）などを理由にあげている。

その他に、数は少ないが、興味を持つ医師・看護婦の不足、リーダーシップをとる者がいないことなどを挙げているところがあった。

人員不足が決定的な障害であるようだ。

ホスピスは建物や病室のことではなく、その内容というか精神が大切なのだ、という意味でならどうかを質問したのに対しては、それなら今でもやっている二一施設、実現したい（できそうだ）六施設、すぐには無理でも将来できそうだ一一施設と、三八施設約七割が肯定的に答え、否定的な回答は少なかった。

困難な状況にもかかわらず、心強く感じたことである。

結論として、国立医療機関という特殊性はあるにせよ、ホスピスないし末期医療に関しては徐々に関心が高まりつつあるが、人員・建物等の点で障害が大きく、しかし意欲は高いということができようか。

なお、本研究の一部には、昭和五十五年度厚生省厚生行政科学研究「末期医療に関する研究（長沢班）」の研究費が用いられた。

19 Cure とCare の狭間で

大和市立病院 建野正毅・轟庸子

最近末期患者への Care の重要性が強く主張されている。末期患者をいかに Care するか種々論じられており、徐々にではあるが確立されつつある。しかしながら Cure の中心から Care 中心の援助への転換に関する Process について語られているものは少ない。Care に目覚めた医師およびナースが、この Process の中でいかに悩み、模索しているとか。ここに症例を呈示し、この問題について考えてみたい。

症例I

33歳女性、乳癌術後四か月にて局所再発。放射線療法を行なったが、無効のため次々と新しい組合せの抗癌剤の投与が行なわれた。そのうちに骨髄機能障害をきたし、敗血症を併発、死亡した。子供たちの世話をしたい、外出してみたい等の患者の希望はことごとく〃治療のため〃という理由で拒否され、残された数か月の貴重な人生を終えた。

症例II

49歳女性、乳癌術後二年目に黄疸と腹満にて入院、精査の結果、肝転移および腹水に癌細胞を認めた。全身衰弱著明で、明らかに末期状態を呈していたが、種々の抗癌剤投与とホルモン療法にて軽快した。一年経た現在、元気に日常生活を送っている。

症例III

44歳女性、胃癌、三人の子供あり。第三児分娩直後に腹部腫瘤を認め、精査の結果、スキルス型の胃癌と診断、胃全摘術施行。肝転移を認めている。後療法として Ft207 経口投与を行なうことにし、三週目に退院した。患者は二—三か月子供と離れて回復に努めたいと希望したが、主治医は強くいっしょに生活するよう勧め、今日に至っている。

症例IとIIは Cure が優先された例であり、症例IIIは Care のほうに重きがおかれている。今われわれが問題にしたいのは、これらの症例の方針を決める Process がどうであったかということである。症例Iでは、数パーセントの可能性にかけて、次々と新しい抗癌剤が使用された。患者および家族の人間的な願望を、治療のため、それもほとんど勝目のないことで無視し、また周囲の医療者も日常的な慣れでこれらの出来事を黙認していた。Cure の断念が遅れた典型的な例であり、末期患者の多くが遭遇している過程である。

症例IIは、これとは対称的で種々の治療が効を奏した例である。症例IIIでは Cure が半ば断念されている。積極的な治療者はこのような方針に反対し、種々の抗癌剤療法を試みるように主張するであろう。

Cure の断念をいつ、どのような理由で、だれが行なうのか。W. Myers は、最近のセシルの教科書で次のように述べている。生命を保持するため、果てしない努力をすれば、最もよく利益が守られるというのではないという状況が疑いもなく存在する。医師はどこに線を引くべきなのか、いつまで治療を積極的に続け、いつから止めるかをどう見分けるのか、といい、その困難さを指摘している。

一方、J. Cassell は"The Healer's Art"の中で、医師が末期患者の治療方針を決める時、科学技術的思考様式でのみ考え、人道主義的思考様式を駆逐している。また病院という環境下では、前者が後者に比べて圧倒的に優位であると指摘し、このような決定の仕方を改めるために、医師は、病者の本質的に道徳的な問題を、自らの職業的関心事の重要な一部と考えられるよう訓練されねばならないだろうと述べている。

患者の治療方針を決める時（もちろん治療を全くやらないことも含む）、あまりにも患者の持つ疾患の問題だけで考えられており、その疾患により生じる患者の諸問題はほとんど考慮されていない。末期患者の治療方針は、疾患に対する科学的思考様式だけで決めるのではなく、それと同等に患者の持つ家族的・社会的・精神的・宗教的要素を加味して決められるべきである。J. Cassell のいう医師の訓練も忘れられてはならないが、Cure 中心から Care 中心へ転換していく Process の中で、患者に関わる医師・ナース、精神科医・宗教家などがそれぞれの立場で患者の疾患やそれによって生じる種々の問題をアセスメントし、チームとして方針を決めるべきとわれわれは考えている。特に看護婦は患者と一番長く関わる立場にあり、このチームの主導的役割を担う必要がある。症例Iをわれわれが望むチームで関わっていたら、患者の死への道も別のものであったろうし、症例IIIで Cure を半ば放棄した主治医も悩まずにいられるであろう。症例IIで起きたような奇跡だけを頼りに治療方針が決められる現状にわれわれはもっと疑問を感じるべきである。ほっといても死ぬだけだからの理由で抗癌剤を使い続けたり、Over surgery を行なったりする愚は絶対に慎むべきである。

末期患者を考える時、ともすれば Cure と Care が別個の次元で考えられがちである。しかしながら、Cure と Care は一体をなすものであり、患者の病気の Process の中で、それぞれの factor がいろいろな比率で混じり合って変化していくものである。末期患者に関わる者すべてが、患者を疾患としてではなく、人間として捉え、チームとして関わり、相談し合っていく中で本当の治療方針が生まれるものと信じている。

20　末期癌患者に対する高カロリー輸液の適応と限界

聖マリアンナ医科大学第2外科　竹下俊文・成田峰夫・徳川英雄・岩崎光彦
聖マリアンナ医科大学6階病棟　瓢子喜代美・伊藤文子・古谷正美

末期癌など手術適応のない患者に対する輸液療法についてはさまざまな見解があるが、中心静脈にカテーテルを挿入し、ブドウ糖を中心とした高栄養の輸液を行なう高カロリー輸液療法（Total Parenteral Nutrition, 以下TPNと省略）が患者を苦しみから解放し、癌治療の補助療法として有効であるという欧米の報告を参考にし、この五年間進行癌患者に対し積極的にTPNを行なってきた。

三〇〇例のTPN施行例のうち、非切除再発癌症例は全体の約三分の一に当たる九五例であった。九五例中TPNが効を奏し、栄養状態が改善され退院可能となった症例は一九例であり、残りの七六例は退院が不能で死の転帰をたどった症例で末期例とした。しかし、一〇〇日以上TPNを施行した症例は一〇例に及び、抗腫瘍効果、Performance status の改善が認められている。この一〇例を含めると全体の約30％の症例に、Performance status のみをみると、70％に改善が認められ、非切除再発癌に対するTPNは効果的であると考えている。

進行癌患者に対するTPNの意義であるが、まずTPNを行なうことにより、低栄養、脱水、電解質異常からくる種々の不快な症状から解放され、また体重が増加することにより、「生きる」ことへの希望と自信を持つことが可能であり、大きな意義と考えている。またTPNにより制癌剤投与、放射線治療による副作用である全身倦怠、食欲の低下、下痢等の副作用を軽減し、栄養状態を改善し、免疫能を上昇させ、最終的には抗腫瘍効果を期待し、症例によっては再手術、退院も可能となる。さらには毎日行なわれる静脈への注射針の穿刺、四肢の束縛から解放される。

以上のように進行癌患者に対するTPNは種々の効果が得られる一方、重篤な合併症も認められるため、十分な注意が必要となる。教室の症例では全体の20％に合併症が認められたが、その半数が末期例であった。

合併症の中では鎖骨下静脈穿刺による気胸が最も多いが、最近は鎖骨下静脈穿刺困難な症例には無理をせず、外頸静脈切開によるカテーテル留置を行なっており、気胸の発症は激減している。末期癌患者では耐糖能が低下しており、TPN施行中血糖が 250 mg/dl 以上となり、インシュリンの投与を余儀なくされた症例が多く、また九例中四例が非ケトン性浸透圧利尿となり、死亡への一要因となった。

以上のような進行癌患者に対するTPNの効果と合併症を考えあわせ、われわれの考え方をまとめてみた。

まず医療者側に十分な知識と充実したシステムが必要であり、安易に行なうべきではない。TPNの適応に関しては、進行癌に対する延命効果が20－30％に認められるので、十分な Care を行なうという前提に立てば、絶対的禁忌例は非常に少ないと思われる。

また前述した合併症には十分に注意を払い、常にその対策に心掛けなければならない。

全身状態が改善され、延命効果が認められたような症例では、ＴＰＮへの不安、精神疾患、病状への不安を解消すべく、精神的Careも含めたアプローチが必要と考えている。具体的にはＴＰＮの利点を生かし、入浴、車椅子での散歩、家族を含めた対話などを行なっている。

また強い疼痛を訴える患者も多く、麻酔科と協力し積極的な疼痛治療を平行させている。

しかし栄養学的にも、癌治療の面からみても、ＴＰＮが効を奏さない症例が30％に認められた。このような患者に対しては、いたずらに高カロリーを継続して高血糖等の合併症を招来させるのではなく、総合的判断から低カロリーの輸液に変更し、静脈確保の意味あいにとどめるべきであろう。

今回われわれは末期癌患者に対するＴＰＮが果たして意味があるものか否かを、効果と合併症を中心にretrospectiveに検討を行なった。そして末期癌と思われる患者が入院した場合、あきらめず癌治療の一貫としてＴＰＮを行なうことは有意義だが、その合併症には術前術後症例以上に注意を払う必要があると再認識した。

またCareの面から考えると、延命期間中の経過は多様であり、患者がＴＰＮを含めた治療をどのように受け止めているか、ということを知るのは非常に困難である。しかしＴＰＮの期間中、肉体的にも精神的にも患者がより安楽に生活できるよう、患者自身とはもちろん、その家族と、医療者同士の意思疎通を十分にはかる必要があるだろう。今後もその方法・技術・システム等の研究を継続していきたいと考えている。

21　看護における死後の処置

滋賀県立短期大学看護部　藤腹明子

患者に行う最後の看護行為である死後の処置を、日ごろ看護者はどのように受けとめ、どのような態度で実施しているのだろうか。ここでは、医師による死の確認直後の処置（以下〈死後処置〉と称する）を中心に、死後処置をめぐる看護者の意識と行為から、死後処置の意義と機能について考察する。方法としては、滋賀県下の三病院、二七四名の看護者を対象に実施した「死後の処置について」のアンケート調査による。

病院における死後処置は、患者の死亡後患者を清潔にし、死によって起こる外観の変化をできるだけ目立たないようにするために行なう最後の看護行為である。ところで、看護者は初めて死後処置を体験した時、死者に対して漠然とした恐さを感じ、生と死のあまりの違いに不安になる傾向があり、全体の25%ができれば処置を避けたいと感じている。一方、死者に対しては敬虔な気持を抱く者が多いが、処置に対する満足感を味わう者は少ない。また、処置体験が増えるにしたがって、自己の死について考える機会も多くなるが、死後処置に対しては相変わらず消極的な姿勢がみられる。

また、死後処置の際信仰のある者はない者に比較して、漠然とした恐さを感じる者は少なく、ケアに対する満足感を抱く者も多い。さらに処置を経験するにしたがって、自己の死について考える機会を多く持ち、処置を避けたいという者が減少している。また、死後処置については、信仰の有無にかかわらず看護者と家族で行なうのが望ましいとする意見が全体の53%であった。

ところで、看護者のほとんどが、着物の左前合わせ、死に水、着物のひもの縦結びなど種々の儀礼行為を実施しており、その他にも数多くの儀礼行為を家族から要望され、それにしたがって実施していることがわかった。そして、それらの儀礼行為を行なうことに何の疑問も感じていない者が全体の79%であり、さらに、それらの行為は死者に対する節度ある儀礼的行為だから等の理由で、今後も存続すべきであるという意見が全体の91%を占めている。また、今回の調査で興味深かったことは、死後の世界や霊魂の存在など超自然的存在を支持する意見が、それぞれ26%、37%と意外と多かったことである。

以上の調査結果を考慮し、死後処置の意義と機能について、二、三私見を述べる。

まず、看護者は医師の死の確認とその後通夜・葬儀へと続く葬送儀礼とのちょうどはざまにおかれ、家族のなげきやとり乱しの中で死後処置を実施しなければならず、心理的負担が極めて大きいために、死者への畏怖、処置からの逃避志向がみられること。また、看護者の宗教的要素が死後処置時の意識に与える影響が大きいこと。さらに、看護者の死後の世界や霊魂の存在に対する関心は、特に死後処置の場面において、死者に対して目に見えない超自然的な存在を重ね合わせてみる傾向にある等の点から、死後処置は単に医学的・看護的なレベルの行為としてだけでは理解しがたい。非合理的要素が極めて濃厚であることを指摘しうる。

さらには、それらの死後処置の非合理的要素が死者儀礼という形で看護行為の中に展開している点である。それは、ほとんどの看護者が儀礼行為を実施し、死後処置は家族と共にしたほうがよいと考え、それらを今後も存続すべきだとしていることからも、死後処置における儀礼的要素が極めて大きいことが知られる。

このように、科学万能と言われる近代の医療施設において、前近代的・非合理的儀礼が踏襲されていることは、単なる惰性的行為とはみなしがたいものがある。つまり、死者儀礼は死者へのとむらいと同時に生者のためのものでもあり、それらの儀礼を社会的な約束ごととして履行することによって、一つの安心を得ることができるのではないかと考える。

ところが、現実の死後処置の場面では、それらの儀礼的要素の意義や機能について、看護者が受動的に無自覚に行っているために心理的混乱を呈しているところに問題がある。少なくとも、看護者には、死者儀礼に伴う歴史的・文化的・宗教的理念や知識をもち、どのような風俗・習慣にも対応できるだけの柔軟さを有し、自覚的・積極的に死後処置に取り組む態度が求められる。そうすることにより、今よりも自信をもち、満足のいく処置を実施できるであろう。そのためにも、看護教育の場で、そのような教育を授けるカリキュラムの検討が必要であり、さらに臨床においても、死者儀礼の意義と機能を見すえることができる機会を与えるとともに、家族と共に死後処置を実施していくことも一策ではないかと考える。

22　末期患者と死の恐怖を闘ってみて

神戸市立中央市民病院　阿部美江子

私は、病名を息子の日記より知ってしまった59歳の主婦と死の恐怖を共に闘ってみて、相手を受容し、死の恐怖と闘うということは、自分と闘うことであり、互いに成長し合い、認め合うという人間的関り合いによってのみ克服できると学んだので発表いたします。

患者紹介

患者名　＊川＊枝　以後Fさんと呼ぶ。

病名　胃癌

家族背景　夫・本人・息子の三人家族。娘三人は嫁いでいる。

概　要

Fさんは二回入院しており、一回目は胃潰瘍と説明を受けMFC療法施行、二回目は十二月二日吐血により救急入院となり、対症療法のみ施行。

経過および援助

入院当初は息子が昼夜付添い、担当の研修医も頻回に訪室され、医師に手紙を書く等友人の如き接し方でかなり落ち着いていた。十二月下旬担当医が研修を終わり、また親戚の法事が近づくにつれ、自分の世界へと入り込んでいった。

一月四日早期よりトイレや洗面所の掃除を始めたり、病棟より不意にいなくなったりした。夜もほとんど眠らず、暗い窓を見つめたり手紙を書いたりして過ごしていた。私たちもよく話を聞き、眠剤の服用等入眠の準備をしたが、効果なく、同室者からも不満が出始めた。

一月十日不意にいなくなった時、他の患者のことも気にしながら院内を捜し院内放送もした。やっとの思いで捜しあてた時は非難が先に立ち、励ましているつもりでFさんを責めた。Fさんは私の内心を鋭く見貫き、怒りを表わすのに私を無視する態度をとった。

私は、相手に拒否されたり無視された状況に追い込まれると、自分を守るのに精一杯で逃げ腰になるという弱点を持っている。Fさんと出会って一か月間は、Fさんという鏡に映し出される自分の弱点を認めがたく、苦しい日々が続いた。相手を受け入れるためには、自分自身が成長しなければできないと悟り、未熟な自分を克服しようと、逃げ腰になる自分と必死で闘った。ゆえに、この時期は、Ｆさんはしっかり自己を見つめていたのに、私は自分の気持ちをコントロールすることがむずかしく、相手を冷静にとらえることができず混乱していた。Ｆさんに対する姿勢も、自分の側からしか相手を見ない姿勢であり、治療者側の私と治療を受ける側のＦさんという関係であり、両者が互いに成長し認め合うという関係ではなかった。

その後、病棟内ＨＣＵ勤務となり、手術後患者の回復への看護をしながら、しばらくＦさんから離れ、自分自身を見つめて二週間、Ｆさんの精神状態は悪化し、躁うつ状態を繰り返しても、躁状態の患者は看護しにくいとかやりにくい患者とか決め難く、Ｆさんの安楽を願い「あるがままに、可能な限りあるがままに」とＦさんを受け入れようと前向きの姿勢、すなわちＦさんの側に立ってみる姿勢へと変わっていった。

一月二十五日深夜四時ごろ、死の恐怖をまざまざと表わした時、私は母を想い、母に助けを求め、母親のごとき態度でＦさんを励まし、安心させ、そして注射をし、眠れるように配慮できた。

そして「また来ますね」と言い退室しようとすると、すっかり自分を取り戻したＦさんに「ちょっと待ちなさい。『また来ます』という言い方がありますか。これは嫌味でなくあなたが幸せになれるように、他人に言葉づかいを知らないと思われないために言っているのです」と真剣に言われた時、この意外さに自分の耳を疑った。自分のことだけでも想像もつかないほど苦しいのに……。

恐怖をのり越え、私への思いやりを示すＦさんと出会えたことを心よりうれしく思った。そしてこの感動ではずむ心をおさえて「はい、また伺います」と言い直すと、Ｆさんは満足そうに目をつむった。そしてまた、今まで持っていた私の患者の概念をも変えさせた。

ここまで来ると、後は容易にＦさんが理解できるようになり、Ｆさんの中に入ってみる姿勢へと変わり、共感的態度が示せるようになった。この姿勢は、人間の感情や思いを、あたかも自分自身の感情や思いであるように感じる姿勢であり、この時期は、一人の人間としてのＦさんと一人の人間としての私との関わり合いとなった。このような関係になってこそ、Ｆさんは私の前で、死の恐怖を克服し、威厳を示しながら、二月七日に永眠されたのである。

これからもいろいろな人びととの出会いを大切にし、一人の看護婦、否、人間として成長を続け、他の人びとに少しでも還元できたら、Ｆさんも喜んでくださると信じて発表を終わります。

23　重症脳損傷患者の家族への対応

自治医科大学精神科　平山正実・高野謙二

近年人工呼吸器をはじめとするさまざまな蘇生術の開発や臓器移植術の進歩によって、死の概念やその判定基準が、従来の考え方に基づく心臓死によって割り切ることができなくなってきました。そのために「死」の問題をめぐって、医学者だけでなく、法律家や経済学者、哲学や宗教関係者などからさまざまな意見が提出されてきております。

このような時代背景の中でわたくしたちは、冒頭に挙げた重症脳損傷患者の中でも、意識の回復した状態と脳死の段階の中間のレベルにある、いわゆる〝植物状態〟に固定した症例を取り上げ、こうした患者が医療従事者や家族、あるいは社会に訴えかけている意味について考えると共に、この患者の家族に対する医療従事者の対応の仕方について考察を加えてみたいと思います。

この症例は27歳の女子で、三人兄弟の長女です。父親は金融関係に勤務するサラリーマンです。この患者は大学時代から抑うつ状態に陥り、自殺未遂事件を起こしています。また父の兄弟に自殺者がいます。今回で四回目の精神病院入院歴をもっています。入院後、前回まで見られたような抑うつ気分、離人体験、希死念慮のほかに、今回は体成幻覚、セネストパチー様体験が加わり、種々の薬物を投与するも上記症状は消失せず、ついに縊首を決行するに至りました。発見後ただちに蘇生術をほどこしましたが、意識回復はみられませんでした。この時から二か月経過した現在でもこの状態は続いています。しかし呼吸、血圧は安定しており、下部脳幹の生命維持機構は残存しているとみられ、現時点では、一応植物状態に固定しているものとみられます。

次に植物状態と脳死の定義をここでまとめておきます。脳死とは、大脳半球のみならず脳幹をも含めた脳全体の機能が回復不能になった状態のことであり、植物状態とは大脳半球の傷害が著しいものの、生命維持機構である脳幹部の〝植物神経機能〟が維持されている状態を指します。

ところで、われわれが呈示した症例の家族（特に母親）が医師に対して表わした精神的反応について、経過を追って観察してみました。

まず第一期は、困惑、虚脱、混乱状態。第二期では、強度の悲哀感、抑うつ気分、虚無感。第三期には、後悔や罪責感（付き添わなかったことなど）。第四期は、周囲の人びとへの攻撃的態度。第五期には、意識の回復に対するあきらめの気持ちがあらわれました。しかしこの家族の場合、患者の延命を強く希望したので、われわれも生命の尊厳を保つ立場から、できるだけ命を長く保たせるよう努力しました。しかし、こうした患者に対して長期間にわたり医師が延命処置を続けた場合、家族の受ける精神的・経済的負担は非常に大きいといわなければなりません。特に完全回復が望めない場合や、たとえ蘇生しても、脳に重大な後遺症を残す場合、事態は深刻です。

このような回復の見込みがほとんどない患者に対して、たとえ家族が希望しても、長期間にわたって莫大な金額にのぼる公的な医療資源を投入することは、社会にとって有意義でないとする考え方が一方にあり、また他方では、生命の尊厳を重んじ、生命機構が維持されている限り、たとえ重度の意識障害を伴っていても、治療を放棄すべきではないという立場があります。

われわれは、家族の意向も考慮して、基本的には後者の立場をとったわけです。

次にわれわれが家族に対してとった対応法について、箇条書きにしてみたいと思います。

第一に、家族に対して病状の説明を正しく行ないました。

第二に、家族の経済的負担に関する不安を解決するために、ソーシァル・ケースワーカーの協力を求めました。

第三に、延命に関する家族の考え方を確認し、一日でも長く生きてほしいという家族の気持ちをくんで治療することを約束しました。

第四に、予後について説明し、現代の医療の技術水準では、脳死の状態に達した場合、治療を終了することもやむをえないと申し渡しました。

第五に、家族の悲しみもできるだけよく聞き、しかもわれわれも同じく苦しむことによって、家族の気持を共感的に理解しようと努力しました。

最後に、われわれが家族に対してグリーフ・ワークとして行なった精神療法的アプローチの仕方について述べたいと思います。具体的には時間構造上、過去・現在・未来に分けて行ないました。

過去に対する働きかけとしては、患者と家族との交流を通して経験した楽しい思い出や、生き残った者が患者に対して意識のあるときいかに尽くしてあげたか、といったことなどを家族に対して想起・告白させ、両者の出会いの歴史性とその意味について悟らしめるように努めました。

このような方法をここでは回想療法と名づけておきます。

現在に対する働きかけとしては、家族にできるだけ病棟に来てもらい、患者の世話をするように勧めました。こうした行動を通して、家族は患者の苦痛を担うことができ、「喪」の苦しみを少しでも軽減できるものと考えます。われわれはこうした行動療法的接近の仕方を贖罪療法と名づけました。

未来に対する働きかけは、その性質上、治療を施す医療従事者や家族の死生観が鋭く反映されるため、万人が納得できる方法を見出すことは困難であるように思われます。そしてこの分野は、むしろ宗教者に委ねる必要があるでしょう。われわれとしては、家族が患者の心とからだを人間を越えた大きな力に委ねると共に、死の背後に新たな生の復活を希求することによって、死を相対化することができれば望ましいと考えております。このような働きかけを一応希望療法と名づけておきます。

以上われわれは過去・現在・未来の三つ

の時間構造に分けて、重症脳損傷患者の家族に対して行なったグリーフ・ワークの経過を報告しました。

最後に、この研究は昭和五十六年度厚生省末期医療研究基金（班長・国立ガンセンター水口公信先生）の援助を受けたことを付け加えます。

医学の歴史における末期医療

中川米造　大阪大学医学部教授

はじめに

この「死の臨床研究会」も、これで五回目だそうですが、昭和五十二年が第一回でした。そのときに、私はたいへんに感銘を受けました。これで日本にも新しい医療の時代がきたなと思いました。多少お世辞もありますけれども（笑）。

私自身、臨床経験というのは七―八年しかありませんし、私が臨床をやっているころに、私がお世話をして亡くなられた方は二〇人ぐらいです。そういうことからも、私はお話する資格はないわけです。私は医学概論というものを長いことやっていまして、医学の歴史の問題、社会科学的な問題、哲学の問題、そんなものを適当に混ぜて、話をしたいと思います。

今日のお話の中身をだいたい三つに分けます。

一つは医学の歴史について、二番目は医学史の時代区分と死の臨床の問題。第三にそれぞれの時代で末期医療というのがどのように扱われるのか、どんなふうに考えられるのかということをお話したいと思います。

医学の歴史

医学の歴史というのは実はたいへんに問題がありまして、日本でも本屋さんなんかに出回っている医学の歴史というのは、私の考え方によりますと、十九世紀的な医学史です。

歴史というのは、結局、何かといいますと、人間的な問題を明らかにすることです。人間的なという場合に、必ずわれわれは歴史を考える。また、何か自分で主体的にやろうというときに、人間は必ず歴史を考える。たとえば、記憶喪失症という症状がありますが、あの人たちができないことというのは、結局、主体的に自分で物事を企画をして、主体的に行動するということです。他人にいわれたことはできる。人真似はできるけれども、自分で物を考えて前へ進むということはできない。本当に人間が主体的に物を進めるためには、必ず過去へ問いかけて、過去を確かめながら前へ行く。過去が間違っておれば過去を訂正するし、過去がよければ前へ進む。そういう形になってくるわけです。

ですから、医療の問題というのは、結局は人間ですから、そうなると、必ず歴史が必要になってくる。

医療の現場を考えてごらんになっても、われわれが患者さんと会って最初にすることは何かといいますと、history takingです。歴史を患者さんと一緒に作っていく。それで、その歴史の把握のもとに、つまり病歴というものをきちんと固めた上で、どういう行動をするか、どういう判断をさらに進めていくかということをするわけです。

history takingからanamnesis（過去）へ——ana—というのは「後ろへ向けて」ということですが、後ろへ向けて記憶を確かめていく。いまを固めて、未来へ進む。

十九世紀医学史を超える

そうしますと、先ほどいいかけた医学の歴史というのは、本屋さんに出回っているような本というのは、実はだいたい十九世紀医学史ということなのです。十九世紀医学史というのは何かというと、十九世紀のドイツの人たちが、自分たちの医学が一番正しい、その医学を進めるためには、一体、いままで医学はどうであったかということを過去に問いかけていって、十九世紀的な立場を踏み固めて、将来もこの方向でいきましょう、というものです。

たとえば、近代医学のことを十九世紀の人たちはどういったか。

近代医学というのは、ヴェサリウスから始まっている。つまり、人体解剖学というのを復活したところから近代医学が始まって、ハーベイが生理学というものを実験的に始めたということによって、初めて生理学が科学的な基礎を持って、そして、いままでどんどんと科学的に発展をしてきた方向をそのまま進めば間違いはない。したがって、教育もそのようにしなければならないということで、医学の教育というのは解剖から始めた。

つまり、教育というのは、歴史を非常に縮めた形でやるということですから、歴史の把握の仕方によって、どのような教育をするかというのが決まってくるわけです。ですから、近代医学というのは解剖学から始まったという理解の仕方は、教育も解剖学から始めるということになる。

十九世紀的な医学を進めていくためにはそれでいいわけですけれども、そういう解剖学から始まった医学の中に、たとえば死の問題のようなことが出てくるかどうか。死の臨床というのは、解剖学から始まって、どこから出てくるか。生理学では一つの機械系として人間を考えるというところから始まっている。そこからどうして死というものが出てくるかということが問題になってきます。

そうしますと、その時代時代に歴史の課題があるわけでして、たとえば十八世紀の医学史の本を調べてみますと、いまいったハーベイの仕事とか、ヴェサリウスの仕事というのはちょっとしか扱われていない。ヴェサリウスの解剖の仕事があれほど大きく扱われるようになったというのは、十九世紀の医学史家たちが、十九世紀の雰囲気を感じ取ってここが一番大事なんだということで積み上げていった歴史観ということです。われわれ自然科学的な教育を受けてきた人間にとって、歴史というのはしょっちゅう変わるから、信用ならないとお考えかもしれませんけれども、そうではなしに、刻々考え方というのは変わってきて、将来をどう考えようかというときに、歴史というのが大事になってくるわけです。本当にいまどちらに進むべきかというときに、いまの課題と過去とを対応させながら前に進んでいくというのが歴史であるわけです。

前衛でなくて後衛の歴史

それと、これは前衛の科学史という言葉があります。誰が真っ先に何かをやったかということです。ところが、そういう見方をしてきますと、とにかく先陣争いになってしまって、誰がもっと先だったというだけのことになってしまう。たとえばペニシリンを発見したのは、ソビエトの人たちにいわせればロシア人だというし、血液循環の発見は、アラビアの人たちにいわせたら、ハーベイよりも二世紀も前に自分たちの仲間がしていたということになる。そんなふうに前へ前へ進んでいっても、一向に事態は解決しない。

たとえばハーベイならハーベイという人の業績が本当に大事な仕事だと考えたのは、先ほど申した十九世紀の一つの医療体制というのが支えていた。十九世紀の人たちにはハーベイは大事だ。つまり、前衛よりは後衛というもののことを考える。実際にいまある問題から、というふうにとらえ直すのが大事ではないか。最近、後衛の歴史ということが盛んにいわれるようになってきました。

それともう一つ、十九世紀的な医学史を超えることが大切です。医療をどこから始めるかということについて、解剖学から始めるということにすればそれはいまの問題を解くことができない。医療の歴史というのはもっと古いはずですから、その古い時代から本当にとらえ直して、いまの課題へどうもってくるかということになるわけです。

歴史というのはどこで結節点があって、どこで変わっていくかということを押えれば、ストーリーが完結をする。そうしなければストーリーができませんので、どこで、どういう条件で切っていくかということが、歴史家の仕事だと考えます。

医学史の時代区分

医療の問題を考える場合に、とくに私はいまの医療問題というのは、国民が権利として健康を要求している中で、それに医療というものがどういうふうにかかわっていくか、ということを基本に据えて考えていきますと、量の問題、すなわち患者さんがどういう階層の人であって、どれほど多くの人たちの面倒を見るかということで、医療というのは変わってくる。（表1）つまり、古い時代には、本当にきちんとした医療を受けられる階層というのはごく特定の少数の人たちだけだったに違いない。それから、少し時代が発展してくるなり、また都市的な性格が

表1　医学史の時代区分

時代区分	主体	課題	方法	末期医療
侍医の医学	特定、少数	健康（軽症虚弱）	自然史	なし
開業医の医学				あり
病院の医学	不特定、多数	病気（重症）	分析	なし
社会の医学	特定、全員	不健康	生態学	あり

出てくると、独立した営業——医療をもって生計を立てるという人たちが現われてくる。もう少し進むと、病院という組織が出てくる。つまり、特定少数から不特定多数へと進展をしてくる。

侍医の医学

それは実は課題が違うわけです。特定少数というのは貴族とか、権力者ですから、そういう人たちの面倒を見るというのは、侍医——こういう名前がいいかどうか知りませんけれども、宮廷医療という形が医療の基本にある。民間医療もずいぶんあったと思いますけれども、中心になっていく考えというのは、宮廷医療というのが基本になっている。その宮廷医療というのは特定少数の人たちの面倒を見る。しかも、健康を保持するために侍医のサービスを要求するという形になります。しかも、健康といいながら、その中身というのは、実は軽い病気だとか、虚弱であるという形の健康です。

方法としては、ここに侍医という言葉がありますように、四六時中そばにいるということが侍医の仕事です。四六時中そばにいることの中でずっと観察し続けていく。そうすると、少数というのは、結局、個別的なという意味ですが、個別的な健康のパターンというのが浮び上がってくる。それが自然史的な方法ということになります。

開業医の医学

開業医の医学というのは医学というものは出てこないで、医療というものが出てくる。それについては後ほど申し上げます。

病院の医学

医学の方法が逆転するのは、病院という組織が出てきてからです。ヨーロッパ社会では十七世紀以降ですが、病院というものが不特定多数の人たちの健康の面倒を見るようになってきた。しかも、健康といいながら、本当は病気の治療に当たるものとして登場してきた。それも軽症とか、虚弱というのではなしに、はっきり重いという病気を対象とする。

方法的には、分析的な方法というのが出てくる。

社会の医学

もし、病院の医学で完結するならば、いまのような医療問題は起こらない。国民の百パーセントの人たちの健康の面倒を見るということになりますと、全員ということをまず考えなければいけませんし、それも不特定なといういいかげんなことではいけませんので、特定、全員の人たちの健康の面倒を見るということになります。

そうしますと、基本的な概念は、侍医の医学は健康でしたし、病院の医学は病気でしたし、社会の医学は不健康という概念です。健康については後ほど申し上げます。方法も自然史の分析的な方法から生きざま——生態学といっていいのかわかりませんが、生きざまというものの中身の問題を矯正する、という一つの医療の形が出来上がってくる。

これが大雑把なお話ですが、それに対応して、末期医療ということで考えますと、末期医療というものが存在するのは、開業医の医学と社会の医学です。侍医の医学にはない。病院の医学にもないということになります。

それぞれの時代における末期医療

侍医の医学と末期医療

侍医の医学の世界では末期医療はない。なぜならば、侍医の医療の一番得意とするところは、軽症とか、虚弱ですから、重い病気というのはどうしようもない。

説明が遅くなりましたけれども、いわゆる古典医学といわれているものはすべて侍医の医学に入れてしまいます。漢方医学にしてもそうですし、古代インド医学にしてもそうですし、ギリシア医学にしてもそうだと思います。確かに民間的な知識を導入して、民間の人たちにも同じような医療を提供しますけれども、その開発する方法、及び本当に有効に生かすための方法というのは、宮廷なり、そういった特定、少数の人でないとやれない。しかも、原理的に、軽い病気、虚弱といったものです。方法的には、先ほど申した自然史ですから、いつもそばにいなければならない。いつもそばにおる形の中で、何がこの人にとって適当なのか、生活条件、食べ物を直していくのが基本的に大事になってくるわけです。

たとえば、皆さんご承知の〝ヒポクラテス全集〟というのがあります。ヒポクラテスの医学というのは、自然史的な方法の典型とされています。いろいろな症状のときに、これがどうなっていくかということを一般法則として引き出してきて、こういうときはこうなる、と述べています。死の問題については、彼はヒポクラテス顔貌という顔の特徴を記載しているわけですけれども、あれはヒポクラテスの顔ではなしに、ヒポクラテスが記載をした顔ということです。

ヒポクラテス顔貌以外に、こういう場合には死ぬ、死ぬときはこういうふうになるんだということが書いてあります。死にそうになってきたらば、どうしろというかといいますと、彼が〝術について〟という本を書いています。これは医学に対する世間の非難に対して答える形で書かれているのですが、たとえば、死んでいく場合にこんなふうに書いてあります。

「世人は、多くの医師が全く病に征服されてしまった病人に対しては、もはや何ら手を下そうとはなさぬ点において医術を非難する」

つまり、あの当時の医者というのは、重くなってきたら、手を下さない。逃げる。

「また、医術の力の範囲で治療しても治らない病気においては、医術はもはや手を下さず、見捨てるであろう。けれども、その際に決して逃げ行動をとるのではなしに、実際に医術の責任はない」

あのヒポクラテスにしてそうかというふうに聞こえるかもしれませんけれども、ヒポクラテス自身は別に侍医として仕事をしたわけではありません。もちろん、あちこちの殿様から侍医として働いてくれと頼まれていますけれども、断っている文章があります。〝ヒポクラテス全集〟の終わりのほうに、そういうやりとりを書いた手紙が残っていますし、伝記的にも彼はどこの侍医にもならなかった。しかし、彼の弟子たち、彼の息子たちはすべて侍医になって仕事をしている。

侍医というのは、先ほどいいましたように、日常の健康管理が基本的な任務ですから、そこのところは得意なんです。それは毎日見ていて、「こんな食べ物を食べたらいけませんよ。こういうものが効きます。転地したらいいでしょう」、そういうふうに決めていくわけですけれども、死にそうになってきたら、これはどうしょうもない。だから、危ないから、逃げたほうがいいというわけです。

ガレノスはローマ時代の学者で、彼の医学に対するいろいろな知識というものが、十七世紀、十八世紀までずっと伝わっていったというほどの大学者です。彼自身の出身はペルガマ、いまのトルコですけれども、トルコで勉強して――、ローマ人というのは医者は大嫌いなので、だいたい外人が多いのです。ですから、この人は小アジアの人ですが、ローマに出てきて、目標は帝王の侍医になることというわけで、ローマで働きながら一生懸命求職運動をするわけです。三十六歳のときに、いよいよ就職運動が成功して、さあ、おいでといわれたときに、彼は突然に荷物をまとめて逃げてしまう。

なぜかというのは謎なんですけれども、二、三の歴史家の意見では、ちょうどそのときにアントニウスのペスティスという猛烈な伝染病、いまからいうと天然痘だという人もいますし、発疹チフスだという人もいますし、ちょっとはっきりしないのですけれども、たいへんな疫病がローマへ向けてずっと接近してきた。そこにおると、第一の仕事がそういった病気と闘うことになる。そうすると、第一回の仕事で失敗したら、たちまち首になるということで逃げたのではないかという人もいます。一年間経って、病気が通過した後、のこのこと出てきて、侍医になるわけです。

ススルタというのは、インドの古代医学です。いつできたかよくわかりませんが、紀元前六世紀とも、紀元後六世紀ともいわれています。約一〇〇〇年ぐらいの幅がありますけれども、要するに、インドの三大医学書のうちの一つです。それを見ていましても、重い病気になってきたら、こういう場合には死ぬ、そういう場合にはさわってはいけないということをしきりにいっており、さわってはいけない病気をたくさん並べて書いてあります。

「また、たとえ適当なる治療法を講ずるも治せざるように向かっては、自己の名誉を護持しつつある賢医は治療を忌避すべきなり。また、身体の強弱に関せず、幾度覚さんとしても、なお意識を失っている病人を賢い医者は治療をしてはならない、忌避すべし。手足及び息は冷たく、呼吸は不調整となり、あたかもおじけづいたる鳥のごとく早く息をする人は死を免れない。したがって、賢医はその病人を避くべし」。

やってはならん。どうするかというと、そういう場合には、「凶兆——死の兆候の現れた場合には、非常に清浄無垢なるバラモンに任せろ」。つまり、坊さんに任せてしまえというわけです。

古典時代の医学というのは、結局、死の場面というのは、その専門家がいるわけです。祈禱、呪いなんかをする坊さんや神官がいるわけです。それが病気のときから共同作業をしているわけですね。ある程度になって、医者がこれはダメだと思ったら手を引いてしまう。後はそっちにお任せということでやってしまう。

だから、古典時代の医学書の中に、死に対する扱い方というのは、逃げるために、ここまできたら手を引いて、坊さん、呪い師に任せてしまえという形で対応がされていますので、ここでは末期医療というのは存在しない。

開業医の医学と末期医療

二番目に、開業医の時代というのがきます。開業医というのはちょっと変わった仕事であります。いまこそ医学というのはかなり進歩していますけれども、医療でもって生活を支えている形の人たちが、世界の歴史の中に比較的早くから登場するわけです。いまから思えば、よくもこんなことを知らずに、よくもこんな変な治療法で患者に対応していたなと思うのですが、実際真面目に対応している。

医者たちは自分たちの技術は本当は確実なものでないということを常に知っているわけです。しかし、不確実であるというと、自分たちの仕事の根底がゆすぶられますので、演技としてあたかもか何でも知っているという顔をしなければならない。役割として、何でも知っているという役割りを演じます。医者は何でも知っている人間であるという権威づけという一つの役割りを演じるわけです。

Parsons という医療社会学で有名な人の医師の役割について の考え方ですけれども、技術的にも、知識の面でも非常に高い人であるという役割りを演じなければならない。患者の前では知らないということはいえないのです。わからないときは、「ちょっと二、三日、様子を見ましょう」といって、帰ってから調べるわけです。「さあ、わかりません」と手を上げたら、患者さんが不安になりますので。

二番目に Parsons がいっているのは、感情的な安定性です。どんなになってもびっくりしない。ちゃんと落ち着いている。三番目には、そういった感情的な安定性と高度の知識・技術というものを、社会の要求する、つまり医者に要求されるように使っていくので、悪いほうに使うのではない、金もうけのために使うのではないんだという役割をになっている。

Patersonのほうの考え方というのは、これも似たようなものですけれども、一つは、知的な権威者である。二番目には、道徳的な権威者である。三番目には、カリスマ的な権威者である。カリスマというのは一種の従わせずにおくものかという感じの対応の仕方です。

このへん、一番はっきり出ているのは、たとえば診察室における患者さんと医者の椅子の差というのがそうですね。ドクターは大きな椅子に座って背もたれがある。患者さんのほうは丸い椅子で一本足ですね。一本足に人間が座ると何か不安定で、どこももたれるところがありませんから、前にどしっと座っている人がいると、「あっ、この人に頼ろう」という依存型ができてくるわけです。

そういうカリスマ的な権威というようなものがあるのです。ところが、一方においては、医師は非常に不安でもあるわけです。それで、医療の考え方として医療関係という考え方があります。そこで医者と患者というものを、カリスマがきくとか、権威がきくというのはあまり一般的にはしにくいので、個別的な状況の中でやっていくのがいい。患者と医者とが一対一に対応していくという関係です。この医療関係のことを信頼関係ということもよくいいます。

患者は医者を信頼するが故に、身体も心も裸になって提供する。医者はその信頼に応える。自分の弱点をさらすというのは人間にとってたいへんに危険なことです。その弱点というものを医者は外に漏らさない。こういう一つの閉鎖的な関係を作るという条件を作るわけです。つまり、一種の秘密を保持するという条件で、ここに一対一の閉鎖的な関係ができてきます。

これは第三者の排除という言葉でいってもいいと思います。第三者の排除ということになると、科学性とか、社会性というのは消えてしまうわけです。だから、医療のことは全部、医者と患者だけで閉じ込めてしまう。その代わり、閉じ込めても絶対心配する必要はありません。われわれは真面目にやりますから、これがプロフェッションです。本当に自分の正しい医療をやりますからということで、同業組合でもってお互い宣言をするというのがプロフェッションなわけです。

そうしますと、基本的には、患者の不安というものをどうやって落ち着かせるか。とくに患者の不安が高まってくるというのは、死を前にしたときです。そのときに医者は、とにかく求められれば、どこへでも出ていかなければならない。わからなくても出ていかなければならない。ずっとベッドのそばに座って、脈を見ている。患者にさわっている。患者とともにある。もっとも、ともにありながら、一つは権威的な立場で臨むわけです。「知能・技術とも高い私がそばについている、そして最善のことをします」ということですが、本当は何もわからない、どうしていいかわからない。

開業医が死の場面にどういうふうに対応するかというのは、案外、資料がないのです。皆黙っています。ここは秘密になっていますから。わからないとき、どういうふうに対応するかというのはあまり書いていない。

二、三、私の部屋にあった資料をひっくり返して出てきましたのは、長尾節蔵さんといって、明治の終わりから昭和の初めごろまで開業なさっていた方が、『開業術』という本を書いていますが、そこで死の場面ということが書いてあります。どういうふうにすればいいか。最後になったら、手は何もないんだ、ないけれども、逃げるわけにいかないから、そのそばにおらなければいけない。それで、せっぱ詰まって、大学の先生を対診に呼ぶ。大学の先生なんかがヒョコヒョコやってきて、チョコチョコッと見て、いいかげんな薬の名前をいって帰ってしまう。また一人になってしまう。どうせその薬を使ってみても効かないけれども、あの人がいったから、使ってみるけれども、やっぱりだめだ。最後まで自分の心臓はどきどきしているけれども、それを外に知らしてはいけないし、とにかくそばにじっと待って、親戚は皆集まってきて「どうでしょうか。どうでしょうか」という。それを耐えているんだ。というふうなことが書いてあります。

とにかく死の場面には必ず呼ばれる。死ぬまでそばにおらなければいけないというのが開業医的な医療の最も求められる場なんですね。また、そういうことを開業医はふだんから予測していますから、そういう場面にどうしたって引っ張られるに決まっているからというので、日ごろからいろいろな人間とつき合う中で、人間的な成熟をはかる。どういう場面になっても、人に安心を与えるような行動の仕方、物のいい方、自分がどんなにこわくても、そんな顔をしない。だんだんやっているうちに、本当に習い性となって、りっぱな対応のできる人が出てきます。そういう人たちの経験というのは、先ほどいいましたように、案外表に出てこないんです。秘密事項ですから、全然秘密にして、どういうふうに対応したらいいか、どういう言葉を使ったらいいというのはあまりいいません。先輩たちの言葉を習いながら、多少は真似する人もいますけれども、結局、自分の人間的な成熟というのがなければ、それはしにくいことですね。

ですから、開業医時代の医療というのは、いまいいましたように、最も末期医療というものが求められる。田舎のほうでは、「最後に脈を見ていただきたい」ということで往診を求められます。とにかく脈を見ればいいんだというので走っていって、脈を見るということは最後までつき合うということです。

病院の医学と末期医療

それが十七世紀ごろから病院という組織が医療の中心になってまいります。病院の医療・医学の特徴は、ここで病気という概念が出てきたことです。

現在、われわれの知っている病気という概念は、うんとさかのぼっても十七世紀以上には上りません。それ以前の医学的な考え方というのは、病気という考え方、つまり、いまわれわれの考えている病気というのは、かくかくの症状があって、かくかくの身体的な変化があって、かくかくの経過をたどるものである。原因としてはこうこう、ということで、いろいろな情報を一つのセットにして理解しているのが病気ですね。発疹チフスはこの菌によって起こって、こういう経過をたどっていって、そのときの身体内部の変化がこうであって、そういう考え方というのは十七世紀以前には絶対上れない。

歴史的に、それ以前の、医療をやるための思考の枠というのは、病気ではなしに、症状なわけです。熱など、下痢などという。そういう熱だの、下痢だのというのは常にその人間に付属して起こってくることです。熱の病を病んでいる人、下痢という症状を病んでいる人、つまり病人であるわけです。

その病人に対応するために、侍医の医学というのは、この人の生活をずっと見続けて、そういうものを食べたらいけません、こういう季節のときには、どこそこに行ったら喘息は治ります、というふうな対応の仕方をしていたわけですが、病院になってきますと、人というものがなかなかつかまえにくい。人というのは、先ほど申したように、歴史的に理解しなければいけない。一応、病歴はとりますけれども、十分ではない。人というものを理解するためには人としての付き合いをしていなければ、人というのはなかなか理解できません。ただ歴史をとるだけではなかなか難しい。それに、先ほどいいましたように、不特定多数である。そういう人たちの面倒を見なければいけない。ということで、ここで一つの作業をやります。

病人の中から病気を概念的に切り取ってしまう。あたかも植物の種のように病気というものを考えていく。つまり、病気の医学というものが成立するのは、十七世紀以降の病院の医学においてです。それは不特定多数の人たちが多数病院に入って、そこで比較ということができてくる。そうすると、同じような経過をたどる人がいる。それは一つの同じ病気として考えてみてはどうか。このようにして新しい方法論の発見というのが病院の医学で起こるわけです。

それを本当に方法的に意識し出したのはフランス革命の前後です。とくにパリの医学が世界の医学の中心になるわけですが、自由・博愛・平等ということを本気になって考え、行動した医者たちが、新しい医学を作らなければいけない、その医学の方法は、「病人を見るな、病気を見よ」、これを高らかに宣言したといわれています。いま、そんなことをいうとぶん殴られると思いますけれども、そのときは、それが本当の医学だったのです。

なぜならば、人というものは何かはっきりしない。人はみんなてんでんばらばらで、個別性があってどうしようもないじゃないか。そういう人たちを理解するのはとてもできない。だから、その中で病気というものをはっきり見定めて、その輪廓をはっきりさせ、それを取り除いてやる。そうすれば、病人は病気から解放されるではないか。これが本当の博愛を成立させるゆえんである。本気でそう思ったわけですね。実際にその後、そういった医学が出てくるわけです。人間は見なくていい、病気を見たらいい。

科学的というのはそういうことだ。分析的というのは分けて考える、割って考える、病人から病気を切り取って考える。たとえば、脳腫瘍があるならば、脳腫瘍を見つけて取ればいい。取れれば、脳腫瘍の患者は脳腫瘍から解放される。しごく簡単明瞭です。だから、それをどんどん進めていけば、全人類は病気から解放されるんだ、という方法が出来上がったわけです。

そうすると、医学にとっては、目的は病気を取ることですから、この病気が人間を苦しめ、人間を殺すわけですから、病気と闘えばいい、病気を押しつぶせばいい。死というのは医療にとっては敗けることですから、そんなことは考えない。ただただ病気と闘うということ、それだけが医学の目的であってよろしいということになるわけです。

それは別の言葉でいえば、狭い意味での科学ということになってきます。それは客観的に扱うことです。客観的に扱うというのは、主観も、主体性も除いてしまうことです。また、一人一人の個性というのはバラバラですから、そんなものは放っておかなければいけないのです。個性的な対応なんてとてもできるものではない。だから、全部画一的にやったらいい。最終的にはそれを機械に乗っけてしまえばいい。

機械的にするということは、生命を機械に考えてしまうことですから、そうなったら、生命自体も無視してしまうということになるわけですけれども、生命というのは、ただDNAの動き、分子の動きである、遺伝子が固まってできてくるものである。遺伝子の動きで生態は出来上がってくるんだということになる。それで、病気が取れれば、何も文句をいうことはないではないかということになるのですが、実際には医学がどんどん普及していっても、一向に病気は減らないし、逆にふえつつあるという状況が出てきている。

こういった考え方――客観化・画一化・機械化というのは、それをやる主体というのは白衣を着てやるんですね。

白衣の象徴の例をお話しましょう。阪大の医学部はビル街の真ん中にあるのですが、昼休みに、ビル街の中から学校の事務に「なんとかしてください」と電話がかかってきまして、「何ですか」といったら、「お宅の学生さんが白衣を着て、ビルの中を出入りして、食堂なんかに入って気持が悪くてしょうがない。お客さんが困っていますから、着てこないようにしてください」といわれるんです。

そのとき、ハッと思ったのですけれども、医学生にしてみれば、医療の世界に入った、医療の世界というのは白衣を着るもんだ、だから、白衣を着た、白衣というのは清潔のために着るんだ、清潔なものを着て町に出て何がおかしいということになる。ところが、一般の人たちというのは、白衣というのは気持が悪い、何がついているかわからない、バイ菌がついているかもしれない。だから、清潔というのは誰にとって清潔かというと、自分にとって清潔なんですね。他の人にとっては不潔なんです。そうなると、どこかで考えが逆転しているなということで、白衣の問題を少し調べ始めたのです。

つまり、そこでは、人間というのは完全に消えてしまう。相手がどう思おうと知ったことではない。とにかくこういった医学を適応していけば、人間は病気から解放される。それでいいじゃないか。医者は完全にそこで技術者になる。死のことは考えなくなってくる。

そしてさらに、こういう問題というのは実は死の問題のときに一番大きな問題になってくるわけです。死というのは本当に主体的な問題、主観的な問題、個人的な問題、機械化できない問題です。

一方、医者のほうは、そういったところへいきたくない。世の中では医学がどんどん進んできて、医学の能力がどんどん高まってきた。すべてが医療の問題になってくる。すべてが医学が対応してくれるだろうということで、すべて病院に送ってきます。つい最近までは、人間が死ぬ場所というのはだいたいは家庭であった。しかし、いまは病院で死ぬというのが非常に多くなってきた。

病院では、死にかけてきたら、家族も全部入らせない。医療者だけで、がちっと守っている。その医療従事者がどういうふうに対応するかといったら、人間を見ないで、病気を見るということで対応していく。実はそのほうが楽は楽なんですね。死んでいく人間にまともにぶつかったら、先ほどの開業医のように怖いです。死んでいく患者さんの前に行くと怖いです。死んでいくということは、人間に隠して、隠して、隠している。そういう状況の中で、死というのは病院の中にも存在しない。死はあたかも存在しないかのように、ただただ病気の診療へのめり込んでいく。

そうすると、死んでいく患者にとっては、死というのは本当に自分の問題であり、主観的な問題であり、個別的な問題であり、主体的な問題であり、命の問題というのに、医療を与えるほうはそうではなしに、これはカルシウムの問題であり、熱の問題であり、体液の問題である、そこを矯正すればいい、という対応の仕方が行われる。本当に死にかけてきたら、人を全部のけてしまって、器械に監視させる。ところが、死んでいく人間にとっては、それが怖くてしょうがない。

死への対応というのはいろいろなことをいわれますけれども、死が怖いというのは、結合が離れていくから、運動をしなくなるから統合が壊れていくからとリフトンはいうわけですけれども、それ自体全部が、個人の問題として、主観的な問題として、自分が別れていくのが怖い。人が別れていくのはあまり怖くないんです（表2）。「昨日、交通事故で何人死んだ」「ああ、そうか」ですむ。しかし、自分がこの世から消えていくという、「自分が」という分離が怖い。たくさんの人は客観的には死んで静かになっていくわけですけれども、しかし、自分が永遠に静かになってしまう。それが怖い。自分が、自分が、

表2 生と死のイメージの要素（リフトン）

結合	——	分離
運動	——	静止
統合	——	解体

自分が……。その自分に対して、自分なんて知ったことではないぞという対応の仕方が医療の中で起こってくる。そうすると、怖いわけです。しかも、そういった医療の場で死んでいく人がますます多くなってくる。

戦後の医療というのは、とくに健康保険というものから医療需要が増大してきた。これをますます増大するために、いまのように病気の抽象化をやって、画一化して、機械化して、中央化していく。これはすべて操作です（図1）。医療する人間の構え、そんなものはどうでもいいわけです。無視していいわけです。最終的にはこれは全部コンピュータで機械化してしまえば、どんなに需要が多くなっても平気だろうという想定のもとに、この操作的な医学が進む。

そうすると、死んでいく人間にとっては、そんなのは困るぞということで、こういう権利の問題と衝突してくるわけです。しかも、これまでは実際には病気は減らない。そこで、別に新しい医療というのが要求されて、具体的な医療、個別的な医療、人間的な医療、地域化というのが大事になってくる。操作とは全然別なものです。医療の中には、本当は操作と援助とが両方あるべきなのですが、ただただ操作へ、操作へと進んでいく。医療技術者が、自分たちは技術者だと思ってしまう、科学者だと思ってしまう。白衣というものも、結局は科学者のイメージになっているわけですけれども、イメージを分けてみたら、こんなことになる。

援助者のイメージというのは、温かさというものが基本的にある。また胸を開いた—open mind ということです。また、共感が持てるというあり方。それに言行一致。これが援助者としてのイメージの中心になってくるものです（表3）。

一方、科学者というのはちょうどその対局になってきているわけです。冷静であるといってもいいけれども、冷たい。温かさに対しては科学者というのは冷たいのです。胸を開いたというのに対して、実験室の人間とか、象牙の塔にこもっている人間

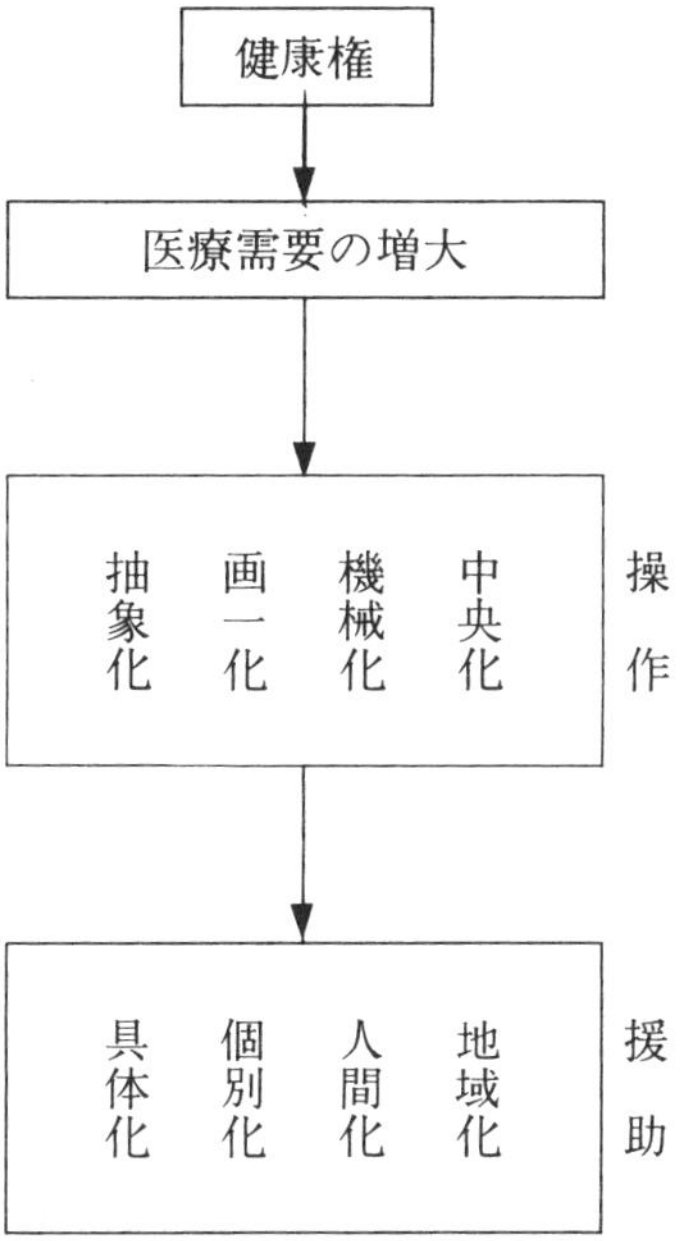

図1　戦後の医療の流れ

表3　科学者のイメージと援助者のイメージ

科学者のイメージ	援助者のイメージ
冷たい	温かい
孤高	胸を開いた
障壁をつくる	共感
言行不一致	言行一致

というのが科学者ですから、孤高——ひとり高し、これが科学者です。片一方のほうは共感ということを基本的な特性とするに対して、そうではなしに、障害を作る。おれはおれなんだ、自分というのを隠して、出てくる客観的な法則的なこと、それだけが自分の代わりに出ていくので、自分は常に隠している。隠すのが、先ほどいった白衣です。科学者というのが白衣を着る人間です。

それから、言行不一致。科学的な法則性と自分が思っていることはまた別なんです。世の中はすべて分子でできているなんてということをいっていて、本当は恋愛もするし、涙も流す。それが科学者。

確かにこういった科学というものは、操作としては非常に大事なものですけれども、それだけに終わってしまったときに、いまいった人間の不在ということが起こってくるわけです。もう一度、援助的なイメージというものを考えていく必要があります。

社会の医学と末期医療

先ほど病院の医学の次に社会の医学というのを挙げましたが、社会の医学といったら、普通はこの操作的なイメージをもっと一般化していって、すべてを機械化して世界中に普及する、それが社会的な医学のイメージではないかということになるのですけれども、そうではありません。本当に社会的なということは、本当に個人的であり、人間的であるということで、たとえばWHOあたりでも、一九六〇年代までは、何とかこういう操作的な医学を世界中に普及さえすれば、世界中の保健問題は解決がつくと思っていた。しかし、どうもそれは失敗だということがわかってきた。これからの医療というのは地域を考える。地域ということは、ニューヨークの医療と東京の医療とは違うのだということです。東京の医療とオーストラリアの医療は違います。サハラ砂漠の医療と北極のエスキモーの医療とは違う。各々持っている生活、考え方、そういうものを基本にして組み立てていかなければならないというのが、地域医療というものの基本的な考え方であるし、プライマリー・ケアというのもそういう考え方なのです。地域化ということは社会医学の基本になってくるわけです。

そうしますと、本当に多様な人間の要求というものに対応していく。そのためには画一的な方法をただ普及さえすればいい、どのときでもこの検査をして、どんなときでもこの薬を飲んで、それでいいというのでなしに、一人一人に対応できてくる。そのためには画一ではなしに、一人一人に合わせてコミュニケーションという温かさ、胸を開く、共感を持って、言行一致ということができなければならない。

burn out syndrome

話はすこしかわりますが、buru out syndrome（燃え尽き症候群）、これがいまアメリカで問題になっているんだそうです。ここ五—六年にたくさんの文献が出てきています。何が燃え尽きるかというと、心が燃え尽きる。誰のかといいますと、人間に関係する仕事をする人、人間の命に関係する仕事をする人、とくに看護婦、それから航空官制官、刑務所の看守たち、そういう人たちが起こす症状です。

どうなるかというと、一言でいえば、魂が燃え尽きるわけですけれども、ちょっとした病気によわくなる。それから仕事を休みがちになる。疲れてしようがない。そのへんはまだいいとして、人付き合いがだんだんしにくくなってくる。それでいて、仕事はきちんとする人と投げやりになる人と二つに分かれてくるんだそうです。仲間と付き合いがだんだん悪くなってくる。ただただ仕事だけを事務的にするようにする。常に不平をいう。仲間割れをする。分派活動をする。これは実は病気なのです。医療という場におかれて、とくに生死の境にさ迷っているように患者さんに、機械的な対応をするということは、自分をだましていることなのです。そのために、自分の心にだんだん鎧を着なければならない。それがだんだん鎧が本物になって、コミュニケーションもできない、冷たい事務的な人間になってしまう。もちろん、これは家に帰っても治らない。家に帰っても、ブスッとして、家庭環境も冷え冷えとしていて、夫婦別れなんかもする。そういう症状が出てくる。

なぜ、起こるかというと、病人が病院において死というものが非常に機械的に扱われる中で、自分自身をだまし、自分自身の本音というものを隠すという形の中で医療を行っていく。それがだんだん耐えきれなさを作っていくのです。

医者のほうは、そういう死に際になってくるとだいたい逃げるんです。そして、遠くから遠隔操作をやり出します。そうすると、一番もろにそういった場面に直面しなければならないのは看護婦のほうになります。

私は、ある方のお見舞いに一度行ったら、かなり重い病気だったので、点滴なんかをなさっているわけですけれども、十五分おきに看護婦さんがひょっときて、ひょっと帰る。この病院はずいぶん看護婦さんがよくこられるなと思った。しょっちゅうこられるので、一体、何をしておられるのかなと思って、看護婦さんの視線を見ていましたら、点滴のバックをパッと見て、スッとお帰りになる。患者さんの顔を見なくていいのかな、患者さんが死んでいても、バッグだけ見て帰られるのかなと、ちょっと心配になったんです。つまり、患者さんの顔を見ると怖いんですね。何かいわれそうな気がして、いわれたときに、自分が何もいえない。隠しているので。医者からは、何もいわないようにといわれている。しかし、患者さんから聞かれたらどうしようかというので困る。

そういうところで、人間不在というのは構造的にあるわけです。それを社会的医学的に展開するということは、病院における死というのは非常に個別的な非常に主体的な状況というものにどう医療従事者が胸を開いて接近できるかということを考えていくことで、これは社会医学の問題であり、死の臨床の問題でもある。

先ほど椅子の話をしたわけですけれども、三年ほど前にオラン

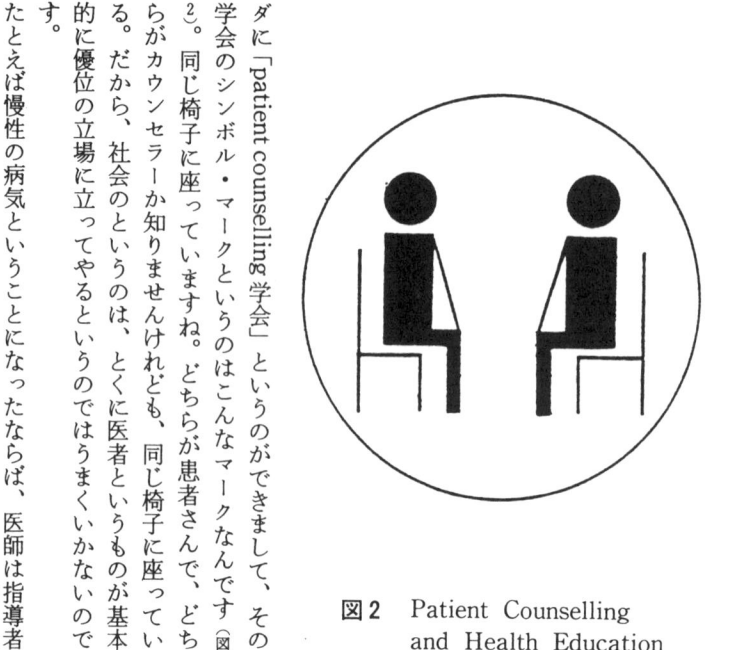

図2　Patient Counselling and Health Education

ダに「patient counselling 学会」というのができまして、その学会のシンボル・マークというのはこんなマークなんです(図2)。同じ椅子に座っていますね。どちらが患者さんで、どちらがカウンセラーか知りませんけれども、同じ椅子に座っている。だから、社会のというのは、とくに医者というものが基本的に優位の立場に立ってやるというのではうまくいかないのです。

たとえば慢性の病気ということになったならば、医師は指導者になって、患者さんのほうが協力するという形になりましょう。それから、とくに軽症の病気だとか、リハビリテーションになってきますと、患者自身が変わるのを助けるのが医療従事者の役割ということで、役割を転換していかなければならないわけです。それだけいろいろな幅の広い人間性というか、人間的な対応の仕方というのが要求されると思います。

死への態度の変遷

これは外国でかなり有名な「死への態度の変遷」で、Ariès という人が西欧における一般市民の死への対応の仕方というのを整理してくれているのですが(表4)、昔は死というのは飼いならされていた。常に身近に死が起こって、それへ対応する文化というのが幾らでもあった。

表4　死への態度の変遷(Aries)

1.	飼いならした死(tamed death)	－10世紀
2.	自分自身の死(one's own death)	10－16世紀
3.	汝の死(thy death)	17－19世紀
4.	禁じられた死(forbidden death)	20世紀

飼いならした死というのは、西欧の歴史でいえば、十世紀ぐらいまでのことです。飼いならされた死というのは、日常生活の中に存在する死で、死が完全に社会の中に溶け込んでいたわけです。ルネッサンスのころから、死というのは自分の問題だというふうに考えるようになりました。自意識が出てきたということと対応するわけでしょうけれども。たとえば葬式のやり方にしても、墓碑の中に自分というものを非常に強く意識的に墓碑名を書き込むのがルネッサンス以降だそうです。十七世紀から後というのは、汝の死という概念が出てきました。自分よりも周辺の人の問題として死を考えていく。そういった状況が出来上がってきた。

いま、二十世紀になっての死というのは禁じられた死。死については黙っている。死というのはまるでセックスみたいにタブーになって、語り合わない。隠してしまう。死に際というのは医療専門家がササッと技術的に片付けて、死んでしまえば、葬儀屋さんがきて片付けて、格好だけ、ご愁傷さまなんていうことをやってすんでいる。本当の死というものにどう対応するかということを皆隠している。隠しているだけに、よけい怖くなっている。情報のないときに一番怖いということですので、こういった状況がいつまでも続くものではないというのが Aries の考え方ですし、医療の中でもこういった「死の臨床研究会」が出てきた。アメリカももう二十年ぐらい前からはっきり死というものは表に出さなければいけないと考えるようになりました。

社会の問題としての死の臨床

性はすでにタブーでなくなった。今度は死の番だということで、死の教育というのはたいへんに盛んになってきています。死の教育のためのプログラムというのが小学校のときから出来ている。どういうふうに死に対応するか。禁じられた死というのをもう一度開けて、死と仲よしになっていく、そういった文化というものを育てなければならない。そのためには、医療従事者は一番先頭に立たなければいけないし、死んでいく場面というのは人間的な死に方を支えるような対応の仕方、それはもはや技術でなしに、人間的な成熟ということが基本になっている。医療従事者であるならば、本当はそのへんが一番よくできるはずのことが、一番うまく対応できない。

医者でも、看護婦でも、死に際というのは格好のいい死に方をする人は少ない。しかし、中には本当にりっぱな死に方をされる方があります。そういう方たちは臨床の現場で、自分の問題としても本当に死というのを考えている方だと思います。

そういった医療というのが、単なる病院の医学から社会の医学へ、つまり病院における死の臨床の問題というのは実に社会の問題でもあり、社会一般の人たちの死への備え方ということとパラレルに存在してくることで、こういった「死の臨床研究会」が医療従事者に限られず、いろいろな研究者を含め、一般大衆の中に入っていって、隣組の中で「死の臨床研究会」というのができるようになったときに、死というのは最も親しみやすく、死というのを怖がらない、もう一度、死というのを飼いならすことができるのではないかというふうに思います。

末期患者ケアの現場における諸問題

司会 篠田知璋　島田妙子

1　ナース（外科）の立場から

国立京都病院　細谷和子

はじめに

今回のシンポジウムを引き受け、私たちがこれまで行なってきた末期患者のケアを振り返ってみると、「医療従事者のチームを組み末期患者のケアを行なう」という基本的な問題も解決されておらず、いったい「末期患者のケアの本質とは何か」ということも理解できない状況での発表は心苦しいと思う。

私たちが末期患者のケアに取り組もうとした動機は、現代医療の進歩に伴い、種々の生命を補助する器械が導入され、救命への治療が可能となった反面、癌により死が目前になると取るべき手段は極めて少なくなり、医療従事者は消極的となる。末期患者は、身体的苦痛はもちろんのこと、精神的苦悩もはかりしれないものを感じている。これは患者ばかりでなく家族、看護するナース共々同じような苦悩をもつに至る。

この状況の中で、看護婦として末期患者の援助を確立していくことにより、看護の独自性を見い出し、事例を積み重ね、法則化したいという目標を設定して取り組んだ。

ちなみに当病棟は、医師一一名、看護婦一四名から成り立つ五〇床の一般外科病棟である。大小あわせて年間三五〇―四〇〇例の手術件数と四〇―五〇名の死亡患者がある。ほとんど癌による死亡例である。

今回は私たちが体験した、病名を知った事例、病名に疑いをもった事例を通し、現場における問題点をあげていきたいと思う。

事例を通して

当病棟は、二年前より末期患者のケアに取り組み事例を重ねている。最初の事例は、妻より病名が告げられても、患者は動揺することなく「やはりそうか」と語り、「病名を疑っていた時は身の置場もないほど苦しかった。病名を知ったことにより、今後の生活のことが考えられるようになった」と笑顔で話された。

退院前日、患者より話があると約一時間にわたり会見し、病名を疑っていた時、病名を知ってからのことが話され、最後に「私の希望を聞いてほしい」と前置きし、「今から私のように病名を疑い、苦しむ人も多くなると思う。しかし、看護婦さんの励ましの言葉や慰めの言葉は何の助けにもならなかった。かえって疑いは深くなるばかりだった。身体的苦痛を取り除くことも大切であるが、精神的苦痛を取り除くことに看護婦さんは努力してほしい。私は今から一日一日を大切に生きていきます」と話された。

この事例から、末期患者のケアは、患者が真実を知り、自己を見つめ、安らかな死を迎えることが最大の目標と考えた。そこで、25歳で乳癌と診断され、27歳で肺転移により再入院してきた未婚の女性にアプローチした。

この中で、①27歳の若い未婚の女性に真実を知らせ、死をみつめさせるのはかわいそうである、②若いから悔いのない日々を送ってもらいたい、等の意見が出された。何もしないで見守っていくより、積極的にケアすることに意見を統一し、手段として、患者本人が自分の病気に対してどのように受けとめているのか知ることとした。

母親より、患者は乳癌と診断され、三日三晩泣きあかしたが、乳房を失うより命の方が大切であると自ら決意し、退院後も今回の再入院まで明るく勤務していた、という情報を得てから、この患者であれば、自分を見失うことなく死を受入れられると予測しアプローチした。

今後のケアの方向づけをするために、患者の病気に対しての考えを知ろうと面接をもった。相室であったため処置室に患者を呼び、「病気に対してどのように思っているか」「今後のことを考えたことがあるか」の問に、患者は「こわくって!」と沈黙が続き、「考えたくない」と全身を震わせて泣いた。しばらく泣き「でも病名は知っているし、こわい気持もあるけれど、隠されるよりは本当のことが知りたい」と答え、「しばらくここで泣きたいから一人にしてほしい」と処置室で約十分間ほど泣いた後、「すっきりしました」と笑顔をみせ帰室した。

この場面より、忠者は病気から逃げたい気持ちと、現在の病状について知りたい気持ちの葛藤とが感じられ、今まで以上に交わりを深めていくことにした。主治医にこの様子を報告し、協力を得ようと働きかけたが、「本当のことを知らせても患者は苦しむだけだ、あまり患者を刺激しないでほしい」といわれ、医師と看護婦で患者を看とる、という基本線がくずれた。

しかし、私たちがケアしなければ、この患者は苦悩が多くなるばかりと考え、交わりを深めていくと同時に母親との交わりも続けた。ケアの過程で、母親は娘の側にピッタリと寄り添い、交わりをもつことが困難になった。そこで、患者と母親が交わりを深めることを期待し、個室に移した。

病状が悪化し、患者は苦痛のための動揺がみられ、同時に母親も動揺する状態が続き、「娘の病気はなおりますか」、患者は「今は五分五分かしら」「もうダメといってくれ」と悲痛に訴え、さらに死と結びつけて考え「何か答えなくては」と看護婦も動揺し、慰めの言葉でその場を切り抜けようとした。これは、患者の気持ちを読み取り的確な言葉をみつけることに欠けていた。呼吸困難も増強し、会話が困難になり、死の間ぎわ「お世話になりました」と話し永眠された。

この事例は、家族・医師の協力が得られず、看護婦の目的のみが先行し、「癌＝死」と患者・家族とも結びつけていないことを知った。この経験から、末期患者ケアは私たちの満足のためのケアであってはならないと考え、患者の気持ちを理解することに努めた。

41歳の男性、妻、娘三人の五人暮らし。大学を卒業後、大企業に就職し、第一線で活躍していた。胃癌で胃切除を受けたが、主要臓器に転移がみられ、予後不良と診断された。主治医より「胃潰瘍で胃の三分の二を切除した」と説明を受け、術後の経過もよく社会復帰した。一年後、癌による腸閉塞と肝転移による腹水貯留で再入院して来たが、患者は「癌で死んだ父親の症状に似ている。私も癌ではないのか」との訴えに、主治医は「術後の腸の癒着と輸血による肝炎」と説明し、家族・看護婦に統一するよう指示された。家族も病名を隠すことに納得したが、家族とチームを組み、患者が何でも訴えられる環境を作ろうと試み、頻回に家族と情報の交換を行なっていった。

患者は交わりの中から「先生に病状の説明を聞こうと思っている間に出ていかれる」「先生は机の上で治療し、人間の治療はしていない。人間に苦痛のあることを知ってほしい」と不満を訴え、主治医に患者の所に訪室してほしい旨伝えても協力を得ることはできなかった。

患者は歩行困難と頻回の下痢により、衰弱が著明となっても排泄の介助を拒否し、危険防止に努め患者の希望通りに行なった。ある日、相室で立ったまま便を失禁し、泣き出しそうな顔をみせていた。その事件以後、患者は人との接触を嫌い、すべてに拒否的態度となった。この患者にとって、他人の前での失禁は大きなショックとなっていると考え、妻と相談の上個室に変えた。

しばらく同じ状態が続いたが、やがて拒否的態度はなくなり、すべて他人に依存するようになった。妻は患者の様子にさかんに激ましの言葉をかけたが、徐々に子供のようになり、末期には幼児言葉で話し、妻がいても私たちに甘える日々が続き永眠された。

この事例から、第一線で活躍し、すべてを冷静に判断し、私たちの行動を評価していた患者が、子供のようになった事例を経験して、患者が自立しようとした欲求を私たちは理解せず、どこか「死を目前にした人」という目で見、患者を理解し受けとめることと保護することの違いを見極めることができなかったと反省させられた。

まとめ

病名を知った事例と、病名に疑いをもっていた事例を紹介した。事例を積み重ねてきたプロセスで感じた問題をあげてみたいと思う。

外科の特殊性とはいえないが、予後不良と初期の段階で診断されても、医師は「良性で切除した」と患者に説明し、患者も身体で感じ納得し、社会復帰する。しかし再入院すれば、癒着・肝炎で切り抜け、患者も一応は納得する。病状が悪化していくにつれ、患者は不信感を持ち始め、病状の説明を望み、医師は次第に患者より遠ざかる傾向となり、ますます患者は不信感を持ち、不満を多くの時間接触する看護婦に向けてくる。

この過程において、患者・家族の意思決定のチャンスはない。病理組織の結果、予後不良と診断され、社会復帰の可能な時期に、家族・医師・看護婦は、患者と積極的に交わりをもち、患者・家族の希望があり、適応能力があると判断できれば、癌の宣告をするべきではないかと考える。反面症状が悪化し、医療従事者に不信感を持ち、社会復帰の可能性がなければ、家族・医師・看護婦は意思統一と共に、患者を理解し、受けとめる努力をもち続けていかなければならないと考える。

しかし現状は、他の医療従事者の協力も得られず、すべての役割をもち、看護婦の判断でケアの方向性を決定しなければならない。末期患者ケアのプロセスにおいて感じる問題は、人間生きている過程において欲求がある、欲求が満足されないと苦悩に変わると思われる。私たちは、「癌である」「まもなく死を迎える」という苦悩を患者が訴えても、理解することができず、直接的なケアで解決しようとする。そのため、患者はますます身動きできないほどの苦悩をかかえ込む結果になっているのではないかと思われる。これは、経験の差こそあれ、末期患者ケアにおいては同じレベルの看護婦間で検討を重ね、行動を評価しているためと思われる。往々にして、私たちは目的をもち、この患者は「こうあってほしい」「このように生きてほしい」と看護婦の気持ちを投影し、目的遂行のため、看護婦の気持ちが先行し、患者は後になっている場面が多い。

チームの中に患者の心理を分析し私たちのケアの方向づけ、評価、指導してくれる者がいないためと思う。そのために私たちはケアの過程で方向づけの判断に迷い、自信がなくなり、ゆきづまりを感じることもある。末期患者は例外なく家族や看護婦に交わりを求めていることは事実である。

当病棟は、はじめに述べたように、非常に多忙で、常に四—五例の末期患者にケアを行なっている。患者・家族に耳を傾け、共感的態度で接していく時間は決して多い状態とはいえないが、看護婦の末期患者ケアに対する姿勢と努力で解決はついている。今まで述べたように、私たちは末期患者ケアの原点のレベルでの問題が多い。

今後の課題

(一)人間を理解するために「心理学」を学び、患者の言動を科学的に理論づけられる知識をもつ。

(二)末期患者ケアの過程で、看護婦自身の行為に対し、恐れや不安をのり越えるための「死生観」を各自が持つ。

(三)末期患者ケアを充実していくうえにおいて、組織全体の動きとして実施できるよう働きかけていく。

以上の三点を当面の目標として、末期患者ケアを積み重ね、患者が安堵できる環境を作る努力をしたいと考えている。

2 ナース（内科）の立場から

淀川キリスト教病院 石森携子

はじめに

わが国では、癌による死亡数がここ数年のうちに脳卒中を抜いて一位になろうとしています。私の働いている病棟でも、今年十一月現在で、癌と確定していた患者が、五八人の入院患者中一二人と約21%を占めていることに、あらためて驚いているしだいです。いまや私たち看護婦として、末期患者との関わりは、どこの科に行っても、切っても切れない重要な部分になり、その使命を負わざるを得ない現状になってきております。私の病院で The Organized Care of the Dying Patient（OCDPと略す）をはじめてから約八年、私自身の反省として、果たしてそれだけ話し合いの回を重ねてきて、患者に何を与えることができるのかと問われた時、すぐに答えの出ないような無力さを覚えます。ここで、今までの八年間の経験を通して、ナースとして何が問題だったのか、この場をお借りして提言し、皆様がたの多くのご意見をお聞きして、これからのターミナル・ケアの患者に還元されていけば幸いと存じます。

病棟の雰囲気

ターミナル・ケアは、人から人への援助も非常に大切ですが、その患者のおかれている環境というもの、これは不可欠のものです。動的なものから静的なもの、私たちは行為に先走って、その患者のおかれている環境というものを忘れがちです。イギリスの聖クリストファー・ホスピスの創設者であるソンダース博士が、ホスピスの年次総会で全スタッフに話しかけた内容に「患者がもはや話をする体力がなくなった時、周囲の物を眺めることによって、言葉以上に多くのメッセージをそこから受け取っているか、私はそのような状況を見たことが何度もあり、言葉に表わさないでいることのほうがもっと大事な時がよくあります。それは言葉を用いることによって、真のメッセージがかえって損われてしまいやすいからです」と述べられています。それほどに空間の大切さを強調されております。

私の病棟は六二床で、成人混合病棟です。個室四室以外の病室は、ベッドの間隔が非常に狭く、その上、重症患者や急性期の治療処置の多い患者と同室というような環境の中では、患者が、自分自身で考える手がかりを見いだし、自分自身を見つめることなど、とうていできない状況におかれています。ベッドサイドに行くスタッフおよび家族も、ゆっくり座り込んで、患者の話しに耳を傾けることも非常に困難です。最後を迎える人たちに、いい環境を与える、より静かな落ち着いた家族的な雰囲気や室内が必要です。ここで専門性のセクションすなわちホスピスが強調されてきます。

ナースの力不足

私は今年の八月から九月にかけて、アメリカのホスピスあるいは病院を一か月間に十一箇所見学してまいりました。どこに行っても、ターミナル・ケアはほとんどナースが中心になって熱心に行なわれていたことは驚きでした。そこで、私の病院におけるナースのターミナル・ケアについての反省の機会ともなりました。

私たちのOCDPは、毎週定期的にチームを組んで行なわれておりますが、病棟で話し合われないまま、その場にケースを出して、精神科医の柏木先生を中心に検討し、そのまとまったものを病棟にもちかえり、ケアをすすめていくという方法を続けておりましたが、実際にそれがナース全体に浸透されず、ケアに生かされていませんでした。ナースはいつも逃げ腰で、忙しさにかまけて、患者の内面にまで入りこめなかったのが現状です。

そこで、この九月から、ナースが思いきって、もっと患者の内面にまでふみ込むことを何例かに実行してみて、OCDPに出し、ナースが中心になって話し合って、会のしめくくりに柏木先生からコメントをいただくという方法をとるように改めました、まだその方法をとってみて三か月しか経っておりませんが、多くの方がたから厳しい批判・指導をいただき、良い訓練の場となりました。反省として、

①今までのケアが、いかに表面的であったか。

②思いきって患者の内面に入り込むことによって、私たちの勝手な判断だけでケアされていたことが多分にあったのではないか。

③私たちは「患者の個別的ニード」「その人らしさ」を知る努力、すなわち患者の話に耳を傾けていくことは、とりたてターミナル・ケアだけに通じることではありません。看護全体の基本的姿勢であるといえます。人格をもったそれぞれの患者とのベーシックな関わりをもち、ニードをさぐった上で初めてターミナル・ケアという特殊性をもったケアが行なえるようになると思います。

私たちが患者の内面に入り込むことは、ただ単に、時間的余裕さえあればできるというものではありません。そこで人間対人間の、関わりのベーシックな人間性が問われますが、それと同時に、関わり

の「技」が要求されます。

この話し合いを通して、来月より、ナースの自己成長グループ的な訓練を（柏木先生の指導のもとに）始めようとしております。これを通して良き人間性の成長が、よりよいケアへとつながることを信じております。

医師とのコミュニケーション

アメリカの病院では、オープン・システムになっておりますので、病棟には、医師不在がほとんどで、ナースの力がなければやっていけない状況におかれております。ところが、日本では、まだまだ、各ドクターによって独自の考え方で治療方針が流される傾向にあり、そこでナースは、患者とドクターの間に立って、強力にその調整あるいは橋わたしの役目を担っていかねばなりません。ときどき私たちは、治療方針を患者より聞かされることがあったり、方針（情報）を知らないがために、患者とのいきちがいや、また患者に不信感をいだかせ、不安・トラブルのもとになりがちです。ターミナル・ケアでは、特にドクターの治療方針や、患者にどのように病気の説明がされているかなど、統一したケアがなされなければなりません。そのためには、ナースはもっと積極的にドクターに接近し、話し合いを深めていく努力が要求されます。

家族との関わり

ある72歳の男性患者、脳梗塞で意識不明状態が二か月続き、高カロリー輸液がなされていましたが、意識状態の変化なく、CTにも著明な改善は認められないとのドクター診断が下され、家族から、人為的延命は望まず、自然な形で observation したいという要望が出されました。その頃よりIVH、抗生物質は止め、最低の点滴一〇〇〇mlのみで、あとは基本的なケアだけにとどめておりました。ところが、家族はそのころより病院から遠のき、奥さんがたまに来ると、ぞんざいな患者の扱いをし、時には「この人のために苦労させられて」と、愚痴をこぼしさえしておりました。毎日ケアしているナースにとって、患者に対して愛情がわいてくるものです。ある時には、意識がないと思っていた患者が、ナースの呼びかけに対し、口を開こうとしたり、うなずいたりの反応がみられ、この患者の場合、もっとそばに家族が付いて、体に触れ、声をかけ、ケアに参加する必要があるのではないかと私たちは判断して、OCDPでも話し合い、その結果、家族に来てもらい、MSW、ナースを交えての話し合いの時をもちました。

話し合うまで、家族のケアへの参加はあきらめていたのですが、説明する時に、たとえ意識がなく、限られた命の人であろうとも、家族の交わりの必要性を説明したところ、意外とわかってくださいました。その日より家人が毎日交代で来院され、患者と今まで以上に良い関係をもって、その後二週間して患者は亡くなられました。家族に対して話し合わずにいれば、交わりもなく、家族も私たちも後味の悪い死を迎えたのではないかと思います。ベッドサイドや廊下での家族とのやりとりではなく、別の場所で耳をかたむけてあげることで、また定期的に家族に時間をさいてあげる必要があります。ターミナル・ケースにとって、患者と家族とのきずなは切っても切れない大切なものです。私たちの入りこめない、はかり知れないケアが、患者の中に満たされるように配慮していかなければなりません。

訪問看護（ボランティア）

アメリカでは、私の見学した病院のターミナル・ケースのうち、約50－75％が家庭で死を迎えられます。そのためか、ほとんどの病院が、訪問看護が盛んだったことには感心しました。訪問看護だけの施設でも、ターミナル・ケアがなされていました。それは、アメリカでは、訪問看護に対する経済的裏付けがはっきりなされているせいもあるでしょう。日本でも、家庭で死にたい、家族も家庭で看とりたい、という思いはあっても、病院から離れることが心配で、病院であきらめて死を迎える人が少なくありません。今後ホスピスを考えていく上で、訪問看護を抜きにしてすすめていくことは困難かと思われます。

チーム・アプローチ

私たちの病院では、チームを組んでターミナル・ケアにあたっていますが、個々のナースにとって、責任が分散された形になり、よほどそれぞれのチームからしっかりした情報を得ていないと、患者をTotalに見る考え方が薄れる欠点があります。また三交代をしているので、正しく細かく情報をつかまなければ、ケアのずれがおこりかねません。

複数のナースが一人の患者について話し合うことは、間違った判断を正したり、お互いの訓練、成長にもなるので、今後も続けていこうと思っております。

まとめ

これまでの経験を通して問題を提議してまいりましたが、この問題に対して私たちは真剣にとり組んでいかなければなりません。アメリカのターミナル・ケアをじかに見てきて特に感じたことは、とにかくナースが中心になっているということです。喜びをもってやっています。

日本では、問題が多すぎてむずかしいと言われるかもしれませんが、私たち一番身近で長時間患者のそばにいる者としての課せられた使命は大きいのです。それだけに責任重大です。

配慮のないケアを受けた患者は、苦しみ、悲しみ、孤独な、死そのものを身に背負って死んでいかなければならないでしょう。

ベッドサイドで「癌ではないでしょうか」「死の恐怖があるのです」「死ぬのではないですか」など聞かれると、その場から逃げたい思いにかられたご経験はあるかと思います。そう話しかけてこられるということは、患者はあなたによりかかってきているのです。逃げずに、その苦しみを共に背負っていく努力をしましょう。そこからよいケアが生まれるのではないかと思われます。私のこれまでのターミナル・ケアで、自分の力でどうにもならなかった時、次の聖書のことばが支えになりました。

「あなたがたの求めるところを神に、申しあげるが良い。そうすれば、人知ではとうてい測り知ることのできない神の平安が、あなた方の心と思いとをキリストイエスにあって守るであろう」

3　医師の立場から

阪南中央病院　岡本祐三

医療の現場で、毎日忙しく働いている平凡な医師の一人としての意見を述べたい。医師という立場に甘え過ぎているというご批判があろうかと思う。

今日、いわゆる〝末期医療〟が世界中で問題となっているのは、〝末期患者〟の扱いが医療者や家族にとってむずかしいというだけではなくて、末期患者の扱いが粗末である、むずかしいために粗雑になってしまうということでなく、本質的な意味で粗末である。少なくとも患者側からみて、その医療への期待に比して、粗雑に感じさせるものになっている点にあろう。

狭義の医療技術の行使については、一見非常に濃厚になっているにもかかわらず、〝手厚い〟という感じが持たれていないのである。人の声と手と、そして宗教的信念に基づいたケアによって、末期患者を取扱うべきであるという、英国におけるホスピスの再登場という事態が、何よりも雄弁に、今日の医療の〝手厚い〟ケアの不在を物語っている。日本において〝手厚い〟ケアをいかにすれば提供できるのか。

現在の医学教育においては、治る病気に対しては、どういう〝武器〟を用いて、どういう〝戦略〟でもって立ち向かえばよいかについては詳しく教えてくれる。しかしながら、遠からず死を迎えるという意味において、治らない〝病気〟（〝病人〟というべきだろう）に対して、どのように立ち向かえばよいかについては、全く教えてくれない。〝治る病人〟については〝病気〟に対してだけ対処していても、さして問題はおこらない。このような病人はたいてい機嫌よく退院していってくれて、途中の経過で起こったモロモロの不愉快なことは表面化しないものである。ところが〝治らない病気〟は、病気そのものに対処する有効な手だてがないのであるから、すなわちいやおうなしに〝治らない病人〟と向き合わなければならない。千差万別の個性と社会的背景を持った個別の〝人〟と直面することが、この場合避けられないのである。このような〝病人〟すなわち〝苦悩〟そのものである。

われわれは、個々の患者さんに、病理学が作りあげてきた病名をつける。診断という作業によって、肺結核とか胃潰瘍とかいう病名というレッテルを貼るわけである。そしてこの病名によって〝病人〟を分類する。この今世紀初頭に確立された、病人の分類方法は、患者の個別性をみない、つまり「病気はみるが、病人はみない」という批判に常にさらされている。

しかしながら、この病人の分類方法は不特定多数の患者さんに対処する場合非常に実用性に富んでいて、病人を操作的に扱うのにまことに便利よくできている。病人個々のもっている個別性が捨象されているからこそ操作的に扱えるわけであるし、〝治る病人〟に関しては、この方法で扱っていてたいてい問題はおこらないのである。

この分類方法による病名に従った治療方法、対処の仕方が用意されている限りにおいて、不特定多数の患者さんを相手にする際、これ以上実用性のある方法論を、われわれは未だ手中にしていないといえるだろう。ところが〝治らない病人〟の場合、この分類方法は著しく無力化する。病名のレッテルを貼ることによって役に立つのは、せいぜい予後の判定ぐらいのものである。

病気から生じる肉体的苦痛を和らげる「対症療法」という技術がある。これにしても、現在の医学教育の中では、一段次元の低いものと考えられている。むしろ、発熱の患者にみだりに解熱剤を投与してはならぬ、発熱の原因、治療効果がわからなくなるからというようなことが強調される。これはもちろん正しいことである。

しかし、本当に〝対症的〟に対処すべき場合、あるいは対症的に対応するしかない場合の方法については、なおざりにされているといえるだろう。すなわち〝状況〟に対する〝対症的〟アプローチの乏しさをわれわれは認めなければならない。われわれが職場で、患者さんのことを仲間同士で話し合う時、「あの18号の田中さんね」「ああ、肝炎の」という時と、「あの8号の木下さんなんだけどね」「ああ、あの末期の患者さんね」というい方をする。この時、われわれは、「肝炎」という病理学的な病名でもって患者さんを表現することと、「末期」という、患者さんのトータルな「状態」あるいは「状況」でもって患者さんを表現することを無意識のうちに区別して行なっていることに気付くのである。「状況」で表現する場合としては、「あの、明日オペ(手術)の患者さんね」というようないい方もそうである。

患者さんを、職業的に多数取扱う場合、患者さんを端的に表現でき、皆の認識が一致できるような、多数の人間の活動が、うまくそこへ集中できるような患者さんの表わし方がなければ、共同作業はできにくい。

こういう表現型、働きかけるための共通のとっかかり、これを「作業仮説」と呼んでいる。病理学的な病名も、実は、病人を処理する場合の一種の「作業仮説」なのである。

この点について詳しく述べる余裕がないのであるが、病人には、病理学的な「病名」とともに、その人が病気になったために置かれている「状況」が必ず伴っている。限界状況、極限状態の病人の場合、たとえば「末期」という「状況」のほうが、「病名」よりもはるかに重要な意味を持っている。明日手術を受ける予定の人にとっては、手術の方法が何であるかということよりも、ひょっとすると明日死ぬかもしれない、手術の前日であるということのほうが、その人にとって、はるかに重要であるということがあり得る。そこで、われわれは患者さんに何かをしてあげねばならぬという時、「病名」と「状況」というものを、その時々の比重において使い分けているのである。もちろん「病名」だけで処理できるケースが一番ラクであるということを率直に認めよう。そういう意味で、私は末期医療というものを、日常的な医療と断絶したものである、別物であるという立場をとりたくない。むしろ、日常の医療と連続したものであるということを強調したい。末期医療は、〝状況〟医療の最たるものである。

ある患者さんについて、「状況」を「病名」よりも優先して取り上げている場合、われわれは、まぎれもなく〝病気〟よりも〝病人〟をみようとしているといってよいだろう。ところが、このような「状況」に対処するについては、病理学的体系のような、多数の人が一致してその実用性を承認しているような方法論は存在していない。人それぞれによって、患者の状況の促え方が異なるため、いろいろとやっかいなことが、医療従事者と患者・家族の間で、医師と看護婦の間に生ずる。ここに「話し合い」の必要性があるわけである。つまり「状況」について何が優先するか、最重要であるかということについての認識の一致である。

さて、医療従事者は、患者さんのニードに応えなければならないという社会的役割を担っている。〝治る病気〟の患者さんの場合、要するに「治ればよいんだろう」ということで、検査・薬・手術といった処置によって、こちらで勝手にニードを想定して、あるいはきめつけて対処して、たいてい問題は起こらない。途中の不手際があっても、よき結果に伴う喜びによって、不問に付される。

ところが〝治らない病気〟の患者さんの場合、そのニードが何であるか、なかなかこちらが応え得るニードとして何があるのかよくわからない。こちらにどんな手だてがあるのかもわからない、しかし患者さんは苦しんでいる。逃げ出したくなるわけである。

不治の病の患者のニード、そしてわれわれが応え得るニードとは何であるか。まず第一に、肉体的苦痛を、物質的手段によって軽減せしめること、これは当然のこととしておきたい。不十分であるという指摘も受け入れねばならぬ。その他に何があるのか。

先日、テレビで、アメリカ中西部のある片田舎の町で、ホスピスを運営しているナースの活動が紹介されていた。年間数万ドルの予算と、多数のヴォランティアを掌握し、専従職員としては彼女一人、主として訪問サービスを行なっているようであった。彼女は、末期患者の家を訪ね、かたわらに腰をおろし、じっくりと耳を傾け続ける。最後に彼女の説話があって、彼女は、

「末期患者がなぜ苦しむか、なぜやすらかに死を迎えられないかを聞き、その人の人生に意味を認めてあげようとしているのだが、これは、非常にむずかしい。これまで数年間に、八〇〇人のケースを扱って、成功したと思えるのは、一〇人に過ぎない。ほとんどの人は、不満・不安・苦痛のうちに死んでいく。残された家族の問題、絶望感、ホスピスは魔法の帽子ではない。何もないところで、帽子からウサギを出してみせることはできない」と語っていた。謙虚な言葉であると思う。しかし、観念のレベルで、末期患者の問題に取り組んだ場合にいきつく一つの結論ではないかと思う。

筆者は、末期患者のケアの問題を主として観念のレベルで、形而上的レベルでのみとらえようとすることに賛成できない。ここで私個人の最近の経験を述べたい。

Yさんは、現在肝癌の〝末期状態〟である疼痛がひどく麻薬も使用している。若いころ、妻と離別し、以来各地を放浪しながら、男手一つで一人息子を高校生まで育て辛酸をなめつくしてきた人である。私のようなノホホンと生きてきた人間にとって、こういう想像を絶する人生体験をした患者さんの末期の心理状態に踏みこむなどということは、まったくおぼつかないままに日が過ぎていった。

Yさんは、ここ数年間自らも断酒すると共に、保健所のケース・ワーカーや保健婦さんと協力して、アルコール中毒の断酒会の世話に熱心に取組んでいた。この保健婦さんがある日私を訪ねてきて、「先生を見直しましたわ。Yさんが先生をすっごく信頼してる」といってくれた。私ももちろんうれしかったわけであるが、彼女がいうには、Yさんは「岡本先生は、いつも朝一番にわたしをみに来てくれる。そやから、ワシもタバコをすいにいきたいのをガマンして毎朝待ってるんや」といっているとのことであった。このことで私自身ホッとすると共に、目を開かれる思いがしたわけである。私は昨夜は痛まなかったであろうかということが気がかりで、毎朝、確かに一番に回診していた。そういう、自分では口はばったいが、律義に患者さんの必要に対応していくこと、つまり、極めて単純化していえば、朝夕訪室してみるとか、毎日家族と廊下で立話をするといった、医療者として原則的に身体を動かしていくことが、なおざりにされてきているのではないか。あるいは患者さんの病院での療養環境の貧しさということに無神経になっているのではないか。

末期患者のニードということについては、三年ほど前の「看護学雑誌」に、癌と神経難病とで亡くなった方の遺族の対談が載っていて、示唆に富んだ発言が数多く出ている。その中で、医療従事者、医療機関への要望として、「医療上の依頼、たとえば、点滴が終わったので抜去して欲しいというようなこと以外に、毎日おこる不安、迷いといったようなことにも、もっとこまめに相談にのって欲しかった。医師も看護婦もあまりにも忙しそうで、気兼ねで声をかけられなかったということや、もう一つ、経済的に心配せずにもっとはやくから個室へ入りたかった、総室では、家族同士の心からの会話もままならなかった。個室へ入ってから状況が一変し、本当に自分たちの時間が持てた」ということが痛切に語られている。これは、福間先生の報告にもあったように、末期状態において、精神的な面の支えとして、まず家族に、次いで医師・看護婦に期待するというアンケート結果に照らしてもまったく同感されるところである。

この二つの要望を充たしているといえる病院が、いったいいくつあるであろうか。私はこういう、人的・物的条件の重要性をなおざりにして、末期医療の問題を論じることに賛成できない。問題は、末期患者についてだけでなく、日本の病院の療養環境の貧困さそのものなのであり、これは医療制度と深く関わっている。死は忌み嫌われる存在である。これを観念のレベルで乗り越えなければ、末期医療はできないという意見は、一面の真実性を有しているとしても、現場で働くごくふつうの医療従事者の一人として、一般的水準としてはこの要請は受け入れがたい。末期医療の問題として、私は、形而下的問題、物質的・人的条件の整備が不可欠であり、医療福祉制度と関連の重要性をもう一度強調したいと思う。

4　ソーシャル・ワーカーの立場から

聖隷三方原病院　山本治子

日常業務を通じて感じることを二、三あげてみます。

情報を大切にしたい

チームを組む者が、情報をいかに上手に利用するかということを考えてみたいと思います。人はさまざまな面を持っています。私たちもそうだと思います。私たちはふだん情報の交換を当たり前のこととして行なっています。多くの情報を集めたことで安心してしまうことがあります。しかし必要以上のものは、かえってないほうが自由にふるまえるということもあるのではないでしょうか。

情報を集めることだけでなく、相手の気持ちを大切にしたいと思います。もちろん医師や看護婦に、正しい情報を伝えることは当然だと思います。

ここで問題にするのは客観的事実以外のことです。

チーム間の信頼

先に述べたことに関連して、チームを組む人間同士が信頼をし合うことが大切だと思います。最近ではほとんどありませんが、私が仕事を始めたころ、看護婦さんの中には、患者さんが相談に来たことがわかると、「悩みがあるのなら、よそへ行っていう前に直接いってくれればいいのに」と患者さんを問いつめる人がいました。きっとワーカーの仕事を十分に理解してもらえなかったのだと思います。誰しも、知らないより知っていたほうが安心できるのですが、すべてを知ることは不可能だと思うのです。

ワーカーは、患者さんや家族から、医師や看護婦の話を聞くことがありますが、それは、不安に思っている気持ちを聞く役だと思っています。私の受け持った精神科の患者さんで、実に上手に話す相手を分けている人がいました。

医師には、自分の症状とか薬のこと、家庭生活のさまざまなことをワーカーに、また別の問題はナースに話すと、いった具合に、選んでいるのです。しかし、大半の人はうまく分けられずにごちゃまぜにして話します。聞く側で上手に分けなければなりません。医師にかわって医学的な指示をしてはたいへんな間違いになるし、ワーカーとして聞けることは、その中でもほんのわずかなのです。

一人の患者さんにさまざまな職員が関わり、その中で誰がリーダーシップをとるかはケース・バイ・ケースだと思います。ケースにより、医師でありナースでありまたワーカーであるかもしれません。しかし、お互いの信頼があればスムーズにいくはずです。

家族へのアプローチ

最後に、ともすれば、私たちは、患者さんだけを中心に物事を考えてしまいがちですが、病人をかかえた家族にも目を向けたいと思います。患者さんのことを思うばかりに、家族に対して無理な要求をしてしまいがちです。家族もまた悩む人としてていねいに接していかねばなりません。一番の協力者であるはずの家族がまいってしまわないように援助が必要であると思います。家族との関わりを抜きにしたケース・ワークはないと思います。

以上、日頃感じていることをあげてみました。

死に直面した患者さんに限らず、問題の中身は違っても、本質的には同じものがあると思われます。その中で、私たちが何かをしてあげるのではなく、患者さんおよび家族のかたがたが今置かれている現実を直視する。つまり、自己を受容した中での自己決定がなされていくために、私たちのできる援助の土台は、何よりもまず、目前にいる患者さんや家族の気持ちを受容し共感することだと思います。

討論

篠田■今までの問題の中で、告知の問題、家族との対応、ベッドサイドではいかになすべきか、何が一番具体的に必要なんだろうか、という問題はほとんど出てきたと思います。具体的なことでありますので、一つだけ私が演者の方々にご質問したいのですが、たとえばターミナル・ケアというのはいつからターミナルだということをお考えになっている方がきっとおられるのではないかと思いますが、そのへんのことについて具体的に何かコメントがおありでしたらお教えいただきたいと思います。

岡本■いろいろな考え方があると思いますけれども、ターミナル・ケアというのは予後不良と診断された時期から、と私は考えております。

篠田■その他、違ったご意見をお持ちの方、いらっしゃいますか。

それでは、フロアの方からご質問およびご意見をうかがいたいと思います。

訪問看護の必要性

佐藤智 白十字診療所長■淀川キリスト教病院の石森さんに、ぜひ訪問看護をお宅のような病院でやっていただきたいと思うのですが、私の所のような小さな診療所ですと、癌を発見しますと、発見したときから、訪問看護婦が患者に接触して、入院したときに、その方針決定も私とナースが一緒に決定して、根治手術不可能で退院しますけれども、その後は訪問看護を続けるということを試みにやっております。先ほどご指摘のように、現在では訪問看護費が出ませんけれども、私は遠からずそういうものが日本でも出るようになると思うんです。しかし、そのためには、いろいろなところで、ターミナル・ケアに訪問看護が必要だという、いい実例をどんどん示していただくことがそれに拍車をかけると思います。

石森■現在、実際にはやれていないのですけれども、必要に迫られまして、最近二、三の患者さんの家庭に訪問したことがあります。しかし、まだ形としてはできておりません。

篠田■司会の島田先生も訪問看護のほうをよくやっていらっしゃるので、ちょっとコメントをいただきます。

島田■私は老人が中心ですので、若い人はあまり知りませんが、最初に訪問看護を始めたとき、病院に入院しておりまして、いわゆるターミナルの方を訪問したことがあります。訪問して二週間で家庭で亡くなられました。直腸癌で肝転移をした方でしたけれども、家族が家庭に帰ることを非常に不安がりました。患者さんご本人は家庭に帰りたい、家族は帰るのは困るという押し問答がありましたが、患者さんの熱意に負けて、外泊という形で帰しましたら、そのまま家庭で亡くなられました。家庭に帰る前、外泊の前まではベッドから下りてトイレまで伝い歩きして、涙ぐましい努力でトイレ通いをしたのですけれども、家に帰りまして、車を下り玄関にガラッと入った途端に寝ついてしまったという方でした。

毎日訪問しましたけれども、そのときに家族の感情処理ということが非常に問題でした。夜中に痛いといわれる、うめかれる、そのときにわれわれは一体何をしたらいいのか、何にも役に立たないではないか、というのです。家族としては、こういうとき病院にいてくれると安心なんだ、家にいると自分たちが何をしていいかわからないので困るということを、かなり訴えられました。

私もそのときは初めてでしたので、一生懸命というか、必死な思いで、うめいたり、わめいたりすることで気が紛れるのだったら、いいのではないだろうか、聞くのは耐えられないだろうけれども、それによって、お母さんが発散しておられるのだったら、うめくことを感謝したほうがいいのではないか、というようなわけのわからないことを言いまして、時を過ごしました。亡くなられた後、家族とお目にかかりましたら、家に帰りたいと本人がいったとき、たいへん悩んだけれども、家庭に帰って、お母さんが食べたいというときに食べさせられたり、兄弟がみんな揃って身体を拭いたり、寝巻を着がえさせたり、気分がいいときには庭を一緒に見たり、夜、隣に座っていても心配で、手を握って寝たりしたことは、とても自分たちの満足感でしたと言われるのを、とても印象深く覚えております。

それから、訪問していたほとんど寝たきり老人が家庭で亡くなります。老人が亡くなるときも、家族と老人との関係の中で、死ぬということに対して家族が不安に思っておられる。そのときに、看護婦といいましょうか、家族以外のものが家族の不安を受けとめるということがとても大切だということを日常感じております。

亡くなる方は家庭で亡くなりたいという願望がありますけれども、現実的には家族のことを考えると、自分は病院で死んだほうがいいのではないかと悩んでおられるということを、日常、病院に入院しておられる方と接しておりましても感じます。訪問看護というのは、いろいろな意味で日本の中に浸透していくといいと考えております。

――フロア発言■私どもの病院も、専任の保健婦さんが四人で訪問看護を病院創設以来やっております。私はそこの担当の係なんですけれども、癌の患者さんの訪問看護というのは非常に大きな障壁があると思います。私どもの病院のある南河内の一つの特性もあるかと思いますが、それは消化器癌が圧倒的に多いということです。胃癌とか、肝臓癌が多いと、物が食えなくなるわけです。水も飲めなくなる。嘔吐する。

私の祖父なんかは胃癌で、家で物が食べられなくなって、水しか入らなくなって、氷しかなめられなくなって、脱水で亡くなっていった。そういうことは家族として耐えられないですね。そうしますと、どうしても入院して、適正量の輸液をしなければならない。それと、痛みのコントロール。そういう二つの問題で、癌の患者さんの訪問看護というのは日本ではなかなか難しいのではないでしょうか。英国とか、アメリカみたいな肺癌が圧倒的に多いと、かなり末期まで経口的に摂取できます。そのへんで、英国みたいな格好で癌の患者さんのホーム・ケアをやることは難しいんじゃないかなという気持を私は持っています。

医師もケアに参加しないといい医療にならない

――フロア発言■普通どんな病気でも、「これはどういう病気ですよ」と患者さんに言うわけです。不治の病というのは癌以外にもたくさんありますけれども、癌だけは特別に言わない。なぜ、特殊化してきたか。その問題まで本来ならば、検討しなければ、癌の末期の治療ということはできないだろうと思います。

まず一番初めに「どういう癌ですよ」ということを言わないことによって起こる

患者さんの不安、家族の不安。これが、どれほどストレスを与え、あるいは痛みを増しているか。患者さんにとってみれば、病名を隠している家族、看護婦さん、ドクターがいかによそよそしく、いかに信頼のおけない存在であるかというふうにだんだんなってくれば、その不安からくる、癌なら癌に対する悪い影響がどんなに大きいかということを再検討すべきではないでしょうか。

そういうふうに多くの患者さんが、癌なら癌だといわれてから、それまでは暴れていたり、あるいは不安を訴えていたり、痛みが強かったりする場合もあるのですけれども、いってあげた途端にガラッと変わって、痛みなんか本当に消えていくというケースがいかに多いか。

もちろん、癌という言葉自体に、素人からよく知っている人までピンからキリまでありますから、癌イコール死と思っている人もありますし、癌という一つの言葉のイメージにあまりにも差がありすぎるので、言葉を修正、あるいはより正しい認識に変えていただかないといけないと思います。

いわないということの大きな問題点は、ヒューマン・リレーションとか、あるいは末期医療とか、特別講演の中川先生の話でも出てきましたけれども、最後には一人前として、人格として、人間存在として亡くなっていってほしいと思います。

しかし、いまの医療のやっていることは何かといいますと、その場の単なる処置的なことであって、痛み止めをうって、意識レベルを低下させたり、「人間は考える葦である」という基本的な考える能力さえも失わせて、あちらの世界へ送っていく。これで果たしてよき死の臨床ということになり得るだろうかと、非常に疑問に思うわけであります。

先ほども出てきたのですけれども、もう一つ大きな問題点は、cure と care の問題です。基本的にはドクターが cure を、ナースが care を担当して医療は行われているわけでありますけれども、患者さんにいかに意味のある生命を送っていただくか、そこで意味が出てくるわけであります。

そうなりますと、死という問題は一人一人の生き方、人生観にあまりにも差があるわけです。しかし、生きるということに関して、一つのコンセンサスが得られるところはやはり死であります。死を見つめることによって、本当の尊厳のある生き方ということが問題になってくるわけであります。そういうことになりますと、どうしても看護婦さんが死を見つめるわけであります。そして、看護婦さんが死後の処置をするわけでありますけれども、本当をいったら、実際に臨床に当たった医者も、それにタッチすることができれば、もっと違った意味において、いまの遠くからリモート・コントロールで注射だ、薬だといって、それだけで終わってしまって、呼吸が止まったら、「はい、もうご臨終です」、そして、その場を立ち去っていく医者に、次の処置まで一緒にいてもらうようにしたら、もう少し医者が本当の意味で死というものを真剣に考えれば、もっと深いコンセンサスの得られる医療ができるのではないか、という感じがするのですけれども、いかがでしょうか。

篠田■ただいまのご意見に対していかがでしょう。

病名を告げた後のケアの問題

隈寛二 隈病院長■私は甲状腺の専門医でありまして、幸いに甲状腺癌はおとなしい病気でありますので、何十年来、癌であるということを告げてまいりました。ただ、初期のころ告げた私は、いわば、非常に傲慢な、何でも治せる外科医であるという自信に基づいて告げていたような気がいたします。ところが、そういう患者さんが何十年経ってまいりますと、甲状腺癌も死ぬわけです。最近二十年ぐらい前に手術した方が亡くなるとか、そういう羽目にだんだん出会うようになってまいりました。そのとき、知っていられるということは非常に話しやすい。「私の本当の病名は何ですか」ということは、どなたもおっしゃらないので、そういう点で非常にやりやすいということはいえます。

ただ、知ることだけが大事か、大事でないかということは、私は非常に問題だと思うのは、いま癌であると告げるときに、昔よりも心臓がちょっとドキドキするような感じをしながら私は告げます。若いドクターが私に習って告げるわけですが、そういう患者さんはどうも後で不安になって、いろいろケアをしなければいけない、私が後始末をしなければいけないということになる。

ある患者さん、この方はうちの病院で亡くなった方ですが、ご自分が子宮癌であるということをよく知っていられました。その方が入院なさって、うちで亡くなるまで見たのですが、そのとき、患者さんのそばに私がまいりまして、「あなたはいままで病名は知っているけれども、病気のこと、死のことに関しては、周りの人はあなたを遠巻きにして、医者も、家族も、そのことについては一切触れないでいて、非常に孤独な環境におられたのではないですか」というふうに問いかけましたら、「その通りだ。私は家族に取り囲まれながら非常に孤独だった」といって、涙を流されました。ですから、病名を知るとか、知らないとかいうことはあまり大事なことではなくて、それより後の問題のほうが大事なのではないか。そのような気がいたします。

――フロア発言■告知の問題ですけれども、ごくありふれたパターンとしては、医師に対して「先生、本当のことをいってくれ、私の覚悟はできておる」というパターンより医師に対しては自分の病名とか、病気の進展度に関しては全然聞かないで、看護婦さんとか、そういう方々に盛んにカマをかける。医師に対しては非常に平静にふるまっていて、看護婦さんに対してストレスをぶつける。非常に矛盾心理状況にだいたい患者さんはあるわけですね。

そういう場合に、こちらも本当のことを黙っているのがしんどいから、家族に告知するという格好で、一種の共謀者を作って、なんとか気持をなだめている。ですから、医師がどうして告げないのか、なぜかということをもう少し詳しく見ていかなければいかん。いま、隈先生がおっしゃったように、後のことが問題だ。つまり、うまく告知する方法がわからない。家族もそうだ。そこで黙ってしまう、というふうな三者の緊張関係の中で話がだいたいは進行すると思います。

家族から患者に病名を告げてほしいという要請があった場合に、先ほど聖隷のワーカーの方がいわれたように、「いや、あなた、絶対いったらいかん」という形で主治医が強力に差し止めるケースはそんなにあるかどうか、ちょっと私は実感的にわからない。私らの場合、家族からの要請があれば、一緒に状況を告知するということは十分あり得ると思います。

病名を告げる医師の側の問題

河野博臣 河野胃腸科外科医院長■毎回、癌の告知の問題が出て、またかという感じがするわけですけれども、私はずっと前から癌の患者さんと癌の告知の問題で話し合うのをテープにとるようにしております。そして、いろいろな人に聞いてもらったり、いま大学でも学生に聞いてもらったりしておりますが、たいていの学生とか、看護婦さんは驚いてしまって、とうていこんなことはできないと言います。それが現在の状況だろうと思います。

私は開業医ですので、昔から開業医は患者さんのすべてを引き受けていかなければいけないという問題があります。そういう中で、日常性というのをやはりどうしても大事にしていかなければいけないわけです。ターミナル・ケアだけが問題ではないということです。日常のヘルス・ケアとか、ライフ・ケアの問題まで入っていかないと、何かターミナル・ケアだけがポツンとそこで区切れた形では、患者の全体を引受けるという開業医の場合は、これはとうてい不可能なわけです。

それと、告知の問題で、医者側の問題、告げる側の問題というのがいつも抜けているのではないかと思います。

医者は、万能で、神化されることが多分にあると思います。それの象徴的なのが開業医だろうと思いますが、ここで癌患者にしろ、どの患者も同じ目で見るわけでは決してありません。いやな患者というのはどうしてもあります。そういう患者に対しては、もう勘弁してくれ、おまえはよそへ行ってくれという気持がありますし、それはできるだけ率直に患者と家族に言うように私は心がけております。

誰でも告げられるということは、私は少しもないと思っております。もし、告げるとすれば、こういうことをいうとオーバーに思われるかもしれませんが、こちらも相当覚悟しないといけない。一つの生命という秘密を相手に告げるということは、こちらがそれを全体を引き受けるという気持がないと、これはただ医療技術だけではなくて、人間的に、人格的に、その人を引き受けるという援助の根本問題にかかわってくるのではないかと思います。そういう意味では、信頼関係がベースにあるかどうかということを抜きにしていえることでもないし、語れることでもないと思います。

そういう意味で、今日、岡本先生がおっしゃったように、日常から律義に患者さんとの信頼関係——これは時間をかけて、患者の話を聞くということがベースにないと、それを抜きにしていうことは、私は、患者を見ている臨床医としてはナンセンスではなかろうかと思います。多分に健康な人が調査でどうやこうやと言うことがありますが、実際に患者の痛みを自分のものとして、これは心理的に共感的理解と簡単にいえますが、いよいよ患者さんがだめになっていくような場合に、こちら側も患者からやられるわけです。患者さんは最後までぶら下がってくるということが起こってきます。そんな状態になりますと、もうそろそろ死んでほしいという気持に、こちらがなるわけです。私はそういう気持になったことは何度もあります。

私のところは九ベッドの小さい診療所です。いま患者さんがふえておりますので、昔は消化器の癌も自分で手術しておりましたが、それはとうてい無理になりました。手術は神戸労災病院にお願いしております。私のところには臨床心理の人が五人いますが、残念ながら、私はチームというものはほとんど組んでいません。

ところが、最近になって、京大とか、神戸大でこういう問題を扱い始めまして、医者と看護婦がいかにチームを組めないかという問題が出てきております。このへんの問題を中心にやっていってもらわないと、「死の臨床研究会」は進んでいかないのではないかと思います。

今日、看護がcareで、医師がcureというお話をされましたが、こういうふうに分けてしまうと、たいへん問題が出てくるのではないかと思います。

医者の中の父性的な要素と母性的な要素というのがあるわけです。私は元は外科医ですが、現在は心療内科医としてやっておりますが、私が聴くというときには、私の中の母性要素を一生懸命になって使っているわけでして、私が患者と切らなければいけない問題、あなたはこうしなければいけない、こうしないと、あなたの将来はどうなるんだというふうな、いわば告げなければいけないときには、少なくとも患者の将来という問題を踏まえた切るという父性的な要素を使っていかなければならない。

こういう意味で、私は、身体が見れて、しかも精神的ケアができるという問題は、今後たいへん大事になっていくのではないかと思っております。

医師と看護婦の信頼関係と教育とチームワークの問題

篠田■どうもありがとうございました。いろいろ教えていただくようなことがたくさん含まれていたと思いますが、確かにcureとcareを分けて、careはナースの役目とするということに異議がある。それは私自身も、自分でケアをしている患者はたくさんおりますから、決して分離することはないと思います。いま、チームの問題などが出たのですが、ナースの方々の役割はものすごく重大なので、ナースの方のご発言をいただきたいと思いますが、いかがでございましょうか。

渡会丹和子 東邦大学大橋病院病棟婦長■先ほど看護婦さんとドクターとケースワーカーのお話を聞いて、ドクターも、ナースも、ワーカーもみんな信頼関係を持ってやらなければいけないと締めくくられたときに、私はすごく絵空事に聞こえたんです。というのは、先ほど河野先生がおっしゃったように、ドクターとナースには何かわからぬ溝があるような気がしますし、それがここの会にいても感じるんです。先ほどからシンポジウムが始まっても、質問は全部ドクターだし、私は、過去二回目から五回目まで出席させていただいて、いつもドクターの医学会に顔出しさせていただいているような感じなんですけれども、全体を見ますとナースが圧倒的に多いんですね。

それから、一九七五年ごろでしたか、柏木先生が「看護学雑誌」に淀川キリスト教病院のターミナル・ケアについて連載しました。いまから七年ぐらい前に、すでにターミナル・ケアに注目した病院があったということなんですけれども、ずっと聞いていて、ナースに力がないというのをすごく今日は感じて、私はナースを辞めようかというような感じになりました（笑）。

なぜかと言いますと、石森さんは、ある意味で幸せだと思うんですね。というのは、柏木哲夫先生がいる。もちろん最近ではナースが自分たちで検討して、柏木先生はアドバイザーだといって、いい方向にいってきていると思うけれども、いま一どころか、いま十くらいにナースには力がないんじゃないかと思います。

皆さん、看護婦が主体だとよく言うんですが、看護婦は何ができるんだろうと思うと、何かすごく悲しくなってしまうんだけれども、教育ということをもっと考えていかなければいけないんじゃないかと思います。それで、どなたかに教育について一言いっていただきたいような気がするのですが、よろしくお願いいたします。

篠田■司会を代らなくてはいけないような気がしますけれども（笑）。そのへんの雰囲気を早目に感じまして、ナースの方に質問を限っておりますから、その点、ご容赦ください。

島田先生に、このへんでコメントをいただきましょう。

島田■渡会さんのお気持よくわかります。私も十年前、そういう気持でいらいらしておりましたが、このごろは開き直っております。

私は、気がついたときに、気がついた人が何かしなければ、いまの教育では十分ではないと思います。私自身、そんなりっぱな教育を受けておりませんので、ただ単純に看護学校を卒業して、保健婦学校を出たぐらいの教育で、それ以上の何ものもないわけで、決して素晴らしいと自分では思っておりませんし、誰もそう思っていないと思います。

ただ、私たち看護婦は、ある意味では、ちょっとあせりすぎているのではないかと、自分自身を含めて反省しております。お医者さんと一緒にチームを組むときに、お医者さんをよく観察して、お医者さんの欠点と長所と、看護婦がどうすれば上手にお医者さんを利用できるかということを、私たちが巧みに観察して会得していかなければ、いつまでたっても伸びていかないと思います。

私は自分で自分を成長させていかないと、人に成長させてもらう部分というのは非常に少ないと思います。私が、いろいろな意味で、自分自身変わってきたということを自覚するのは、私自身が努力した結果というよりも、自分がどうかかわるかという、自分のかかわり方を通して自分が変わっていっているということです。私はよく言うのですけれども、自分の物差しで相手を測りますと、相手の物差しがとても気になります。でも、相手の物差しで自分を測り変えてみると、気がついてみると、自分の物差しが変わっているということを発見するのです。ちょっと抽象的になりますけれども、教育というのはよくわからないですね。

タテ社会で苦悩するケースワーカー

篠田■われわれの制度というのは、十九世紀の歴史が未だに残っているんですね。他の分野ではかなり民主主義が発達していますけれども、医学の世界というのは相変らずピラミッド型のタテ組織の中にある。したがって、上が強いと下の医療従事者がうっぷんを持つ。うっぷんがみんな患者さんにぶつかっていくわけです。

こういう医療形態というのは私はそもそも誤りであろうと考えたい。これは一方交通の医療です。

そこにまたもう一つの欠点があるのは、これはぶら下がっているということであります。ナースが独自の役割を果たそうと思えば、自分たちでやはり勉強をしなければならない。実行あるのみということは確かにいえるのではないでしょうか。

私はずっと二十年間医者をやっているわけですが、目の前にいる患者さんは真実の経験をして、私たちに人間の生きざまをすべて提供してくれるということです。それを教材として自分が学問をするという態度で、その患者さんに接していったらどうでしょうか。そうすれば、おそらく自分が大人になれるんだと思うんですね。そのメリットを自分にも与えてくれる人に対して、自分が一生懸命やってあげたいという気持になるのが、私は普通の人間ではないかと思います。おそらく看護というものの本質はそこにあるんだと思うんですね。

――フロア発言■私がお話ししたかったのは、決してこういう理想の姿ではありません。お医者さんと看護婦さんがいれば医療は成り立つ、ワーカーがうろうろしたところで何もならないという肩身の狭い仕事をしておりました。やはり行き着くところは信頼だということを、もう一度、私は声を大にして言いたい気持です。というのは、看護婦さんやお医者さんに対しては不平・不満というのは確かによく聞きますが、一緒になって、本当にどうしようもない先生だとか、どうしようもない看護婦さんだということでとどまっていたのでは進歩がない。

病棟をうろうろしますと、一体、何しにきた、眠っている子を起こしているんじゃないか、もう少しおとなしくさせておけばいいのに、といわれることがあるのですけれども、それをその通り聞くと、もう病棟なんかは出入りできないわけです。ですから、そこでもう一度、私が胸を張って病棟出入りできるのは、自分のためじゃない、患者さんのためにやっているんだ。いまわからなくても、いつかわかってくれるはずだという信頼がないと、前進がないというのが、長年の経験の中でたどりついた結論です。何回辞めようかと思うほど苦しい思いがあったということを申し添えたいと思います。

篠田■どうもありがとうございました。現実にいつもおいしいものを食べたいという気持を持たないことですね。将来、自分たちが何かを得るために、毎日毎日苦しくてもがんばっていこう。その後の何かいつも必ず得られるものだということです。私は思うのですが、こういうふうに物事は単純に考えていったほうがいいと思うんですね。そのほうが理解しやすいのではないかと思います。

患者さんを人間として把握し理解すること

篠田■そろそろまとめたいと思います。まず、島田先生ちょっと一言お願いします。

島田■時間がきてしまったのですけれども、今日は最後に看護婦がかなり本音を出せたのではないかと喜んでおります。私自身、病院におりまして悩むことは、先生の治療方針と看護婦が観察することと、どうも食い違うことがあって、そのことで私自身のストレスになることもありますけれども、いつも思いますことは、私たち、もう少し自信を持っていいのかなと今日思いました。

それからもう一つは、私たちは先生と当たるときに先生の様子を見ておりますと、どうも先生は、弱いところへ指示を流されて、強いところにはよけて歩かれる習性があるようにお見受けしますので、私たち看護婦が本当に患者さんのために必要だと思うときには、看護婦のチームの中で共通したコンセンサスを得て、どの看護婦に先生がいわれても同じ答が返ってくる、同じ思いが伝わるということがまず最初に必要な戦略かしらと思いました。

それから、意外とガンになっているのが病棟の総婦長さんだとか、病院の総婦長さんではないか、そういう方たちが本当に一生懸命やっておられる看護婦さんのガンになっているのかしらと、ここに座っておりまして痛感いたしました。これで私の締めにさせていただきます。

篠田■どうもありがとうございました。先ほど河野先生のほうから、だいたい教育的なベーシックなコメントがあったと思うのでありますが、私も先ほどの話、それから中川先生のお話に非常に感ずるものがあったのですが、私たちがターミナル・ケアを考えるということ、これはどういうことなんだろう。たとえば私たちの先ほど申し上げたようないままでの伝統的な医療というのは一方交通の医療なんです。患者がいうことを聞かないから、患者が悪いんだ。こういうことを文句いわれずにやれ。疾患に興味があるんだ。おまえ、疾患でないから帰れ。こういう格好が平然と行われる医療の中では、これは学問的には全人的に患者を把握するということは絶対できないわけですね。それで、死を前にしてすることがなくなったときに、初めて病だけを見ないで、病人を見ようとしてあわてて出すんですね。それはおそらく末期の人にどうしていいかわからないというときに、初めて自分の心が揺れ動く。そして、患者に心があることに気づく。これはあまりにも惨めな話だと私は思うんですね。ですから、ターミナル・ケアのもとというのは何かといったら、プライマリー・ケアからということをおっしゃった方もありますが、要するに、私たちが日々の診療でどんな患者さんを診ても、その患者に対して、その患者を常に全人的に把握して、すべて患者さんを人間として了解する。そして、患者が何を訴えているかというのを的確につかまえるというトレーニングをしていくということが原則ではないかということを考えます。これは教育的な意味でもあるかと思うんですが、いまさらターミナル・ケアといって、そこであわててもしようがないんですね。要するに、私たちはそれだけ、いままでの医療システムの中で自分たちを磨くことを忘れているということを示唆しているんだと思います。

他のことは他の先生方が申されましたが、私自身考えるのは、私たちは明日から、ターミナルの人ではなくて、どの患者さんにも、やはりそういうふうに患者さんのすべてをとらえ、すべてを見ようとする姿勢で接していこうじゃないかというのが、私の最後のコメントとして差し上げたいと思います。

「死の臨床」Vol. 5 No. 1　一九八二・十二

所属及び肩書きは発表当時のものです。

死の臨床 1

全人的がん医療［新装版］

1990年10月25日 初版発行

2003年6月25日 新装・新訂版第1刷発行

編　集　日本死の臨床研究会

編者代表　柏木哲夫

発行者　佐々木久夫

発行所　株式会社 人間と歴史社

〒101-0062 東京都千代田区神田駿河台3-7

電話 03-5282-7181（代表） FAX 03-5282-7180

http://www.ningen-rekishi.co.jp

装丁・デザイン　妹尾浩也，清水 亮

印刷所　株式会社シナノ

ISBN4-89007-136-9

Printed in Japan